新媒体品牌教材／医学高职高专"十二五"规划教材

供临床医学、预防医学、口腔医学、康复医学、影像医学、医学检验、中医学、药学、护理学等专业使用

人体解剖学与组织胚胎学

RENTI JIEPOUXUE YU ZUZHI PEITAIXUE

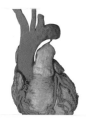 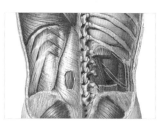 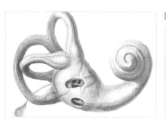 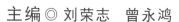

主编◎ 刘荣志　曾永鸿

U0340337

郑州大学出版社

图书在版编目(CIP)数据

人体解剖学与组织胚胎学/刘荣志,曾永鸿主编. —郑州:
郑州大学出版社,2014.7(2024.8重印)
新媒体品牌教材
ISBN 978-7-5645-1830-1

Ⅰ.①人…　Ⅱ.①刘…②曾…　Ⅲ.①人体解剖学-教材
②人体组织学-人体胚胎学-教材　Ⅳ.①R32

中国版本图书馆 CIP 数据核字 (2014) 第 092507 号

郑州大学出版社出版发行
郑州市大学路 40 号　　　　　　　　邮政编码:450052
出版人:卢纪富　　　　　　　　　　发行电话:0371-66966070
全国新华书店经销
河南文华印务有限公司印制
开本:787 mm×1 092 mm　1/16
印张:19.75
字数:468 千字
版次:2014 年 7 月第 1 版　　　　　印次:2024 年 8 月第 7 次印刷

书号:ISBN 978-7-5645-1830-1　　　定价:56.00 元

作者名单

主　　编　刘荣志　曾永鸿

副 主 编　张　伟　陶俊良　程明亮　蒋建平
　　　　　徐国昌

编　　委　（按姓名汉语拼音为序）
　　　　　程明亮　蒋建平　刘　钦　刘金海
　　　　　刘荣志　齐书妍　时炳钦　司运辉
　　　　　陶俊良　王明鹤　徐国昌　曾永鸿
　　　　　张　伟

插图处理　刘荣志　程明亮　时炳钦

编写秘书　时炳钦

前 言

高等职业教育作为高等教育发展中的一个类型,肩负着培养面向生产、建设、服务和管理第一线需要的高技能人才的使命。近年来,新媒体技术作为教学工具和手段,已成为我国高等卫生职业教育教学改革的趋势,对促进教学改革和提高教育质量的作用不言而喻。为贯彻落实国务院《关于大力推进职业教育改革与发展的决定》中提出的"积极推进课程和教材改革,开发和编写反映新知识、新技术、新工艺、新方法,具有职业教育特色的课程和教材"的要求,以及《教育部卫生部关于加强医学教育工作提高医学教育质量的若干意见》精神,我们借助多年来创办中国解剖网(http://www.china-anatomy.com)的经验,编写了人体解剖学与组织胚胎学教材,包括彩色纸质平面教材和辅助网络课程资源,是一种全新的尝试和创新。

《人体解剖学与组织胚胎学》是一门古老的学科,是医学教育的一门重要基础课程。平面教材本着实用为先,理论知识以够用为度的原则,内容以器官的位置、形态结构描述为主,注重加强形态与功能的联系、基础和临床的联系,注重内容的科学性、系统性和实用性,强调基本理论、基本知识和基本技能。网络课程是平面教材的扩展和延伸,平面教材不能实现的图片、Flash、动画、视频等在网络互动课程实现延伸;课堂教学中不能充分完成的习题、作业等,可以采用在线练习的方式实现。

在平面教材编写形式上也力求创新,各章首先展示"学习要点",使"教"与"学"有的放矢。在正文前面还列出了精炼的"护理案例"导入问题,以利于学生尽快进入临床思维,意以"典型案例"引领"教学内容",努力提高学生探究的欲望。在正文内的适当位置插入"临床护理应用",学用结合、重在应用。可以说,本教材无论是在内容上还是在形式上,都为"工学结合"的医学高等职业教育人才培养模式进行着有益的探索和尝试。

在教材编写过程中,得到了作者单位的大力支持,平面教材组织学

1

切片插图由南阳医学高等专科学校刘荣志教授提供,标本插图由河南省解剖学技术院士工作站程明亮教授提供,全部插图由时炳钦老师统一进行技术处理。网络互动课程由刘荣志教授设计,全体编写人员参与制作。成书过程中,也参考了本专业有关教材,在此一并表示感谢!

本教材可供护理类各专业使用,也可供医学技术类等相关专业使用,建议 96 学时左右,由各学校根据专业及层次特点酌情安排。使用平面教材的学校,可将学生信息注册到网络课程,学生即可登录进行学习。敬请使用本教材的解剖学同仁、临床医护人员和医学生提出宝贵意见,以便不断改进。

编者

2014 年 3 月

目　录

绪论

学习要点

　　人体解剖学与组织胚胎学的定义、研究内容及其对学习医学的重要性;人体的组成和分部;常用的解剖学方位术语;学习人体解剖学和组织胚胎学的观点和方法。

护理案例

　　患者,男性,19岁,以急性右下腹部疼痛1天伴高热就诊,入院时是被亲属用床板抬进急诊室的,患者呈右侧卧位,下肢蜷曲,痛苦面容。体格检查:体温41 ℃,脉搏100次/ min,右下腹部有明显压疼和反跳疼。以急性阑尾炎收治入院,并做进一步检查治疗。

　　问题:人体有哪些正常方位,入院时患者姿势各异,医护人员以什么姿势作为参考标准?

一、人体解剖学与组织胚胎学的研究内容及其在医学中的地位

　　人体解剖学与组织胚胎学是研究正常人体形态结构及其发生发育规律的科学。其主要任务是阐述正常人体各器官的形态、结构、位置和毗邻,以及人体发生、发育过程和变化规律。人体解剖学与组织胚胎学和医学其他各学科之间具有广泛而密切的联系,是一门重要的医学基础课程。医学中约有1/3的名词及概念来源于人体解剖学与组织胚胎学,只有掌握了正常人体形态结构的基本知识,才能正确理解人体生理功能和病理变化,学好其他医学基础课程,并为护理专业课程的学习打下牢固基础。只有从本课程开始,加强对医学技能的培养及护理专业素质的训练,才能更好地适应临床护理专业工作的需要。

二、人体解剖学与组织胚胎学的分科

人体解剖学与组织胚胎学包括人体解剖学、组织学、胚胎学三个部分。

人体解剖学（human anatomy）又称**大体解剖学**，是通过解剖尸体、肉眼观察的方法研究各器官的形态、结构、位置及毗邻关系。依据研究方法的不同可将人体解剖学分为系统解剖学和局部解剖学等分支。**系统解剖学**（systematic anatomy）是按人体系统阐述各器官形态结构及相关功能的科学，通常所说的人体解剖学即指系统解剖学。**局部解剖学**（regional anatomy）是在系统解剖学的基础上，按人体结构的部位，由浅入深研究各局部结构的层次、器官的配布以及位置关系的科学。

组织学（histology）又称**微体解剖学**，是借助组织切片技术和显微镜观察的方法，研究人体细胞、组织和器官的微细结构及其相关功能的科学。

胚胎学（embryology）是研究由受精卵发育成新个体的过程及其变化机制的科学。研究内容包括生殖细胞发生、受精、胚胎发育、胚胎与母体关系、先天性畸形等。

三、人体的组成与分部

组成人体的基本结构和功能单位是**细胞**（cell）。由功能相同、形态相似的细胞和细胞间质共同构成**组织**（tissue）。人体组织主要有 4 种，即上皮组织、结缔组织、肌组织和神经组织，因此将这 4 种组织称为基本组织。几种不同的组织也会按照一定的规律进行组合，形成具有一定形态并执行特定功能的结构称**器官**（organ），如心、肝、脾、肺、肾等。由若干器官有机组合起来共同完成某种连续的生理功能，就构成了**系统**（system）。人体共有 9 大系统：**运动系统**执行人体的运动功能；**消化系统**执行消化食物、吸收营养、形成粪便并排出体外的功能；**呼吸系统**执行吸入氧气排出二氧化碳，进行气体交换的功能；**泌尿系统**执行排出体内代谢产物的功能；**生殖系统**执行生殖繁衍后代的功能；**内分泌系统**协调全身各系统的器官活动；**脉管系统**输送血液和淋巴在体内的周而复始运行；**感觉器**是感受机体内外环境刺激并产生兴奋的装置；**神经系统**调控人体全身各系统和器官活动的协调和统一。其中，消化系统、呼吸系统、泌尿系统和生殖系统的大部分器官位于胸、腹、盆腔内，而且借一定的孔道直接或间接与外界沟通，这些系统总称为**内脏**（viscera）。人体各系统在神经及体液的调节下，彼此联系，相互协调，互相影响，共同构成有机的整体。

人体按部位可分为**头部、颈部、躯干部和四肢**。其中，躯干部又分为**背部、胸部、腹部、盆部和会阴部**。四肢分为上肢和下肢；上肢可分为**肩、臂、前臂和手**，下肢可分为**臀、大腿（股）、小腿和足**。

四、人体解剖学常用的方位术语

为了正确描述人体各部、各器官的位置关系，避免就医时医护人员标准不一造成的描述差异，国际上统一规定了解剖学姿势和方位术语，初学者务必熟练掌握，并贯彻应用于整个学习过程。

（一）解剖学姿势

解剖学姿势（anatomical position）亦称标准姿势,即身体直立,两眼平视,上肢下垂到躯干的两侧,下肢并拢,手掌和足尖向前（图绪-1）。在描述人体结构时,无论观察对象（人体、标本或模型）处于何种姿势和体位,均应以解剖学姿势为标准。

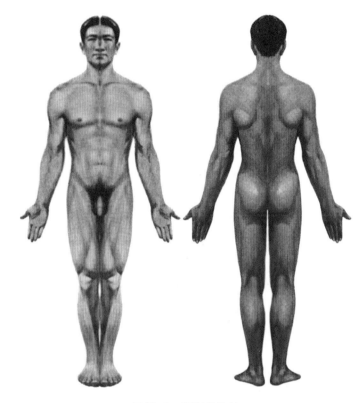

图绪-1　解剖学姿势

（二）方位术语

以解剖学姿势为标准,统一规定了一些表示方位的术语。

1.**上**（superior）和**下**（inferior）　近头者为上,或称颅侧（cranial）;近足者为下,或称尾侧（caudal）。

2.**前**（anterior）和**后**（posterior）　近腹者为前,或称腹侧（ventral）;近背者为后,或称背侧（dorsal）。

3.**内侧**（medial）和**外侧**（lateral）　以躯干正中矢面为标准,距正中矢状面近者为内侧,远者为外侧。在四肢,前臂和手的内侧又称**尺侧**,外侧又称**桡侧**;在小腿和足,内侧又称**胫侧**,外侧又称**腓侧**。

4.**浅**（superficial）和**深**（deep）　近皮肤或器官表面者为浅,远离皮肤或器官表面者为深。

5.**内**（interior）和**外**（exterior）　是对空腔器官相互位置关系而言,近内腔者为内,远离内腔者为外。

6.**近侧**(proximal)**和远侧**(distal)　用于描述四肢方位,距肢体根部近者为近侧,远肢体根部者为远侧。

（三）**轴和面**

1.**轴**(axis)　为了分析关节的运动,在解剖学姿势上,又规定了三个相互垂直的轴,即垂直轴、矢状轴和冠状轴(图绪-2)。

（1）**垂直轴**　为上下方向,垂直于水平面(地平面)的轴。

（2）**矢状轴**　为前后方向,与垂直轴呈直角相交的轴。

（3）**冠状轴**　也称**额状轴**,为左右方向,分别与垂直轴和矢状轴相互垂直的轴。

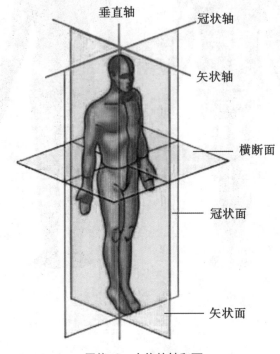

图绪-2　人体的轴和面

2.**面**(plane)　在解剖学姿势上,人体或局部均可设置三个相互垂直的切面(图绪-2)。

（1）**矢状面**(sagittal plane)　是指前后方向,将人体分为左、右两部分的纵切面,切面与水平面垂直。经过人体正中的矢状面称正中矢状面。

（2）**冠状面**(frontal plane)　也称**额状面**,是指左右方向,将人体分为前、后两部的纵切面,并与矢状面和水平面互相垂直。

（3）**水平面**(horizontal plane)　与上述二面相垂直,将人体横断为上下两部的切面。

在描述器官的切面时,以器官的长轴为准,沿其长轴所作的切面为纵切面,与长轴垂直的切面为横切面。

五、组织学常用的研究技术和方法

人体解剖学与组织胚胎学常用的研究技术和方法很多,其中,用于观察微细结构的常用方法和技术有普通光学显微镜术和电子显微镜术。

普通光学显微镜(light microscope,LM)简称**光镜**,是最基本、最常用的组织学研究工具,是利用光学原理,把人眼所不能分辨的微细结构放大成像。在光学显微镜下所见结构称为**微细结构或光镜结构**,可使物体放大数十倍至一千多倍。普通光学显微镜下所用观察的切片,最常用的染色法是苏木精-伊红染色法,简称 H-E 染色法。苏木精为碱性染料,能将细胞核和细胞质内的酸性物质染成紫蓝色;伊红为酸性染料,能将细胞质和细胞间质内的碱性物质染成淡红色。易被碱性染料着色的性质称**嗜碱性**(basophilia);易被酸性染料着色的性质称**嗜酸性**(acidophilia);若与两种染料的亲和力都不强,则称**中性**(neutrophilia)。

电子显微镜(electron microscopy,EM)简称**电镜**,是用电子束代替光线,用电磁透镜代替光学透镜,用荧光屏将肉眼不可见的电子束成像。电子显微镜下观察到的结构称超微结构或电镜结构,可放大数千倍到数十万倍。

六、学习人体解剖学与组织胚胎学的观点和方法

在学习人体解剖学与组织胚胎学的过程中,要注意学科特点和学习方法,坚持以辩证唯物主义为指导,遵循以下几个观点:

(一)进化发展的观点

人类是由低等动物经过了由低级到高级、由简单到复杂的长期进化发展的结果;而人体的个体发生又重演了种系发生的过程。因此,人体的形态结构依然保留着某些低等脊椎动物的特征,如有脊柱、体腔和四肢等。在学习人体解剖学与组织胚胎学的过程中,可以通过解剖低等动物的相似器官,制作标本或切片帮助学习。正确认识和理解人体的形态结构存在的个体差异,正确分析胚胎发育过程中,可能出现的先天畸形是与母体环境密切相关的,从而更好地进行优生优育的宣传教育。

(二)形态与功能相互联系的观点

人体的每个器官都有其特定的功能,器官的形态结构是功能的物质基础,功能也会影响器官的形态。人类因为劳动和实践,上肢(尤其是手)成为握持工具、从事技巧性劳动的器官,下肢则成为支持体重和维持直立的器官,使得上、下肢的形体和功能有着明显的差异。坚持锻炼,可使肌发达,骨粗壮;长期卧床,则导致肌萎缩,骨疏松。在学习过程中,既要观察形态,又要联系功能,既要动手又要动脑,从每一个细微之处关注它们之间的联系和巧妙之处,这样就能更好地帮助理解和记忆。未来临床护理过程中,积极指导恢复期病人进行适当锻炼,有助于疾病的康复。

(三)局部和整体统一的观点

人体是一个完整统一的有机体,任何器官或局部都是整体不可分割的一部分,它们

的功能活动在神经体液的调节下相互协调、相互依存、相互影响。在某一系统或器官出现疾病的情况下,相应地可引起其他系统或器官的功能变化或形态改变。在学习人体解剖学与组织胚胎学时,注意要从个别组织和器官入手,循序渐进地进行。注意从整体上观察学习各个系统、器官的形态结构,并运用这种观点将已学过的知识前后联系,综合归纳,有利于系统复习和临床护理思维能力的培养。

（四）理论和实践相结合的观点

学习的目的是为了应用,学懂记牢才能灵活运用。人体解剖学与组织胚胎学是一门形态学科,名词多且以形态描述为主,如若死记硬背,则如同嚼蜡,索然无味,往往事倍功半。因此,必须坚持理论联系实际,做到以下几点:①读书要图文结合,学习时做到文字与图形并重,并结合多媒体等视听资料,以建立初步的形体印象,帮助理解和记忆。②上好实验课,把理论学习与观察实物(标本、模型、组织切片)相结合,通过对实物的观察,辨认和识别,活体触摸,建立形体概念,形成形象记忆,这是学好解剖学的最重要、最基本的方法。③基础知识与临床应用相结合,基础是为临床服务的,在学习人体解剖学与组织胚胎学的过程中,要适度联系临床应用,以激发学习兴趣,从而达到学以致用的目的。

（南阳医学高等专科学校　刘荣志）

第一章

基本组织

学习要点

上皮组织的一般结构特点；各类被覆上皮的分布、形态特点及功能；内皮和间皮的概念及分布；上皮组织的游离面和侧面的特殊结构；结缔组织的分类及主要分布；疏松结缔组织中各种成分的形态特点及功能；各类软骨的结构特点及主要分布；骨单位的组成；血浆与血清的区别；各种血细胞的形态特点、功能及正常值；骨骼肌、心肌和平滑肌形态结构的特点；闰盘的概念；神经元的结构特点、分类和功能；突触的概念；有髓神经纤维的结构特点。

护理案例

某护士在为一牙关紧闭的昏迷病人进行口腔护理时，使用开口器协助张口，因力量过大而滑脱，造成口腔黏膜损伤，损伤部位初起见出血、充血、水肿，继而发生感染，表皮脱落形成约 1 cm² 溃疡面。随后给予朵贝尔液含漱冲洗，溃疡面用西瓜霜喷剂喷敷，5 d 后炎症消失，表皮再生。

问题：口腔黏膜表皮属于什么种类的上皮组织，有什么特点？为什么会再生？

第一节　上皮组织

上皮组织(epithelial tissue)由大量密集排列的上皮细胞和少量的细胞间质构成。其特点是：细胞多，间质少；细胞有极性，分游离面、侧面和基底面；一般无血管，有丰富的神经末梢。根据功能，上皮组织可分为**被覆上皮**(covering epithelium)、**腺上皮**(glandular epithelium)和**特殊上皮**(special epithelium)。被覆上皮覆于体表和体腔及有腔器官的内表面，具有保护、分泌、吸收和排泄等功能；腺上皮构成腺的主要成分，以分泌功能为主；特殊上皮衬附于体内某些管腔的内表面,可完成特殊的功能(感觉、生殖等)。

一、被覆上皮

根据细胞的排列层次,被覆上皮可分为单层上皮和复层上皮。根据细胞形态特点及功能不同,单层上皮可分为单层扁平上皮、单层立方上皮、单层柱状上皮和假复层纤毛柱状上皮;复层上皮可分为复层扁平上皮和变移上皮。

(一)单层扁平上皮

单层扁平上皮(simple squamous epithelium)由一层扁平细胞组成。从表面看,细胞呈多边形,细胞边缘为锯齿状,相邻细胞相互嵌合。细胞核为扁圆形,位于细胞的中央(图1-1)。从侧面看,细胞扁薄,胞质少,只有含核部分较厚。依分布不同,该上皮又分为内皮和间皮。

1. 内皮(endothelium)　衬于心血管、淋巴管的内表面。内皮很薄,表面光滑,可以减少血液和淋巴流动时的阻力,也有利于上皮细胞内、外的物质交换。

2. 间皮(mesothelium)　分布于胸膜、腹膜和心包膜等处。间皮表面湿润光滑,以减少内脏活动时的摩擦。

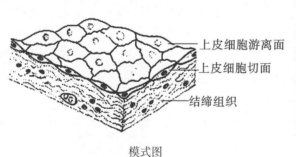

上皮细胞游离面
上皮细胞切面
结缔组织

模式图　　　　　　　　　　　　组织切片图

图1-1　单层扁平上皮

(二)单层立方上皮

单层立方上皮(simple cuboidal epithelium)由一层立方细胞组成(图1-2)。从表面看,细胞呈近似六角形或多角形;从侧面看,细胞近似立方形,细胞核球形,位于细胞中央。主要分布于甲状腺滤泡和肾小管等处,具有吸收和分泌功能。

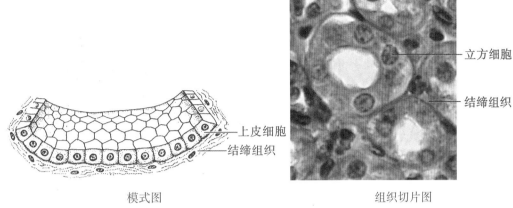

模式图　　　　　　　　　　　　组织切片图

图 1-2 单层立方上皮

(三)单层柱状上皮

单层柱状上皮(simple columnar epithelium)由一层棱柱状细胞组成。从表面看,细胞呈六角形或多角形;从垂直切面看,细胞呈柱状,细胞核椭圆形,靠近细胞的基底部(图1-3)。主要分布于胃、肠、子宫和输卵管等器官的内表面,具有吸收和分泌功能。

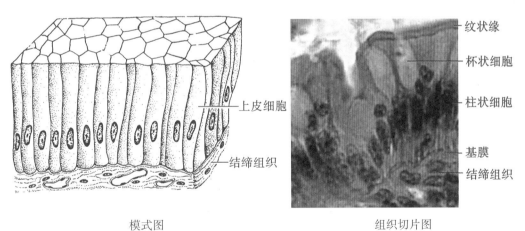

模式图　　　　　　　　　　　　组织切片图

图 1-3 单层柱状上皮

(四)假复层纤毛柱状上皮

假复层纤毛柱状上皮(pseudostratified ciliated columnar epithelium)由一层高低不等的柱状细胞、梭形细胞、杯状细胞和锥形细胞组成。虽然这些细胞基底部都附于基膜上,但只有柱状细胞和杯状细胞上端可达上皮的游离面,而锥形细胞只靠近基膜,梭形细胞则夹在上述细胞之间。由于细胞核的位置高低不一,因此从垂直切面上看疑似复层,而实际仅是单层(图1-4)。该上皮主要分布于呼吸道内表面,其柱状细胞的纤毛,能做定向的节律性摆动,杯状细胞分泌的黏液,有粘着灰尘和细菌等异物的作用,因而对呼吸道具有保护作用。

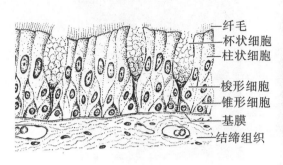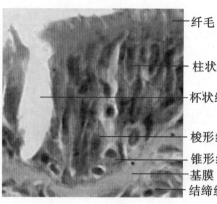

模式图	组织切片图

图 1-4　假复层纤毛柱状上皮

(五)复层扁平上皮

复层扁平上皮(stratified squamous epithelium)由多层细胞组成。表层为扁平细胞,中间数层为多边形细胞;深层的细胞呈低柱状或立方形(图 1-5)。深层的细胞为具有分裂增殖能力的干细胞,一部分新生细胞逐渐向表层推移,以补充表层衰老死亡或损伤脱落的细胞。复层扁平上皮的基底面,借一层薄的基膜与深层结缔组织相接,衔接处凸凹不平,以扩大接触面积。

复层扁平上皮较厚,分布于皮肤的表面、口腔、食管和阴道等处,具有较强的机械保护作用,耐摩擦,并可阻止一些外界微生物的侵入。分布于皮肤表面的复层扁平上皮,表皮细胞经过角化作用形成角质层,称为角化复层扁平上皮;分布于口腔、食管、阴道等处的复层扁平上皮表皮细胞未角化,称为未角化复层扁平上皮。

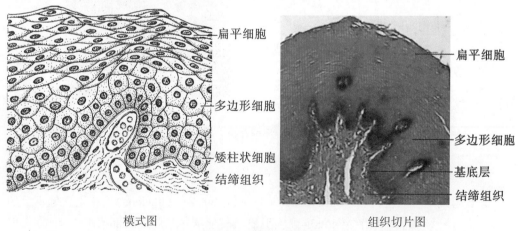

模式图	组织切片图

图 1-5　复层扁平上皮

(六)变移上皮

变移上皮(transitional epithelium)又名移行上皮。由多层细胞组成,细胞的形状和层数,可随所在器官的舒缩而改变,故称变移上皮。主要分布于肾盂、肾盏、输尿管和膀胱的腔面。膀胱空虚时,上皮变厚,细胞可达 5~6 层,此时表层的细胞呈立方形(图 1-6),

胞体较大,有的含有两个细胞核,称为盖细胞;中间层细胞呈多边形;基底细胞则为低柱状或立方形。当膀胱充盈舒张时,上皮变薄,仅有 2~3 层,表层细胞亦随之变为扁平。

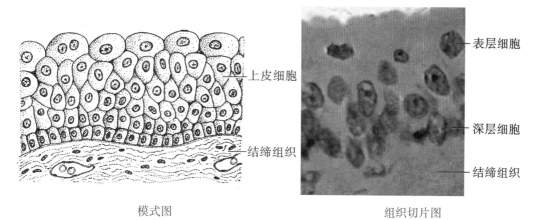

模式图　　　　　　　　　组织切片图

图 1-6　变移上皮

二、腺上皮和腺

以分泌功能为主的上皮称**腺上皮**(glandular epithelium);以腺上皮为主要成分所构成的器官称**腺**(gland)。根据分泌物排出的方式,腺可分为两大类:分泌物经过导管排到身体表面或管腔内的称为**外分泌腺**(exocrine gland),又称有管腺,如汗腺、乳腺和唾液腺等。分泌物不经导管排出,直接释放入血液或淋巴的称为**内分泌腺**(endocrine gland),又称无管腺,如甲状腺、肾上腺和脑垂体等。

外分泌腺分为**单细胞腺**(unicellular gland)和**多细胞腺**(multicellular gland)。杯状细胞属单细胞腺。人体绝大多数外分泌腺均属多细胞腺,多细胞腺是由分泌部和导管两部分组成。

(一)分泌部

分泌部(secretory portion)又称**腺泡**(acinus),具有分泌功能,其中央有一腔称为腺泡腔。根据分泌物的性质,可将腺泡分为浆液性腺泡、黏液性腺泡和混合性腺泡(图 1-7)。

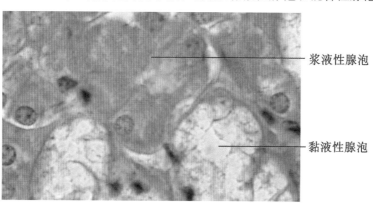

图 1-7　混合性腺

(二)导管

导管的功能主要是排出分泌物,最小的导管与腺泡直接相连,小的导管逐渐汇合成大的导管。多细胞腺又根据导管有无分支,分为单腺(导管不分支)和复腺(导管成多级分支)。通常是把分泌部的形状和导管是否分支两因素结合在一起,将腺分为单管状腺、单泡状腺、复管状腺、复泡状腺、单管泡状腺和复管泡状腺等。

三、特殊上皮

如**感觉上皮**(sensory epithelium),是上皮细胞在分化过程中,形成的能感受特殊感觉刺激的细胞,如味觉上皮、嗅觉上皮等。

四、上皮组织的特殊结构

由于分布的部位不同,上皮组织的功能亦有差异。为适应其功能,在上皮细胞的各个面上,往往分化出各种特殊的结构。这些特殊结构,有的是由细胞膜和细胞质分化而来;有的是由细胞膜、细胞质与细胞间质共同形成的。

(一)上皮细胞游离面的特殊结构

1. 微绒毛(microvillus)　是细胞膜和细胞质共同向上皮细胞的游离面伸出的微细指状突起(图1-8),电镜下才能分辨清楚。在小肠柱状上皮细胞和肾近端小管等处的上皮细胞,微绒毛多而长,且排列整齐,形成光镜下可见的**纹状缘**(striated border)或**刷状缘**(brush border),扩大了细胞的表面面积,有利于细胞的吸收。

2. 纤毛(cilia)　是细胞膜和细胞质共同向上皮细胞的游离面伸出的能摆动的细长突起,比微绒毛粗而长,光镜下可辨。呼吸道上皮细胞表面的纤毛具有定向的节律性摆动,可将一些分泌物或附着在其表面的灰尘和细菌等排出。

(二)上皮细胞基底面的特殊结构

1. 基膜(basement membrane)　又称基底膜,是上皮细胞基底面与深层的结缔组织之间的一层薄膜。电镜下可见基膜是由两层不同结构所组成,靠近上皮细胞的一层,称为**基板**(basal lamina);邻接深层结缔组织的一层为**网板**(reticular lamina)(图1-9A)。基膜除起连接和支持作用外,并具有半透膜性质,有利于物质交换。

2. 质膜内褶(plasma membrane infolding)　是上皮细胞基底面的细胞膜折向胞质所形成许多内褶,褶两侧的胞质内含有较多的线粒体(图1-9B)。质膜内褶扩大了细胞基底面的表面积,有利于水和电解质的转运。

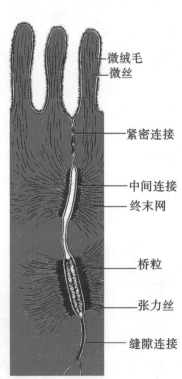

图1-8　微绒毛与细胞连接结构

（右侧标注：微绒毛、微丝、紧密连接、中间连接、终末网、桥粒、张力丝、缝隙连接）

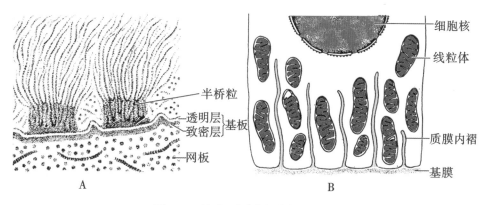

图1-9 基膜、质膜内褶的超微结构

第二节 结缔组织

结缔组织（connective tissue）由细胞和大量细胞间质构成。其特点是：细胞数量少、种类多，分布稀疏、无极性；细胞间质多，由基质和纤维组成。广义的结缔组织包括松软的固有结缔组织、液态的血液和淋巴、固态的软骨组织和骨组织。固有结缔组织可分为疏松结缔组织、致密结缔组织、网状组织和脂肪组织。结缔组织分布广泛，具有连接、支持、营养、运输、保护等多种功能。

一、固有结缔组织

（一）疏松结缔组织

疏松结缔组织（loose connective tissue）由基质、纤维和细胞组成（图1-10）。基质含量较多，纤维数量较少，排列稀疏，细胞种类多。由于结构疏松呈蜂窝状，故又称为**蜂窝组织**（areolar tissue），临床上所说的蜂窝组织炎就是指疏松结缔组织的炎症。疏松结缔组织广泛分布于体内各种细胞、组织和器官之间，起支持、连接、营养、防御、保护和创伤修复等功能。

1. 细胞 包括成纤维细胞、巨噬细胞、浆细胞、肥大细胞、脂肪细胞和间充质细胞等。

（1）**成纤维细胞**（fibroblast） 是疏松结缔组织的主要细胞，可产生纤维和基质。光镜下，细胞扁平多突，呈星状，胞质弱嗜碱性。核大、卵圆形，染色质疏松、着色浅，核仁大而明显。电镜下，胞质内有较丰富的粗面内质网、游离核糖体和发达的高尔基复合体。成纤维细胞功能处于相对静止状态时，称为纤维细胞（fibrocyte）。在创伤修复、结缔组织再生时，纤维细胞能再转变为成纤维细胞。

（2）**巨噬细胞**（macrophage） 是体内广泛存在的一种免疫细胞。光镜下，细胞呈圆形、椭圆形或不规则形，通常有钝圆形突起，功能活跃者，常伸出较长的伪足而形态不规则。细胞核较小，卵圆形或肾形，着色深，胞质丰富，多为嗜酸性，含空泡和大量颗粒。电镜下,细胞表面有许多皱褶和微绒毛,胞质内含大量溶酶体、吞饮小泡和吞噬体等结构。巨噬细胞具有变形运动和吞噬功能,吞噬和清除异物及衰老的细胞,能合成和分泌多种生物活性物质,包括溶菌酶、补体、多种细胞因子(如白细胞介素)等,参与和调节人体免疫应答等。

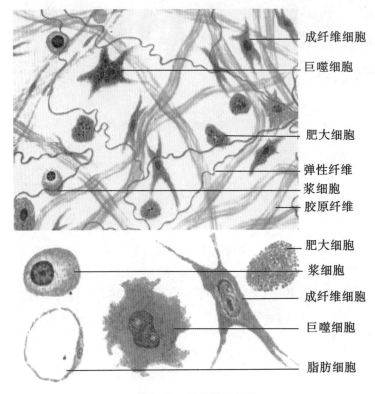

图 1-10　疏松结缔组织

（3）浆细胞(plasma cell)　浆细胞由 B 淋巴细胞分化形成,细胞呈椭圆形或圆形,细胞核偏于细胞的一侧,核内染色质粗大,附于核膜,排列成车轮状;细胞质嗜碱性。浆细胞可合成和分泌免疫球蛋白(immunoglobulin, Ig),即抗体(antibody),参与体液免疫应答和调节炎症反应。

（4）肥大细胞(mast cell)　肥大细胞数量较多而分布很广,多位于小血管周围。细胞体积较大,一般为圆形或椭圆形。细胞核较小,多为一个,染色较浅。细胞质内充满粗大而密集的嗜碱性颗粒,且有异染性,颗粒易溶于水,所以在 H-E 染色的标本上很难显示。肥大细胞释放的组织胺和白三烯可使微静脉和毛细血管扩张,通透性增加,使支气管平滑肌收缩;释放的肝素有抗凝血作用,释放的嗜酸粒细胞趋化因子可吸引嗜酸粒细胞向过敏原所在部位迁移。

（5）脂肪细胞(fat cell)　脂肪细胞常沿血管单个或成群分布。细胞体积大,常呈圆形或相互挤压成多边形。细胞质内含有大量脂滴,细胞核常被挤压到细胞的一侧。在 H-E 染色标本上,脂滴已被溶解,故呈空泡状。脂肪细胞具有合成和贮存脂肪,参与脂类代谢的功能。

（6）**未分化的间充质细胞**（undifferentiated mesenchymal cell）　多分布在小血管,尤其是毛细血管周围,为出生后仍存留的一部分间充质细胞,其形态似纤维细胞,保留着间充质细胞多向分化的潜能。在炎症及创伤修复时它们大量增殖,可分化为成纤维细胞、内皮细胞和平滑肌细胞,参与结缔组织和小血管的修复。

2. **纤维**　疏松结缔组织中有三种纤维,即胶原纤维、弹性纤维及网状纤维。

（1）**胶原纤维**（collagenous fiber）　新鲜的胶原纤维呈白色,故又称为白纤维。在 H-E 染色标本上为浅红色,通常集合成粗细不等的纤维束,呈波浪状,相互交织分布。胶原纤维韧性大且抗拉力强。

（2）**弹性纤维**（elastic fiber）　新鲜时呈黄色,故又名为黄纤维,有较强的折光性。一般较胶原纤维细,有分支,交织成网。弹性纤维具有弹性作用,有利于所在器官和组织保持形态和位置的相对恒定。当强烈的日光照射时,可使皮肤的弹性纤维断裂,导致皮肤失去弹性而产生皱纹。

（3）**网状纤维**（reticular fiber）　较细,分支多,相互交织成网。在 H-E 染色标本上不能着色,用镀银法染色呈黑色,故又称**嗜银纤维**（argyrophil fiber）。网状纤维主要分布于结缔组织与其他组织交界处,如基膜、肾小管和毛细血管周围。造血器官和内分泌器官中含有较多的网状纤维,构成微细的支架。

3. **基质**（ground substance）　是由水化的生物大分子构成的无定形胶状物,充满于纤维、细胞之间,主要化学成分是蛋白多糖,由蛋白质与透明质酸、硫酸软骨素等结合形成的大分子复合物。蛋白多糖复合物在基质中形成许多微孔隙的分子筛,小于其孔隙的物质可以通过,便于血液与组织细胞之间进行物质交换。对于大于其孔隙的颗粒物质,则起屏障作用,防止病害蔓延。某些细菌、癌细胞能分泌透明质酸酶,分解透明质酸,破坏了其屏障作用而发生扩散。

基质内含有大量从毛细血管动脉端渗透出来的水分子,以及溶于水的电解质、单糖、O_2 等小分子物质,称为**组织液**（tissue fluid）。组织液从毛细血管动脉端渗入基质,经毛细血管的静脉端和毛细淋巴管回流入血液或淋巴液。组织液不断循环更新,以利于血液与细胞进行物质交换,为组织和细胞提供适宜的生存环境。当基质中的组织液增多或减少时,将导致组织水肿或脱水。

（二）致密结缔组织

致密结缔组织（dense connective tissue）是一种以纤维为主要成分的固有结缔组织,细胞和基质少,纤维粗大,排列致密,起连接、支持和保护等功能。根据纤维的性质和排列方式不同,分为:规则致密结缔组织,如肌腱和腱膜;不规则致密结缔组织,如真皮、器官的被膜和巩膜等;弹性组织以弹性纤维为主,如黄韧带和项韧带,可适应脊柱运动。

（三）网状组织

网状组织（reticular tissue）由网状细胞、网状纤维和基质组成（图 1-11）。**网状细胞**（reticular cell）为星形多突起细胞,细胞核较大,染色较浅,核仁明显,细胞质较丰富,略呈碱性。相邻的网状细胞以突起相互连接成网。网状纤维较细且有分支,由网状细胞产生,并被网状细胞的突起所包裹,它们共同构成造血组织及淋巴组织的支架。网状组织主要分布于骨髓和淋巴器官等处。

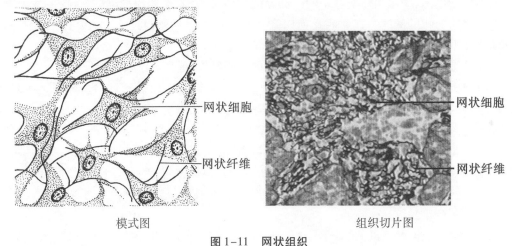

模式图　　　　　　　　　　　　　组织切片图

图1-11　网状组织

（四）脂肪组织

脂肪组织（adipose tissue）由大量密集的脂肪细胞组成（图1-12）。成群脂肪细胞之间,由疏松结缔组织分隔成小叶。脂肪组织主要分布于皮下、网膜、系膜及肾脂肪囊等处,具有贮存脂肪、支持、保护和防止体温散发等作用,并参与能量的代谢,是人体内最大的"能量库"。如脂肪细胞过度增生,则形成脂肪瘤。

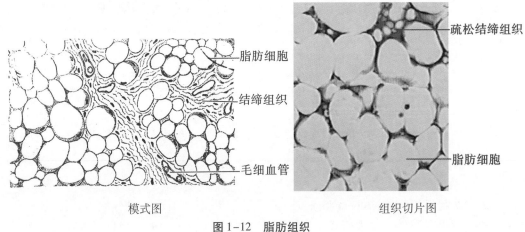

模式图　　　　　　　　　　　　　组织切片图

图1-12　脂肪组织

二、软骨组织与软骨

软骨组织（cartilage tissue）由**软骨细胞**（chondrocyte）和细胞间质组成。间质呈均质状,由基质和纤维组成。基质是由蛋白多糖组成,呈凝胶状,在基质内包埋着纤维。

软骨细胞位于基质形成的软骨陷窝内。软骨细胞的形态、大小及分布不一。越靠近软骨表面,细胞越幼稚,体积越小,呈扁圆形,常单个分布。越接近软骨中央,细胞越成熟,体积越大,呈圆形或卵圆形,常成群分布。

软骨由软骨组织和软骨膜构成。根据其基质内所含纤维的性质和数量不同,通常把软骨分为三种类型:即透明软骨、弹性软骨和纤维软骨。

（一）透明软骨

透明软骨（hyaline cartilage）在新鲜时呈淡蓝色半透明状,基质中包埋着胶原原纤维,由于纤维细,而且纤维和基质的折光性相同,故在 H-E 染色标本上不能分辨,所以称为透明软骨（图1-13）。透明软骨主要分布于鼻、喉、气管和支气管。此外,关节软骨和肋软骨也都是透明软骨。

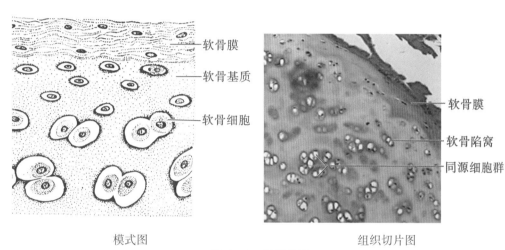

模式图　　　　　　　　　组织切片图

图1-13　透明软骨

（二）弹性软骨

弹性软骨（elastic cartilage）在新鲜时略显黄色,其结构特点是基质中含有大量可见的交织成网的弹性纤维（图1-14）,故这种软骨的弹性较大。其他结构与透明软骨相似。弹性软骨主要分布在耳郭、外耳道、咽鼓管、会厌等处。

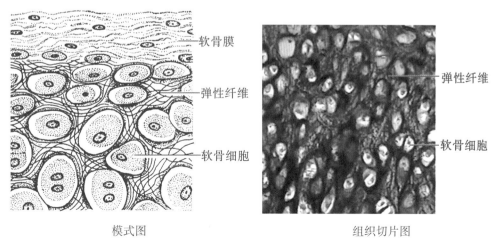

模式图　　　　　　　　　组织切片图

图1-14　弹性软骨

(三)纤维软骨

纤维软骨(fibrous cartilage)(图1-15)在新鲜时呈不透明的乳白色,基质少,其中含有大量的胶原纤维束,常呈平行或交叉排列。软骨细胞成行或散在于胶原纤维束之间。纤维软骨主要分布在椎间盘、耻骨联合、关节盘以及某些肌腱和韧带附着于骨的部位等处。

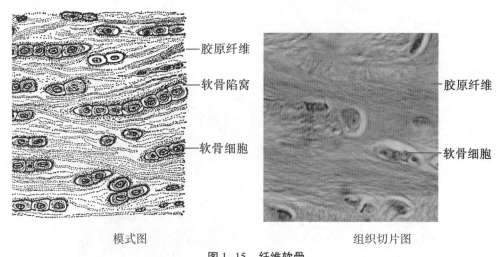

模式图　　　　　　　　　　　　组织切片图

图1-15　纤维软骨

三、骨组织与骨

骨由骨组织、骨膜和骨髓等构成,具有支持软组织、构成关节,参与机体的运动及保护某些重要器官等作用。此外,骨组织与钙、磷代谢有密切关系,是人体重要的"钙、磷库",人体内99%以上的钙和85%的磷储存于骨组织内。

(一)骨组织的结构

骨组织(osseous tissue)是人体最坚韧的结缔组织之一,由细胞和细胞间质组成(图1-16)。

1.细胞间质　细胞间质由基质和纤维(骨胶原纤维)所组成。细胞间质有大量的钙盐,所以骨组织是人体最坚硬的组织之一。

骨胶原纤维呈规则的分层排列。每层纤维与基质共同构成薄板状结构,称为**骨板**(bone lamellae)。在骨板之间或骨板内有扁椭圆形小腔,称为**骨陷窝**(bone lacunae),从骨陷窝又发出辐射状分布的细长小管,称为**骨小管**(bone canaliculus),骨小管相互通连,沟通邻近的骨陷窝。骨陷窝和骨小管内含组织液,可营养骨细胞并带走代谢产物。

2.骨组织细胞

(1)**骨细胞**(osteocyte)　位于骨陷窝内,细胞呈扁椭圆形,细胞核为椭圆形,染色较深。骨细胞表面有很多细长的突起,突起则伸入骨小管内,相邻骨细胞的突起相互连接,其间可见缝隙连接。骨细胞可以与陷窝内的组织液进行物质交换。骨细胞具有溶骨和成骨作用,参与钙、磷平衡的调节。

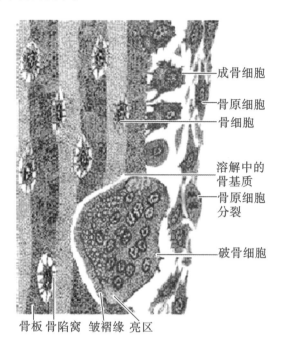

图1-16 各种骨组织细胞

（2）**骨祖细胞**(osteoprogenitor cell) 位于骨膜内,是骨组织的干细胞,可分化为成骨细胞。

（3）**成骨细胞**(osteoblast) 位于骨组织表面,细胞呈立方形或低柱状,单层排列,细胞核呈圆形,胞质呈嗜碱性。在成骨细胞侧面和基底部有突起,与相邻的成骨细胞或骨细胞的突起以缝管连接相连。成骨细胞的功能是合成和分泌骨基质的有机成分。

（4）**破骨细胞**(osteoclast) 分布在骨组织边缘,数量少,是一种多核巨细胞。细胞质嗜酸性,含丰富的线粒体和溶酶体。破骨细胞可释放多种水解酶和有机酸,溶解和吸收骨质,与成骨细胞协同作用,共同参与骨的生长和改建。

（二）长骨

长骨由骨松质、骨密质、骨膜、关节软骨、骨髓及血管、神经等组成。

1. **骨松质**(spongy bone) 分布于长骨两端的内部,由片状或针状的骨小梁连接而成。骨小梁由成层排列的骨板和骨细胞所组成。骨小梁之间有肉眼可见的腔隙,腔隙内有红骨髓和血管。

2. **骨密质**(compact bone) 分布于长骨骨干,由不同排列方式的骨板所组成。骨板排列方式有下列几种(图1-17):

（1）环骨板 环绕骨干外表面和内表面,分为外环骨板和内环骨板。外环骨板较厚,约有数层或十数层,较整齐地环绕骨干平行排列。内环骨板由数层不甚完整的骨板组成,环绕骨髓腔面平行排列,不很规则。横向穿越外环骨板和内环骨板的小管,称为穿通管,穿通管与纵向走形的中央管相通,它们都是小血管和神经的通道,并含组织液。

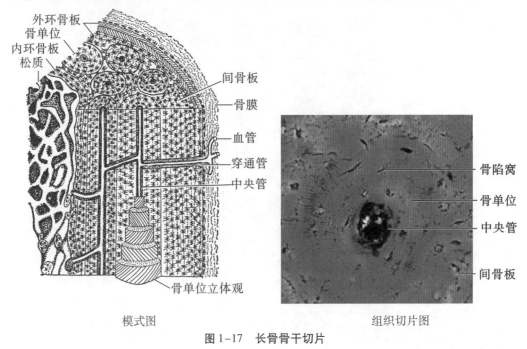

模式图　　　　　　　　　　组织切片图

图 1-17　长骨骨干切片

（2）骨单位　位于外环骨板和内环骨板之间,为多层同心圆排列的圆筒形骨板,称为**骨单位**(osteon),它与骨干的长轴平行排列。在骨单位的中心有一条纵行的小管,称**中央管**(central canal),是血管神经的通路。中央管和穿通管的走向是相互垂直的,并且互相沟通,其中的血管也是相互交通的,此外还可见神经纤维与血管伴行。

（3）间骨板　是充填在骨单位之间的一些形状不规则的骨板,称为**间骨板**(interstitial lamellae),间骨板是原有骨单位或内、外环骨板吸收后的残留部分。

四、血液与淋巴

(一)血液

血液(blood)是一种液态结缔组织,成人循环血容量约 5 L,约占体重的 7%。血液由血浆和血细胞组成。新鲜的血液呈红色,不透明,具有一定的黏稠性,血液的有形成分混悬于血浆中。

血浆(plasma)相当于结缔组织的细胞间质,为淡黄色液体,约占血液容积的 55%,其中 90% 是水,其余为血浆蛋白(白蛋白、球蛋白、纤维蛋白原)、酶、各种营养物质、代谢产物、激素、无机盐等。血液凝固后表面析出清亮的淡黄色液体,称**血清**(serum)。血清中不含纤维蛋白原。

血细胞约占血液容积的 45%,包括红细胞、白细胞和血小板。它们对人体具有十分重要的功能。在正常生理情况下,血细胞的形态结构和数量相对稳定。人体发生疾病

时,它们的数量及形态结构可有改变,成为临床诊断疾病的重要依据之一。血细胞的分类和计数正常值如下:

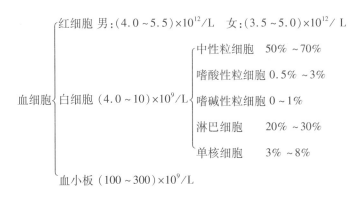

血细胞 {
　红细胞 男:(4.0 ~ 5.5)×10^{12}/L　女:(3.5 ~ 5.0)×10^{12}/L
　白细胞 (4.0 ~ 10)×10^{9}/L {
　　中性粒细胞　50% ~ 70%
　　嗜酸性粒细胞 0.5% ~ 3%
　　嗜碱性粒细胞 0 ~ 1%
　　淋巴细胞　20% ~ 30%
　　单核细胞　3% ~ 8%
　}
　血小板 (100 ~ 300)×10^{9}/L
}

　　血细胞形态结构的光镜观察,通常采用**瑞特染色**(Wright's stain)(图 1-18)或**基姆萨**(Giemsa's stain)的血液涂片来进行。依据血细胞的形态、大小、胞核的形态结构、胞质的颜色及颗粒的性质等,可进行识别和分类。

　　1. **红细胞**(erythrocyte,red blood cell)　直径约 7.5 μm,呈双面微凹的圆盘状,中央较薄,周边较厚。红细胞的这种外形,比同体积的球形结构表面积增大 25% 左右,有利于气体交换。成熟的红细胞没有细胞核和细胞器,胞质内充满**血红蛋白**(hemoglobin,Hb)。血红蛋白是一种红色的含铁蛋白质,血液的颜色就是由血红蛋白所决定。正常成人血液中血红蛋白的含量男性为 120 ~ 150 g/L,女性为 110 ~ 140 g/L。血红蛋白具有结合和运输 O_2 和 CO_2 的功能。

　　正常人外周血中除大量成熟红细胞外,还有少量未完全成熟的红细胞,称为**网织红细胞**(reticulocyte)。网织红细胞约为红细胞总数的 0.5% ~ 1.5%,新生儿较多,可达 3% ~ 6%。在 H-E 染色的血涂片上,不易与完全成熟的红细胞区分,用煌焦油蓝染色时,可见细胞质内有深蓝色的细网状结构,这种网织结构是红细胞发育过程中细胞核排出之后仍残留的一些核糖体,红骨髓造血功能发生障碍时,血液中网织红细胞的数量减少。网织红细胞的计数,对血液病的诊断和愈后判断具有一定的临床意义。红细胞的平均寿命约 120 d。衰老的红细胞在脾、肝和骨髓等处被巨噬细胞吞噬,其血红蛋白中的铁可被重新利用造血。

　　红细胞的数量及血红蛋白的含量会发生生理性的改变,如婴儿多于成人,运动时多于安静状态,高原地区的居民多于平原地区的居民等。某些病理状态下,红细胞数量及形态、血红蛋白的含量也可发生改变,一般认为,血液中红细胞的数量低于 3.0×10^{12}/L,或者血红蛋白的含量低于 100 g/L,均属于贫血。

　　2. **白细胞**(leukocyte,white blood cell)　是无色有核的球形细胞,可以通过变形运动穿过毛细血管的内皮进入组织中,参与机体的防御和免疫功能。

　　光镜下观察血涂片标本,根据白细胞胞质内有无特殊颗粒可将其分为两大类:一类白细胞的细胞质内含有特殊颗粒,称为**有粒白细胞**(granulocyte),根据颗粒的着色不同,粒细胞又可分为中性粒细胞、嗜酸性粒细胞和嗜碱性粒细胞三种;另一类白细胞的细胞质内没有特殊的颗粒,称为无粒白细胞(agranulocyte),包括淋巴细胞和单核细胞两种。

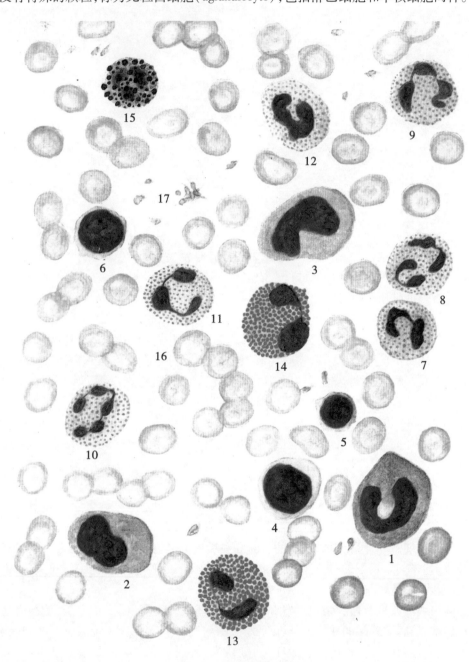

图 1-18　各种血细胞

1~3 示单核细胞;4~6 示淋巴细胞;7~12 示中性粒细胞;13~14 示嗜酸颗粒细胞;15 示嗜碱粒细胞;16 示红细胞;17 示血小板

（1）**中性粒细胞**(neutrophilic grianulocyte)　又称小吞噬细胞,占白细胞总数的

50%～70%。细胞呈圆形,直径10～12 μm。细胞质染成粉红色,其中含有许多细小的淡紫色和淡红色颗粒,颗粒可分为嗜天青颗粒和特殊颗粒两种。细胞核染成紫蓝色,形态不一致,有的呈腊肠状,称为杆状核(占3%～5%);有的分成几叶,中间由细丝相连,称为分叶核(占50%～70%),一般可分成2～5叶,在正常人的血液中以分3叶的占多数。在某些疾病情况下1～2叶核的细胞百分率增高,称核左移;4～5叶核的细胞百分率增高,称核右移。细胞核分叶的多少标志着细胞的衰老程度,细胞核的分叶增多,显示细胞已进入衰老阶段。

中性粒细胞具有很强的变形运动和吞噬消化细菌的能力。当人体某一部位受到细菌侵犯时,中性粒细胞对细菌产物及受伤的组织释放的某些化学物质(趋化因子)具有趋化性,能以变形运动穿过毛细血管、聚集到细菌侵犯部位的组织内,大量吞噬细菌,在细胞内形成吞噬体(吞噬泡),吞噬体先与特殊颗粒融合,以后与嗜天青颗粒融合,颗粒所含的酶消化分解被吞噬的细菌。这些吞噬了细菌的中性粒细胞或被巨噬细胞吞噬,或变性坏死成为脓细胞。中性粒细胞可在组织中存活2～3 d。

(2)嗜酸粒细胞(acidophilic granulocyte) 呈球形,较中性粒细胞大,直径10～15 μm。光镜下观察,细胞核为杆状或分叶状,多为两叶。细胞质中充满大小一致、分布均匀、染成橘红色的圆形粗大的嗜酸性颗粒,颗粒内含有过氧化物酶、酸性磷酸酶及组胺酶等。

嗜酸粒细胞也可做变形运动,它对抗原抗体复合物、组织胺、肥大细胞释放的嗜酸粒细胞趋化因子等多种物质具有趋化性。当它穿过毛细血管进入结缔组织后也有吞噬能力,但不如中性粒细胞活跃。嗜酸粒细胞可吞噬抗原抗体复合物,组胺酶有灭活组织胺的作用,因此认为它有减轻某些过敏反应(如荨麻疹、支气管哮喘等)的功能。在过敏或变态反应性疾病以及寄生虫病感染时血液内的嗜酸性粒细胞数量增多。此外,近年来的研究发现,嗜酸性粒细胞在防止凝血、免疫调节和红细胞生成方面具有一定的作用。嗜酸性粒细胞在组织中可生存8～12 d。

(3)嗜碱粒细胞(basophilic granulocyte) 是血液中数量最少的白细胞(约占0.5%),大小与中性粒细胞近似。细胞核的形状很不规则,着色较浅,细胞质内有被染成紫蓝色的圆形嗜碱性颗粒。嗜碱性颗粒内含有肝素、组织胺和慢反应物质。肝素具有抗凝血作用,组织胺和慢反应物质参与过敏反应。嗜碱性粒细胞在组织中可生存12～15 d。

(4)淋巴细胞(lymphocyte) 呈球形,大小不一,约占白细胞总数的20%～30%。小淋巴细胞(直径6～9 μm)数量最多;大淋巴细胞(直径13～20 μm)少,但不存在于血液中。小淋巴细胞核呈圆形或椭圆形,一侧常有凹痕,染色质浓密,结成块状,着色很深(蓝紫色),有时可见1～2个核仁。细胞质很少,染色呈天蓝色,其中可见少量嗜天青颗粒。

根据淋巴细胞的发生来源、形态特点及功能的不同,主要分为参与细胞免疫并具有调节免疫应答的T淋巴细胞(约占血液中淋巴细胞总数的75%)、产生抗体参与体液免疫的B淋巴细胞(约占血液中淋巴细胞总数的10%～15%)和在杀伤肿瘤细胞中起重要作用的NK细胞(约占血液中淋巴细胞总数的10%)。

(5)单核细胞(monocyte) 又称大吞噬细胞,是血液中体积最大的细胞,圆形或椭圆形,直径14～20 μm。大多数细胞核呈肾形或马蹄形,也有少数呈椭圆形,常见扭曲或折叠现象,染色质颗粒较细而且疏松,呈着色较浅的网状。细胞质较多,染成灰蓝色,其中有染成紫红色的分散而细小的嗜天青颗粒。

单核细胞可作活跃的变形运动并具明显的趋化作用。在血液中停留 12～48 h,然后穿过毛细血管进入结缔组织或其他组织后,分化成巨噬细胞等具有吞噬功能的细胞。

3. **血小板**(thrombocyte,blood platelet) 是红骨髓内巨核细胞胞质脱落下来的碎块,无细胞核,直径 2～4 μm,呈双凸扁盘状;在血涂片上,形状常不规则,呈多突状,常常聚集成群。血小板在止血和凝血过程中起重要作用。血小板正常值为(100～300)×10^9/L,低于 100×10^9/L 为血小板减少,低于 50×10^9/L 则有出血倾向。血小板寿命为 7～14 d。

(二)血细胞的发生过程及形态演变规律

各种血细胞的寿命都是有限的,血细胞不断衰老死亡,但同时又由造血器官不断产生新的血细胞进行补充,所以,外周血循环中各种血细胞的数量和质量均处于相对的稳定状态。

血细胞来自于骨髓的**造血干细胞**(hemopoietic stem cell),在一定的微环境和某些因素调节下,先增殖分化为各类血细胞的**造血祖细胞**(hemopoietic progenitor),又称**定向干细胞**(committed stem cell),然后造血祖细胞定向增殖、分化成为各种成熟的血细胞。因为造血干细胞是生成各种血细胞的原始细胞,故又称**多能干细胞**(multipotential stem cell)。

1. **红细胞系的发生** 红细胞的发生要经过原红细胞、早幼红细胞、中幼红细胞、晚幼红细胞,晚幼红细胞脱去胞核成为网织红细胞,最终成为成熟红细胞。从原红细胞发育到晚幼红细胞需要 3～4 d。

2. **粒细胞系的发生** 粒细胞的发生要经过原粒细胞、早幼粒细胞、中幼粒细胞、晚幼粒细胞、杆状核粒细胞和分叶核粒细胞。从原粒细胞发育到晚幼粒细胞需要 4～6 d。

3. **淋巴细胞的发生** 淋巴细胞的发生要经过原淋巴细胞、幼淋巴细胞到淋巴细胞。淋巴细胞在发生过程中,一部分淋巴造血干细胞经血流进入胸腺皮质,分化发育为 T 淋巴细胞;一部分在骨髓内分化发育为 B 淋巴细胞和 NK 细胞。上述三种淋巴细胞随血流迁移到淋巴结、脾等周围淋巴器官。

4. **单核细胞系的发生** 单核细胞的发生要经过原单核细胞、幼单核细胞到单核细胞。单核细胞进入组织转变为巨噬细胞,其寿命从数月至数年不等。

5. **血小板的发生** 始于巨核细胞系祖细胞,经原巨核细胞、幼巨核细胞到成熟**巨核细胞**(megakaryocyte),巨核细胞的胞质块脱落形成血小板。一个巨核细胞可生成约 2 000 个血小板。

临床护理应用：白血病预防感染的护理措施

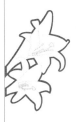

　　白血病是一类造血干细胞异常的恶性疾病,白血病细胞失去进一步分化成熟的能力而停滞在细胞发育的不同阶段。在骨髓和其他造血组织中白血病细胞大量增生积聚并浸润其他器官和组织,同时使正常造血受抑制,临床表现为贫血、出血、感染及各器官浸润症状。自然病程仅有数周至数月。目前在白血病的发病原因方面,仍然认为与感染、放射因素、化学因素、遗传因素有关。预防感染可采取以下措施。①保护性隔离:与其他病种病人分室居住,以免交叉感染。②注意个人卫生:保持口腔清洁,避免损伤口腔黏膜引起出血和继发感染。勤换衣裤,减少发生毛囊炎和皮肤疖肿。保持大便通畅,防止肛周脓肿形成。③观察感染的早期表现:发现感染先兆时,及时处理。④严格执行无菌操作技术,进行任何穿刺前,必须严格消毒。各种管道或伤口敷料应定时更换,以免细菌生长。

(三)淋巴

　　淋巴(lymph)是流动在淋巴管内的液体,由组织液渗入毛细淋巴管内而形成。在流经淋巴结后,其中的细菌等异物被清除,淋巴器官内的淋巴细胞和抗体,有时还可见单核细胞加入到淋巴液中。淋巴是组织液回流的辅助渠道,在维持全身各部分的组织液动态平衡中起重要作用。

第三节　肌组织

　　肌组织(muscular tissue)主要由肌细胞组成,肌细胞间有少量结缔组织、血管和神经。肌细胞细长,又称**肌纤维**(muscular fiber),其细胞膜称**肌膜**(sarcolemma);细胞质称**肌浆**(sarcoplasm)。肌组织具有收缩和舒张的功能,而肌丝则是肌肉收缩和舒张运动的物质基础。

　　根据肌组织的形态、结构和功能特点,肌组织可分为骨骼肌、心肌和平滑肌。骨骼肌附着在骨骼上,其收缩力强,但不能持久,它的活动受意识支配,故又称随意肌;心肌分布于心脏,其舒缩具有自动节律性,不易疲劳;平滑肌主要分布在内脏器官和血管壁,其收缩力较弱,但较持久;平滑肌和心肌的活动不受意识支配,又称不随意肌。

一、骨骼肌

　　在整块肌外面包有结缔组织称为**肌外膜**(epimysium),肌外膜伸向肌肉内部,将肌分成许多肌束,包在肌束外面的结缔组织称为**肌束膜**(perimysium),而包在每条肌纤维外面的结缔组织称为**肌内膜**(endomysium)。

（一）骨骼肌的一般结构

骨骼肌纤维是细长圆柱状的多核细胞，直径为 10～100 μm，长 1～40 mm。肌纤维有明、暗相间的横纹，所以也称为横纹肌。肌细胞核为扁椭圆形，位于肌纤维的周边，紧靠肌膜的内表面。肌浆内有大量的**肌原纤维**（myofibril）。肌原纤维是骨骼肌纤维的基本成分，光镜下每条肌原纤维都有许多相间排列的明带和暗带。明带也称 I 带（I band）；暗带也称 A 带（A band）。由于各条肌原纤维的明带和暗带整齐地排列在同一平面上，所以，肌纤维呈现出明暗相间的横纹（图 1-19）。

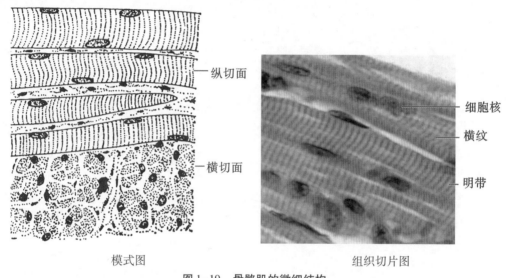

模式图　　　　　　　　　　　　组织切片图

图 1-19　骨骼肌的微细结构

在暗带的中央，有一窄的浅色区称为 H 带（H band）；H 带中央有一条暗线或薄膜，称为 M 线（M line）。在明带中央也有一条暗线或薄膜称为 Z 线（Z line）（图 1-20）。肌原纤维的相邻两个 Z 线之间的结构称为**肌节**（sarcomere），是肌原纤维的结构和功能单位。它包括 1/2 I 带+A 带+1/2 I 带。因此，每个肌节是由两个 1/2 的明带和一个完整的暗带组成的。明带的宽度可随肌纤维的舒缩状态而发生改变，肌肉收缩时变窄，舒张时变宽；而暗带的宽度则不随肌纤维的舒缩状态而发生改变。

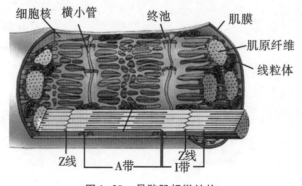

图 1-20　骨骼肌超微结构

（二）骨骼肌纤维的超微结构

1.肌原纤维 电镜观察肌原纤维由许多肌丝组成。根据肌丝的粗细分为**粗肌丝**（thick filament）和**细肌丝**（thin filament）两种。

（1）粗肌丝 主要形成暗带，直径长 10 nm，长约 1.5 μm，附于 M 线上，粗肌丝由**肌球蛋白**（myosin）分子组成（图 1-21），头部有突出的横桥，横桥上有 ATP 酶。ATP 酶被激活后可释放能量，能促使细肌丝在粗肌丝之间滑动。

（2）细肌丝 主要形成明带，直径约 5 nm，长约 1 μm，由 Z 线向两侧发出；细肌丝一部分在明带，一部分插在粗肌丝之间，达到 H 带的边缘。细肌丝由**肌动蛋白**（actin）、**原肌球蛋白**（tropomyosin）和**肌钙蛋白**（troponin）组成。钙离子可与肌钙蛋白结合，间接激活 ATP 酶。

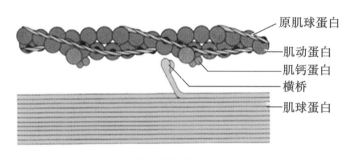

图 1-21 骨骼肌肌丝分子结构示意图

2.横小管 是由肌膜向肌纤维内凹陷形成的管状结构，恰好位于明、暗带交界处的平面，分支互相连接。横小管与肌原纤维相垂直，伸入到每条肌原纤维之间，能快速地将肌膜的兴奋传递到肌纤维内部。

3.肌浆网（sarcoplasmic reticulum） 是肌纤维内特化的滑面内质网，位于横小管之间，它沿肌原纤维长轴纵行排列，并分支吻合，又称**纵小管**（longitudinal tubule，简称 L 管）。纵小管在横小管两侧处形成横向膨大，称为**终池**（terminal cisterna）。每一条横小管和两侧的终池，合称为**三联体**（triad）。它是横小管与肌浆网的接触点，但它们并不直接相通。在肌浆网的膜上，存在着**钙泵**（calcium pump），钙泵能将肌浆中的钙离子泵入肌浆网中。钙泵的功能活动可调节肌浆中钙离子的浓度。钙离子在肌肉收缩和舒张活动中起关键作用。

二、心肌

（一）心肌的一般结构

心肌（cardiac muscle）主要由心肌纤维组成，心肌纤维呈短柱状并有分支，也有横纹，但不如骨骼肌的横纹明显。心肌纤维一般有一个卵圆形的细胞核，偶尔可见双核。核的体积较大，位于肌纤维中央，着色较浅。心肌纤维互相连接处形成特殊的连接，在 H-E 染色的切片上呈染色较深的横纹，称为**闰盘**（intercalated disk）（图 1-22）。

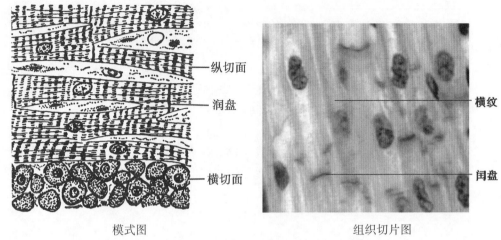

纵切面

润盘

横切面

横纹

闰盘

模式图　　　　　　　　　　　　组织切片图

图1-22　心肌的微细结构

（二）心肌纤维的超微结构

　　心肌纤维的超微结构（图1-23）有如下特点：①肌丝形成粗、细不等的肌丝束，肌原纤维和横纹不明显。②横小管较粗，位于Z线水平。③闰盘位于Z线水平，呈阶梯状，此处的心肌纤维肌膜伸出许多指状突起，相互嵌合在一起，增加了细胞间的接触面。在横向连接面上及纵向连接面上分别可见中间连接、桥粒连接和缝隙连接。缝隙连接有利于心肌纤维做节律性同步收缩。④肌浆网稀疏，终池扁小，横小管和一侧的终池共同形成**二联体**（diad），三联体极少见。

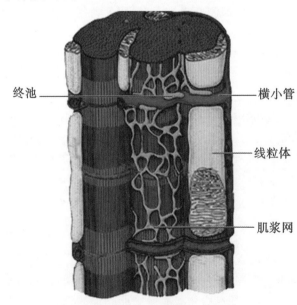

终池

横小管

线粒体

肌浆网

图1-23　心肌的超微结构

三、平滑肌

平滑肌（smooth muscle）纤维呈长梭形，只有一个核，呈椭圆形，位于肌纤维的中央（图1-24）。肌纤维无横纹，无肌原纤维。在不同的器官的平滑肌纤维，长短不一，如血管壁平滑肌比较短，长约 20 μm；妊娠子宫平滑肌较长，可达 500 μm。平滑肌纤维可单独存在，但绝大部分是成束或成层分布。

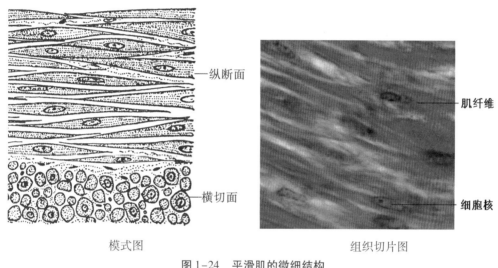

模式图　　　　　　　　　　　　　组织切片图

图1-24　平滑肌的微细结构

第四节　神经组织

神经组织（nervous tissue）由神经细胞（nerve cell）和神经胶质细胞（neuroglial cell）构成。神经细胞又称神经元（neuron），是神经系统的结构和功能单位，可以接受刺激、整合信息和传导冲动。神经胶质细胞起支持、保护、营养和绝缘等作用。

一、神经元

（一）神经元的形态结构

神经元形态多样，由胞体和突起两部分组成（图1-25）。

1. 胞体　是神经元的代谢和营养中心。形态不一，有圆形、梭形、星形和锥体形等。小的直径仅 5～6 μm，大的可达 100 μm 以上，可分为细胞膜、细胞质和细胞核三部分。

神经元的细胞膜内有丰富的离子通道、载体和受体蛋白，它们在感受刺激、处理信息和兴奋传递中起重要作用。细胞核位于胞体中央，染色浅，核仁大而明显。细胞质内有各种细胞器，如线粒体、高尔基复合体、溶酶体，此外，还有丰富的嗜染质和神经原纤维。

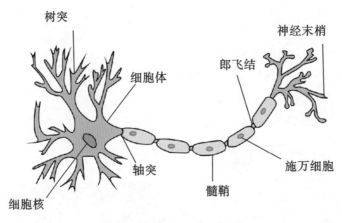

图1-25　神经元结构模式图

（1）嗜染质　又称**尼氏体**（Nissl's body），光镜下嗜染质是分布于胞体及树突的嗜碱性物质，呈团块状或颗粒状（图1-26）。电镜下嗜染质由粗面内质网、游离和多聚核蛋白体构成，其主要功能是合成更新细胞器所需的结构蛋白质、肽类递质、神经递质及与合成这些物质所需要的酶类。**神经递质**（neurotransmitter）是神经元向其他神经元或效应器传递化学信息的载体。

（2）**神经原纤维**（neurofibril）　在光镜下镀银切片中，由很多棕黑色细丝状结构，互相交织成网，并伸入轴突和树突，与突起的长轴平行排列，并贯穿突起全长。电镜下可见神经原纤维是由集合成束的**神经丝**（neurofilament）和**微管**（microtubule）构成。神经原纤维构成神经元的细胞骨架，并参与细胞内的物质运输。

2. 突起　由神经元胞体局部胞膜和胞质向表面伸展形成，分为树突和轴突。

（1）**树突**（dendrite）　多呈树状分支，多数短而粗，每个神经元有一个或多个树突，分支的表面还有许多短小突起，称树突棘（dendritic spine），这些结构扩大了神经元接受刺激的面积。树突的功能是接受刺激，产生兴奋并把兴奋传向细胞体。

（2）**轴突**（axon）　每个神经元只有一个轴突，表面光滑，分支少，细而长，短者仅数微米，长者可达1 m多。轴突内的细胞质称为**轴浆**（axoplasm），轴突内有神经原纤维而无嗜染质。细胞体发出轴突的部分呈圆锥形，称为**轴丘**（axon hillock），内无嗜染质，故光镜下呈圆锥形的透明区。轴突的末端分支较多，可与其他神经元的细胞体或树突接触，也可伸入器官组织内，形成效应器。轴突的功能是传导神经冲动，将胞体传出的冲动传给另一个神经元。

（二）神经元的分类

1. 根据突起的数量分类

（1）多极神经元　有一个轴突，多个树突（图1-26），主要分布在中枢神经系统，如脊髓前角运动细胞。

（2）双极神经元　有一个轴突和一个树突。主要分布在视网膜、嗅黏膜等处。

（3）假单极神经元　由神经元胞体发出一个突起，在离开胞体不远处即分为两支，一支伸入脊髓或脑,称为中枢突;另一支伸向其他组织或器官,称为周围突。

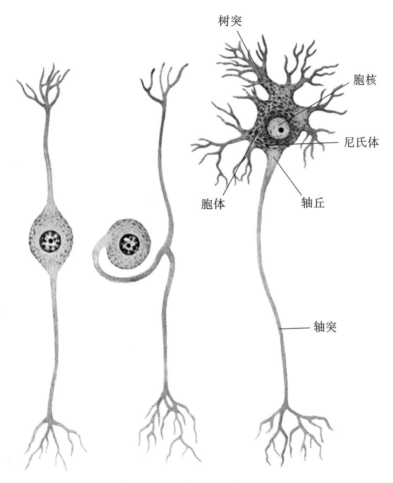

图 1-26　各种形态的神经元

2. 根据神经元的功能分类

(1)感觉神经元　又称传入神经元,多为假单极神经元,是将体内、外环境的各种信息自周围传向中枢的神经元。如脊神经节的假单极神经元和视网膜的双极神经元。

(2)运动神经元　又称传出神经元,一般为多极神经元,是将冲动自中枢传至周围的神经元。其功能是支配肌的收缩或腺体的分泌,如脊髓前角运动神经元等。

(3)联络神经元　又称中间神经元,主要为多极神经元,位于感觉神经元和运动神经元之间,起信息加工和传递作用。此类神经元数量较多,约占神经元总数的99%,动物越进化,联络神经元越多,在中枢神经系统内,它构成复杂的神经元网络,是学习、记忆和思维的基础。

3. 按神经递质化学性质分类　
可分为胆碱能神经元、肾上腺素能神经元、胺能神经元、氨基酸能神经元和肽能神经元五类。

(三)突触

1. 突触的分类　突触(synapse)是神经元之间或神经元与非神经元之间的一种细胞连接。根据接触部位不同形成轴–树突触、轴–体突触、轴–轴突触等。根据神经冲动传导方式分为电突触和化学突触。电突触是一种缝隙连接,以电信号传递信息。化学突触以神经递质作为通讯媒介。

2. 化学突触的结构　由如下三部分构成(图1-27)。

(1)**突触前膜**(presynaptic membrane)　为轴突末端特化的细胞膜,能释放神经递质。突触前膜内侧的细胞质内有**突触小泡**(synaptic vesicle),突触小泡内含有神经递质,递质种类有乙酰胆碱、单胺类或氨基酸类。当突触小泡接触突触前膜时,能将神经递质释放入突触间隙。

(2)**突触间隙**(synaptic cleft)　为突触前、后膜之间的间隙,宽15~30 nm。

(3)**突触后膜**(postsynaptic membrane)　为后一个神经元与突触前膜相接触的细胞膜增厚部分,突触后膜上存在着与神经递质结合的特异性受体及离子通道。

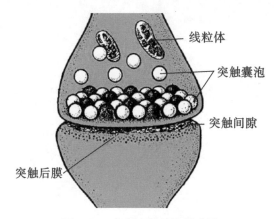

图1-27　化学突触结构模式图

　　当神经冲动传导到突触前膜时,突触小泡向突触前膜移动并与之融合,通过出胞作用将神经递质释放到突触间隙,神经递质与突触后膜上的受体结合,导致突触后膜上的离子通道开放,引起钠离子或氯离子内流,使突触后神经元出现兴奋或抑制效应。

二、神经胶质细胞

　　神经胶质细胞又称神经胶质,数量较多,约为神经元的10~50倍。它们分布在神经元之间,构成网状支架,神经元位于网眼中,以使神经元彼此隔离,只在突触处相互接触。

(一)中枢神经系统的胶质细胞

1. 星形胶质细胞(astrocyte)　在H-E染色标本上,胞体呈星形,核呈圆形或卵圆形,体积较大,染色质疏松,染色较浅(图1-28)。星形胶质细胞的胞突分支交织成网,对神经元起支持和绝缘的作用。其次,它的胞突一边与神经元密切接触,一边形成血管接触,可以作为血液和神经元进行物质交换的媒介。星形胶质细胞能分泌神经生长因子和多种生长因子,对神经元的分化以及创伤后神经组织的修复和瘢痕形成具有重要意义。

2. **少突胶质细胞**(oligodendroglia) 在 H-E 染色标本上,细胞核圆形,体积较小,染色质较密,故染色较深。少突胶质细胞分布在中枢神经系统白质纤维之间和灰质神经元细胞体的周围,具有形成髓鞘的作用。

3. **小胶质细胞**(microglia) 在 H-E 染色标本上,细胞核呈三角形、肾形或椭圆形,体积最小,染色质较密,着色较深。在镀银标本上,可见其细胞体积很小,突起细长,有分支,表面有小棘。小胶质细胞多分布于大、小脑和脊髓的灰质内,具有吞噬功能(图1-29)。

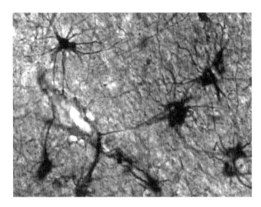

图1-28 星形胶质细胞

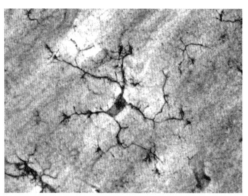

图1-29 小胶质细胞

(二)周围神经系统的胶质细胞

1. **施万细胞**(Schwann cell) 又称神经膜细胞,包绕神经元的突起,参与周围神经成分的组成,具有形成髓鞘的作用,在神经纤维再生过程中也有重要作用。

2. **卫星细胞** 为神经节内包裹神经元的一层扁平或立方形细胞,故又称被囊细胞。核圆形或椭圆形,染色质较浓密。

三、神经纤维和神经

(一)神经纤维

神经纤维(nerve fiber)是由神经元的长突起外包神经胶质细胞共同组成。根据神经纤维有无髓鞘分为有髓神经纤维和无髓神经纤维两大类。

1. **有髓神经纤维**(myelinated nerve fiber) 大部分脑神经和脊神经属于有髓神经纤维。神经元的长突起构成神经纤维的中轴,称轴索,光镜下可见轴索外面有施万细胞包绕,并由神经膜细胞形成节段性的髓鞘。每一节相当于一个神经膜细胞,相邻两节段之间无髓鞘的狭窄处,称神经纤维结,又称**郎飞结**(Ranvier's node)(图1-30)。相邻两个郎飞结之间的一段称**结间体**(inter node)。郎飞结处无髓鞘,神经冲动以跳跃的方式传导,即从一个郎飞结跳到下一个郎飞结,故传导速度快。结间体越长,传导速度也就越快。

2. **无髓神经纤维**(unmyelinated nerve fiber) 自主神经的节后纤维、嗅神经和部分感觉神经纤维属无髓神经纤维。这种神经纤维的直径较细,轴索外面的神经膜细胞鞘较薄,不形成髓鞘结构。无髓神经纤维传导速度比有髓神经纤维慢得多。

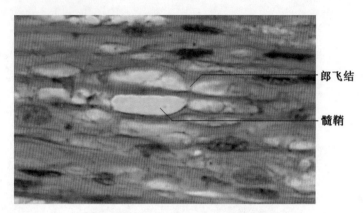

图1-30　神经干(示郎飞结)

（二）神经

周围神经系统中功能相关的神经纤维被结缔组织集合在一起,称为神经,又称神经干。包裹在神经表面的结缔组织称神经外膜;一条神经通常含若干条神经纤维束,包裹每束神经纤维的结缔组织称神经束膜;神经纤维束内的每条神经纤维又有薄层疏松结缔组织包裹,称神经内膜。

四、神经末梢

神经末梢是神经纤维的末端在各组织器官内形成的特殊结构。根据功能的不同,可将它分成感觉神经末梢和运动神经末梢两类。

（一）感觉神经末梢

感觉神经末梢（sensory nerve ending）又称**感受器**（receptor）,由感觉神经元周围突的末梢形成,能感受内外环境的刺激,并能将刺激转化为神经冲动,再经感觉神经纤维传入中枢。

1. **游离神经末梢**（free sensory nerve ending）　神经纤维的末端失去神经膜细胞鞘,暴露的轴索分支分布在上皮细胞之间。游离神经末梢分布于表皮、角膜、黏膜上皮、骨膜、肌组织及结缔组织内,具有感受痛觉的作用。

2. **被囊神经末梢**（encapsulated nerve ending）　外面都包有结缔组织被囊,神经纤维到达被囊时,失去神经膜细胞鞘暴露的轴索伸入结缔组织被囊内。常见的被囊神经末梢有三种:①**触觉小体**（tactile corpuscle）,主要分布于真皮乳头内,以手指掌侧皮肤内最多,具有感受触觉功能。②**环层小体**（lamellated corpuscle）（图1-31）,分布于皮肤深层、胸膜、腹膜、肠系膜和某些内脏周围的结缔组织中,可感受压觉刺激。③**肌梭**（muscle spindle）,分布于全身骨骼肌中,可感受肌肉的牵张刺激,为本体感受器之一。

（二）运动神经末梢

运动神经末梢（motor nerve ending）又称**效应器**（effector），由运动神经元的轴突末端形成，分布在骨骼肌、平滑肌和腺体等处。按其分布的部位和来源的不同，可分为躯体运动神经末梢和内脏运动神经末梢。

1. **躯体运动神经末梢**（somatic motor nerve ending）　为支配骨骼肌的运动神经末梢。来自于脊髓灰质前角或脑干的躯体运动元，轴突到达所支配的骨骼肌时失去髓鞘，发出许多分支，末端膨大呈花朵状，贴附在骨骼肌细胞的表面，形成化学突触性连接，称运动终板（motor end plate）或神经-肌连接（neuromuscular junction）。一个神经元的轴突可分支供应许多骨骼肌细胞，形成多个运动终板（图1-32）。

2. **内脏运动神经末梢**（visceral motor nerve ending）　分布于平滑肌和腺上皮。

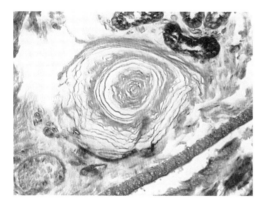

图1-31　环层小体

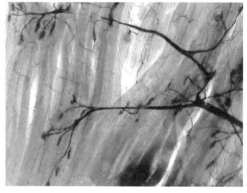

图1-32　运动终板

（信阳职业技术学院　曾永鸿　刘金海）

第二章

运动系统

🌀**学习要点**

> 运动系统的组成及功能;骨的形态结构及分类;骨的构造及化学成分;椎骨一般形态及各部椎骨的结构特点;胸骨的构成及胸骨角;肋骨的一般结构特点及与胸骨的连接方式;椎骨的连接形式、椎间盘的位置、构成及作用;脊柱和胸廓的构成;四肢主要骨的位置、形态及重要结构;肩关节、肘关节、髋关节、膝关节、颞下颌关节及骨盆的构成、功能、意义;颅的构成、颅底内面结构;翼点的位置;鼻旁窦的名称、位置及开口部位;肌的形态、构造及辅助结构;全身各主要肌的位置、形态和功能;腹前外侧肌的结构特点及所形成的结构;腹股沟管的解剖特点及临床意义;全身各主要的骨性标志和肌性标志。

🌀**护理案例**

> 患者,女,43 岁,过马路时闯红灯,与侧向行驶的轿车发生碰撞而摔倒。随即出现右肩部疼痛、肿胀、畸形,右上肢活动障碍。入院检查发现右上肢上段压痛,局部有骨擦感。X 射线片示右肱骨外科颈骨折,骨折近端内收、骨折远端外展,形成成角移位。诊断:右肱骨外科颈骨折。
>
> 问题:肱骨外科颈位于何处,为什么易发生骨折? 骨折时会损伤神经吗? 对于骨折患者可采取哪些护理措施?

运动系统(locomotor system)由骨、骨连结和骨骼肌三部分组成。全身各骨和骨连结构成人体的支架称骨骼,骨骼肌附着于骨骼上,并围成体腔,如颅腔、胸腔、腹腔等。骨是运动的杠杆,关节是运动的枢纽,骨骼肌是运动的动力。

在人体体表可以看到或触及到一些骨的突起、凹陷或骨骼肌的隆起,解剖学称之为体表标志。临床上常常将这些体表标志作为确定某些内脏器官位置,判定血管和神经的走行,中医针灸的取穴,选取手术切口的部位以及穿刺定位的依据。

第一节 骨

一、概述

成人约有骨(bone)206 块,躯干骨 51 块,颅骨 23 块,上肢骨 64 块,下肢骨 62 块(图 2-1),另有 6 块听小骨位于中耳内。每块骨都是一个器官,具有一定的形态,并有丰富的血管、神经和淋巴管分布。

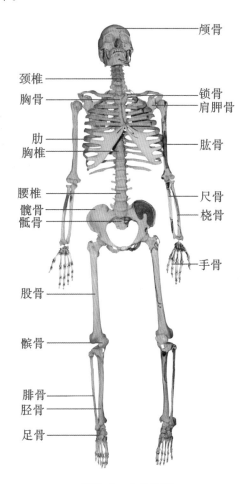

图 2-1　全身骨骼

(一)骨的形态和分类

1. **长骨**(long bone)　多分布于四肢,在运动中起杠杆作用。长骨呈长管状,分为一体两端。体细长,位于中部,又称**骨干**,内有较大的空腔称**骨髓腔**,容纳骨髓。两端膨大称**骺**,具有光滑的关节面,面上附有一层关节软骨。骨干与骨骺相邻的部位称**干骺端**,幼年时保留一片骺软骨,通过骺软骨的软骨细胞分裂增殖和骨化,长骨不断增长。成年后,骺软骨骨化,骨干和骺融合为一体,融合遗迹形成**骺线**。

2. 短骨(short bone)　形似立方体,多成群分布于承受压力较大、运动较复杂的部位,如腕骨、跗骨等。

3. 扁骨(flat bone)　呈板状,主要构成体腔的壁,如颅腔的顶骨、胸腔的胸骨和肋骨、盆腔的髋骨等,对腔内器官起保护作用。

4. 不规则骨(irregular bone)　形状不规则,主要分布于躯干、颅底和面部,如躯干的椎骨、颅的上颌骨等。有些不规则骨内含有空腔,称**含气骨**,如上颌骨、额骨等,它们对发音起共鸣作用,同时可减轻颅骨的重量。

（二）骨的构造

骨由骨质、骨膜和骨髓三部分构成(图2-2),并有血管、神经分布。

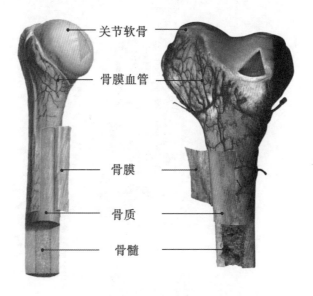

关节软骨

骨膜血管

骨膜

骨质

骨髓

图2-2　骨的构造

1. 骨质(bone substance)　是骨的主要成分,骨密质分布于骨的外表面及长骨的骨干,由紧密排列成层的骨板构成;致密坚硬,抗压性强。骨松质分布于长骨两端和其他骨的内部,由交错排列的骨小梁构成,其排列与压力或张力方向一致,疏松呈海绵状。

2. 骨膜(periosteum)　是一层致密结缔组织膜,呈淡红色,薄而坚韧,富有血管、神经和淋巴。骨膜对骨的生长、再生、修复和愈合具有重要作用,剥离骨膜后,骨不易修复而坏死。

3. 骨髓(bone marrow)　充填于骨髓腔和骨松质内,分为**红骨髓**和**黄骨髓**两种。红骨髓具有造血功能,呈红色,人体内的红细胞和大部分白细胞均产生于红骨髓。黄骨髓内含大量脂肪组织而呈黄色,已不具备造血功能,但当大量失血或重度贫血时,黄骨髓仍可能转化为红骨髓恢复造血功能。成人髂骨、椎骨和胸骨内的骨髓终生都是红骨髓,临床疑有造血功能疾患时,常在髂骨或胸骨处抽取少量红骨髓进行检查来确定。

（三）骨的化学成分和物理特性

骨的化学成分包括有机质和无机质组成,有机质约占1/3,使骨具有韧性和弹性;无机质约占2/3,使骨坚实有硬度。儿童骨的有机质和无机质约各占一半,故弹性大、硬度小、易变形,在外力作用下不易骨折或折而不断;成年人的骨有机质和无机质的比例最为合适,约为3∶7,具有很大硬度和一定弹性,也较坚韧;老年人的骨无机质比例更大,脆性较大易发生骨折。

临床护理应用:青枝骨折的护理

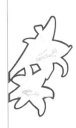

　　儿童骨骼中含有较多的有机物,外面包裹的骨膜又特别厚,因此具有很好的弹性和韧性,不容易折断,遭受暴力发生骨折时就会出现与植物青枝一样折而不断的情况,骨科医生就把这种特殊的骨折称之为青枝骨折,青枝骨折多见于儿童。儿童骨的新陈代谢旺盛,骨折后的再生和愈合能力强,一般预后良好。骨折后需卧床休息3～7 d,有利于骨折部位的固定和康复。

（四）骨的发生和生长

1. **膜内成骨**　由间充质先形成膜状,然后骨化成骨,如锁骨、颅盖骨等。

2. **软骨内成骨**　由间充质先发育成软骨雏形,然后再由软骨逐渐骨化成骨,绝大部分的骨是以此种方式发育而成。

二、躯干骨

躯干骨包括椎骨、肋和胸骨三部分。

（一）椎骨（vertebrae）

在未成年前有颈椎7块、胸椎12块、腰椎5块、骶椎5块和尾椎3～5块,青春期后5块骶椎融合成1块骶骨,3～5块尾椎融合成1块尾骨,因而成年人椎骨共有26块。

1. **椎骨的一般形态**　椎骨为不规则骨,每块椎骨均由**椎体**和**椎弓**两部分组成（图2-3,图2-4）。椎体位于椎骨的前部,呈短圆柱状;椎弓是附在椎体后方的弓状骨板,它与椎体共同围成**椎孔**,所有椎孔相互连通形成**椎管**,容纳、保护脊髓及脊神经根。椎弓与椎体相连接的部分较细称**椎弓根**,其上方浅切迹称**椎上切迹**,其下方深切迹称**椎下切迹**。相邻椎骨的上、下切迹围成**椎间孔**,孔内有脊神经和血管通过。椎弓后部宽厚呈板状称**椎弓板**。从椎弓发出7个突起,即**棘突**1个,正中向后突起;**横突**1对,向两侧突起;**上关节突**1对,从椎弓根和椎弓板结合处向上突起;**下关节突**1对,从椎弓根和椎弓板结合处向下突起。

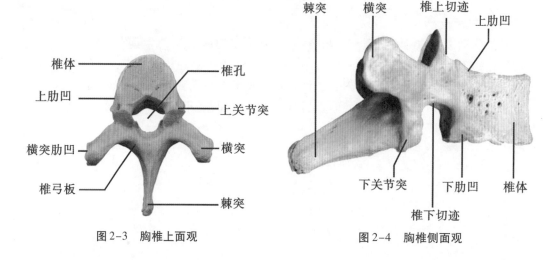

图2-3　胸椎上面观　　　　　图2-4　胸椎侧面观

2. 各部椎骨的主要特征

（1）**颈椎**（cervical vertebrae）　椎体相对较小，椎孔相对较大，呈三角形；横突根部有**横突孔**，孔内其中上6位颈椎的横突孔内有椎动脉和椎静脉通过（图2-5）。除第一、第七颈椎外，其他颈椎棘突末端分叉。第一颈椎又称**寰椎**（atlas）（图2-6），呈环状，无椎体、棘突和关节突，由前弓、后弓和两个侧块组成。侧块上面各有一椭圆形的关节面，与颅骨枕髁形成寰枕关节。第二颈椎又称**枢椎**（axis）（图2-7），在椎体上方伸出一指状突起称**齿突**，齿突原为寰椎的椎体，发育过程中脱离寰椎而与枢椎体融合。第七颈椎又称**隆椎**（vertebra prominens）（图2-8），棘突特别长，末端不分叉，稍低头时，在颈后正中线上很容易看到和摸到，常作为记数椎骨序数的标志。

（2）**胸椎**（thoracic vertebra）　椎体从上向下逐渐增大，椎孔相对较小，棘突细长向后下方倾斜，呈叠瓦状排列；胸椎两侧上、下和横突末端均有与肋骨相连接的小关节面，分别称**上肋凹、下肋凹和横突肋凹**。

（3）**腰椎**（lumbar vertebrae）　椎体粗大，椎弓发达，椎孔较大（图2-9，图2-10）；棘突宽大呈板状，几乎水平后伸，末端圆钝，且棘突间隙较宽，临床上利用此间隙进行腰椎穿刺术。

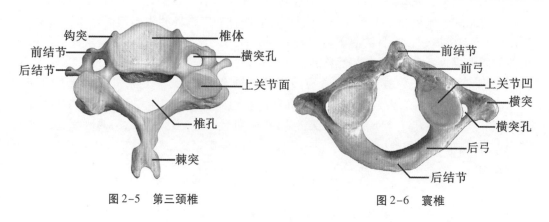

图2-5　第三颈椎　　　　　　图2-6　寰椎

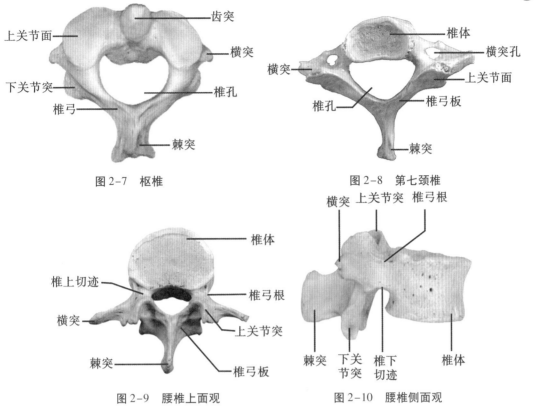

图 2-7　枢椎

图 2-8　第七颈椎

图 2-9　腰椎上面观

图 2-10　腰椎侧面观

（4）骶骨（sacrum）　成人骶骨呈倒置三角形，由 5 块骶椎融合而成（图 2-11，图 2-12）。

骶骨底位于上方，前缘突出称**骶骨岬**，侧部的外侧有**耳状面**，与髂骨的耳状面相对应，形成骶髂关节；前面凹向前下，有 4 对**骶前孔**。背侧面凸向后上，中线处有棘突融合而成的纵形**骶正中嵴**，其两侧有 4 对**骶后孔**，与骶前孔相通，其下方有形状不整齐的**骶管裂孔**，向上通**骶管**，此孔两侧有明显的突起称**骶角**，临床上以骶角为标志进行骶管麻醉。

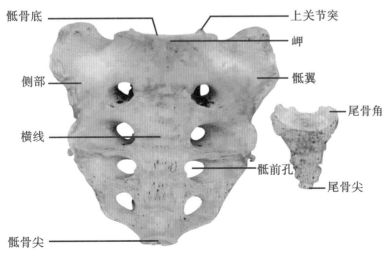

图 2-11　骶骨、尾骨前面

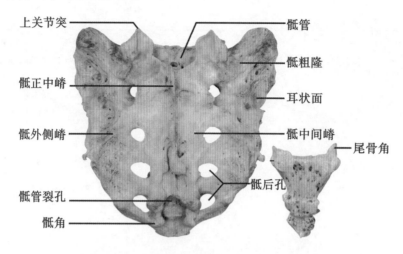

图 2-12　骶骨、尾骨后面

（5）**尾骨**（coccyx）　由 3～5 块退化的尾椎融合而成，一般 30～40 岁才融合成。尾骨形体较小，上与骶骨尖相连接，下端游离称尾骨尖。

（二）**肋**（ribs）

由肋骨和肋软骨两部分组成，共 12 对。

1. **肋骨**（costal bone）　呈细长弓状，属扁骨（图 2-13）。肋骨后端稍膨大称**肋头**；肋头外侧稍细的部分称**肋颈**，再转向前方为**肋体**，颈、体交界处的后外侧有一粗糙突起称**肋结节**。肋体长而扁，分内、外两面和上、下两缘，内面近下缘处有一浅沟称**肋沟**，肋间血管、神经行于其中，体后份的急转角称**肋角**。

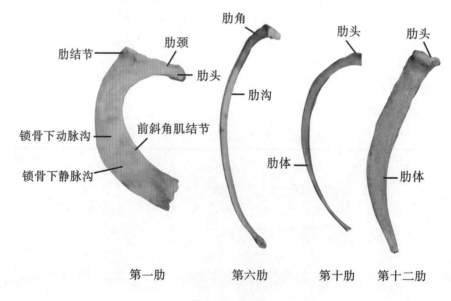

第一肋　　　　第六肋　　　　第十肋　　第十二肋

图 2-13　肋骨

2. **肋软骨**（costal cartilage）　位于各肋骨的前端，由透明软骨构成，终生不骨化。

（三）胸骨（sternum）

　　长而扁，位于胸前壁正中皮下，前面微凸，后面微凹（图2-14），自上而下由**胸骨柄、胸骨体**和**剑突**组成。胸骨柄上部宽厚，下部窄薄，上缘中间的凹陷称**颈静脉切迹**。柄体相连处稍向前突称**胸骨角**，是确定第2肋的重要标志。胸骨体是长方形的扁骨板，外侧缘分别与第2～7肋软骨相关节。剑突薄而窄，形状变化较大，上连胸骨体，下端游离。

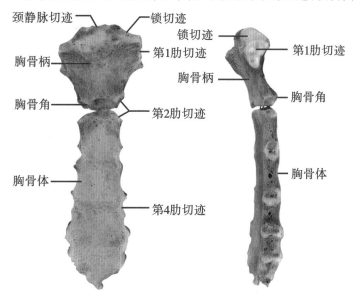

图2-14　胸骨

三、四肢骨

（一）上肢骨

　　上肢骨包括锁骨、肩胛骨、肱骨、尺骨、桡骨和手骨。

　　1. **锁骨**（clavicle）　位于胸廓前上部两侧，呈"～"形弯曲（图2-15），全长均可在体表摸到。锁骨分一体两端，体的上面光滑，下面粗糙，内侧2/3凸向前，呈三棱棒形，外侧1/3凸向后，呈扁平形，锁骨的外、中1/3交界处较细易骨折；内侧端粗大称**胸骨端**，有关节面与胸骨柄形成胸锁关节；外侧端扁平称**肩峰端**，有关节面与肩峰形成关节。

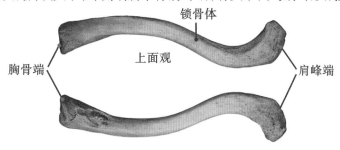

图2-15　锁骨

2. 肩胛骨（scapula）　为三角形扁骨（图2-16），分为两面、三缘和三角。前面为一大而浅的窝称**肩胛下窝**；后面上方有一横位的骨嵴称**肩胛冈**，冈的外侧端较平宽称**肩峰**，为肩部最高点，冈的上、下分别称**冈上窝**和**冈下窝**。内侧缘薄而锐利，外侧缘肥厚。上缘短而薄，向前外侧伸出一曲指状突起称**喙突**。上角在内上方，平对第2肋；下角为内、外侧缘会合处，对应第7肋，体表易于摸到；外侧角膨大为一微凹朝外的关节面称**关节盂**，与肱骨头相关节。

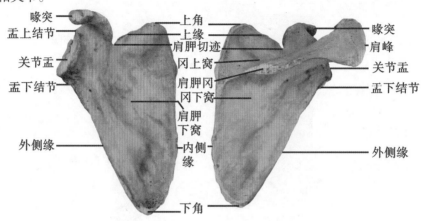

图2-16　肩胛骨

3. 肱骨（humerus）　位于上臂，是典型长骨，分上、下两端及一体（图2-17，图2-18）。

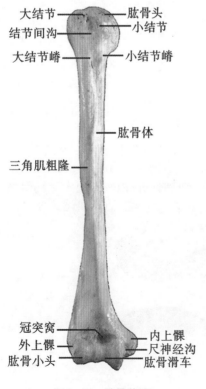

图2-17　肱骨前面

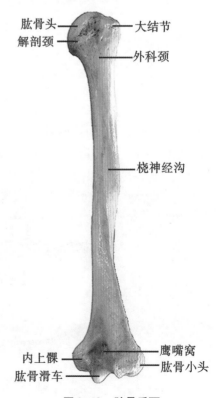

图2-18　肱骨后面

　　上端呈半球形,称**肱骨头**,朝向内后上方,与肩胛骨的关节盂构成肩关节,头周围的环状浅沟称**解剖颈**,头外侧的隆起称**大结节**,前面的隆起称**小结节**,两结节间的纵沟称**结节间沟**,内有肱二头肌长头腱通过。上端与肱骨体交界处称**外科颈**,因此处易骨折而得名。

　　肱骨体中部外侧有较大的"V"形粗糙面称**三角肌粗隆**,是三角肌的附着处;在粗隆的后内侧有一浅沟称**桡神经沟**,桡神经沿沟通过,因此肱骨中段骨折易损伤此神经。

　　下端有两个关节面,内侧的形如滑车称**肱骨滑车**,与尺骨相关节;外侧的呈半球形称**肱骨小头**,与桡骨相关节;滑车和小头的前上方有一小窝称**冠突窝**,滑车的后上方有一大窝称**鹰嘴窝**。下端的两侧各有一突起,分别称**内上髁**和**外上髁**,二者在体表均易摸到,内上髁后面有**尺神经沟**,有尺神经通过。

　　4.**尺骨**(ulna)　位于前臂的内侧,分一体两端(图2-19,图2-20)。上端粗大,有一向前的深凹称**滑车切迹**,与肱骨滑车相关节;切迹上方的突起较大称**鹰嘴**,下方的突起较小称**冠突**;在滑车切迹的下外侧有一小关节面称**桡切迹**,与桡骨头相关节;冠突下方有一粗糙隆起称**尺骨粗隆**。尺骨下端有球形的**尺骨头**,其后内侧有向下的突起称**尺骨茎突**。

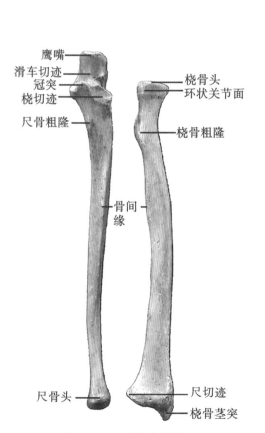

图2-19　尺骨和桡骨前面

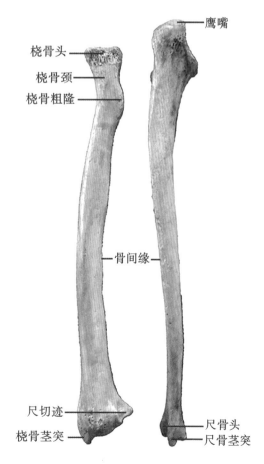

图2-20　尺骨和桡骨后面

5. **桡骨**(radius)　位于前臂的外侧,分一体两端。上端细小,有圆柱形的桡骨头,头上面的关节凹与肱骨小头相关节;头下方前内侧有**桡骨粗隆**。桡骨体呈三棱柱形,内侧缘锐利称**骨间缘**。下端较大,外侧向下突起称**桡骨茎突**,是重要的体表标志,内侧有关节凹称**尺切迹**,与尺骨头相关节,下面有**腕关节面**,与腕骨形成桡腕关节。

6. **手骨**(bones of hand)　包括腕骨、掌骨和指骨(图2-21)。**腕骨**(carpal bones)共8块,均属短骨,排成近远两列由桡侧向尺侧排列,近侧列依次为**手舟骨、月骨、三角骨**和**豌豆骨**;远侧列依次为**大多角骨、小多角骨、头状骨**和**钩骨**。**掌骨**(metacarpal bones)共5块,属长骨。从桡侧向尺侧,分别称为第1~5掌骨。**指骨**(phalanges of fingers)共14块,属长骨。除拇指为2节外,其余均为3节。

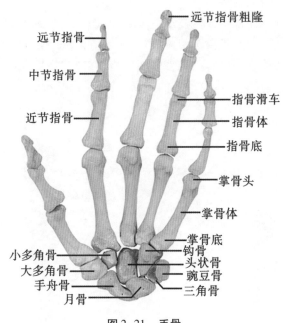

图2-21　手骨

(二)下肢骨

下肢骨包括髋骨、股骨、髌骨、胫骨、腓骨和足骨。

1. **髋骨**(hip bone)　是不规则骨(图2-22,图2-23),由髂骨、耻骨和坐骨融合而成,三骨体融合处为一大而深的窝称**髋臼**。

(1)**髂骨**(ilium)　构成髋骨的后上部,分为**体**和**翼**两部。髂骨体构成髋臼的上2/5,髂骨翼位于体上方,上缘肥厚弯曲成弓形称**髂嵴**,髂嵴的前后突起分别称**髂前上棘**和**髂后上棘**,二棘下方又各有一突起称**髂前下棘**和**髂后下棘**;髂嵴外缘距髂前上棘5~7 cm处向外有一突起称**髂结节**,它是重要的体表标志,临床上进行骨髓穿刺术常选择于此。髂骨翼内面平滑稍凹称**髂窝**,髂窝下界为一骨嵴称**弓状线**,窝后部上方粗糙称**髂粗隆**,其下方为耳状面,与骶骨耳状面相关节。

(2)**耻骨**(pubis)　位于髋骨前下部,分体和上、下两支。耻骨体构成髋臼的前下

1/5,向前下延伸为**耻骨上支**,支的上面有一条较锐利的骨嵴称**耻骨梳**,耻骨梳向后与弓状线相连,向前终于一突起称**耻骨结节**;耻骨上支向后下移行为**耻骨下支**,下支后伸与坐骨支结合。耻骨上、下支移行处的内侧,有一椭圆形的粗糙面称**耻骨联合面**,两耻骨与坐骨共同围成**闭孔**。

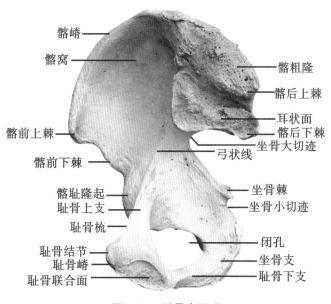

图 2-22 髋骨内面观

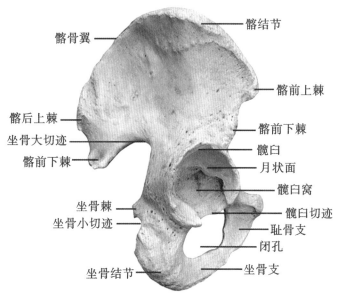

图 2-23 髋骨外面观

（3）**坐骨**（ischium） 位于髂骨后下部，分体和支。坐骨体构成髋臼的后下 2/5，体向后下延续为**坐骨支**，体后下份的粗大隆起称**坐骨结节**，是坐骨最低部，体表可以摸到。髂后下棘与坐骨结节之间有一个突起和两个切迹，突起称**坐骨棘**，坐骨棘上方切迹大而深称**坐骨大切迹**，其下方切迹小而浅称**坐骨小切迹**。

2. **股骨**（femur） 是人体最长的长骨，分为一体和两端（图 2-24，图 2-25）。上端有朝向内上方呈球状的**股骨头**，头中央稍下有一小凹称**股骨头凹**，有股骨头韧带附着。头外下缩细部分称**股骨颈**。颈与体交界处的上外侧有粗糙隆起称**大转子**，后内侧有一隆起称**小转子**，大转子是重要的体表标志。股骨体粗壮结实，略向前弓，上端呈圆柱形，下端前后较扁。股骨体后面有纵形的骨嵴称**粗线**，粗线向上延续为粗糙的突起称**臀肌粗隆**，有臀大肌附着。下端向左右两侧膨大且向后突出形成内侧髁和外侧髁，其间有深窝称**髁间窝**，两髁侧面上方分别有较小的突起称内上髁和外上髁，是重要的体表标志。

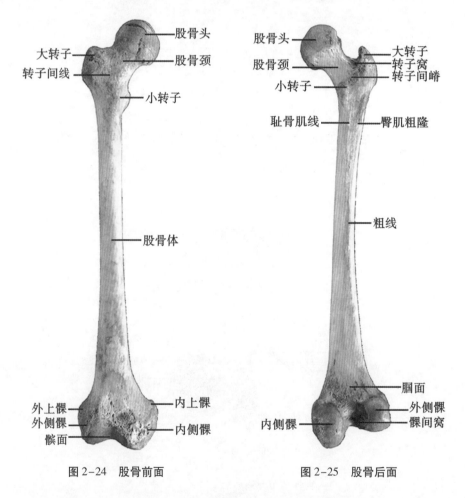

图 2-24　股骨前面　　　　　　　图 2-25　股骨后面

3. **髌骨**（patella） 略呈三角形，前面粗糙，后面光滑有关节面，与股骨髌面相关节。在膝关节前方，股四头肌腱包裹髌骨并向下延续为髌韧带。

4. **胫骨**（tibia） 是三棱形粗大的长骨（图 2-26，图 2-27），位于小腿内侧，对支持体重起主要作用,分为一体和两端。上端粗大,形成与股骨内、外侧髁相对应的胫骨内、外侧髁,两髁之间有向上的**髁间隆起**。外侧髁的后下方有一小关节面称**腓关节面**,与腓骨头相关节。上端与体移行处的前面有粗糙隆起称**胫骨粗隆**,体表可以摸到,其上附有韧带。胫骨体呈三棱柱形,前缘锐利,体表可以触到。下端稍膨大,内侧有一向下的突起称**内踝**。

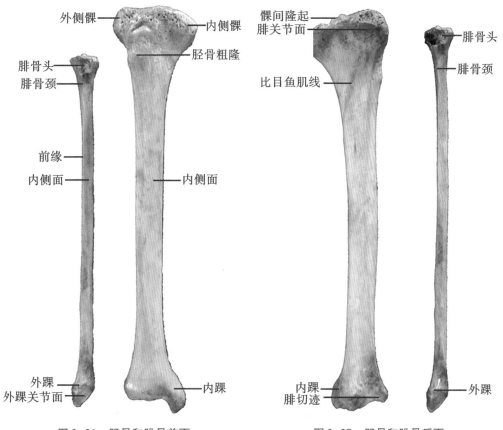

图 2-26 胫骨和腓骨前面　　　　　图 2-27 胫骨和腓骨后面

5. **腓骨**(fibula)　细长,位于小腿的后外侧,主要作为小腿肌的附着部位,可分一体和两端。上端膨大称**腓骨头**,与胫骨相关节,头下方缩细称**腓骨颈**。体较细,内侧有骨间缘。下端膨大称**外踝**。由于不承受体重,临床上常截取一段带血管的腓骨,进行自身移植。

6. **足骨**　包括跗骨、跖骨和趾骨(图 2-28)。**跗骨**(tarsal bones)共 7 块,属于短骨,相当于腕骨,其排列为前、中、后三列,后列有**距骨**,与胫、腓骨形成关节,距骨下方为**跟骨**;中列为**足舟骨**,位于距骨前方偏内侧;前列由内侧向外侧,依次为**内侧楔骨、中间楔骨、外侧楔骨**和**骰骨**,三块楔骨位于足舟骨之前,骰骨位于前外侧。**跖骨**(metatarsal bones)共 5 块,属于长骨,相当于掌骨,由内侧向外侧依次称第 1~5 跖骨。每块跖骨由近及远可分为底、体和头三部分。**趾骨**(phalanges of toes)共 14 块,一般踇趾为 2 节,其他各趾为 3 节。

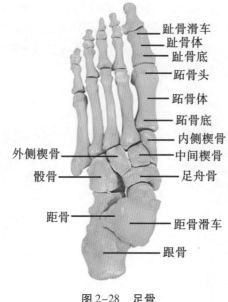

趾骨滑车
趾骨体
趾骨底
跖骨头
跖骨体
跖骨底
内侧楔骨
外侧楔骨——中间楔骨
骰骨——足舟骨
距骨
距骨滑车
跟骨

图 2-28　足骨

四、颅骨

(一)颅的组成

颅骨(cranial bones)有 23 块,成人颅骨除下颌骨和舌骨游离外,其余各颅骨相互连成一个整体,对脑、感觉器官以及消化器官和呼吸器官的起始部分起保护和支持作用。按颅骨所在的部位,颅骨分为脑颅骨和面颅骨两部分(图 2-29)。

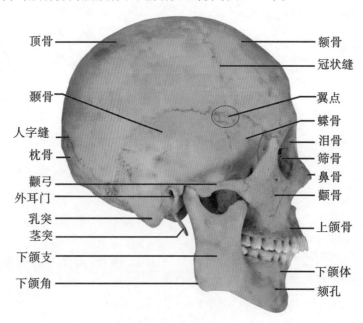

顶骨——额骨
冠状缝
颞骨——翼点
蝶骨
人字缝——泪骨
枕骨——筛骨
鼻骨
颧弓——颧骨
外耳门
乳突——上颌骨
茎突
下颌支
下颌角——下颌体
颏孔

图 2-29　颅的侧面

1. **脑颅骨**（bones of cerebral cranium） 位于颅的后上部，共有8块，它们共同围成颅腔，容纳脑。脑颅包括：**额骨**（frontal bone）1块，突出向前；**顶骨**（parietal bone）1对，头顶两侧；**枕骨**（occipital bone）1块，突出向后；**颞骨**（temporal bone）1对，居顶骨外下方；**蝶骨**（sphenoid bone）1块，蝴蝶形，位于颅底中部；**筛骨**（ethmoid bone）1块，位于颅底前部。

2. **面颅骨**（bones of facial cranium） 位于颅的前下部分，有15块，它们构成面部支架，并围成眶、骨性鼻腔和骨性口腔，容纳视器、嗅觉和味觉器官。面颅包括：**下颌骨**（mandible）1块，有下颌牙；**上颌骨**（maxilla）1对，有上颌牙；**腭骨**（palatine）1对，位于上颌骨之后；**鼻骨**（nasal bone）1对，位于两上颌骨上部之间，构成鼻背的基础；**颧骨**（zygomatic bone）1对，位于上颌骨外上方，形成面颊部的骨性突起；**犁骨**（vomer）1块，位于鼻腔正中后下方，参与鼻中隔的形成；**下鼻甲**（inferior nasal concha）1对，位于鼻腔外侧壁下方；**泪骨**（lacrimal bone）1对，位于两眶内侧壁；**舌骨**（hyoid bone）1块，游离于喉上方的舌肌群中。

（二）游离颅骨

1. **下颌骨**（mandible） 呈蹄铁形，分为中部的**下颌体**及两侧的**下颌支**，二者相交于**下颌角**（图2-30）。下颌体上缘为牙槽弓，有容纳牙根的牙槽。下颌体前外侧有一对**颏孔**，体后正中有突起称**颏棘**。下颌支向上有两个突起，前方尖锐称**冠突**，后方宽大称**髁突**，髁突上端膨大称**下颌头**，其下方缩细称**下颌颈**。下颌支内面中央有一开口向后上的**下颌孔**，向下经下颌管通颏孔。

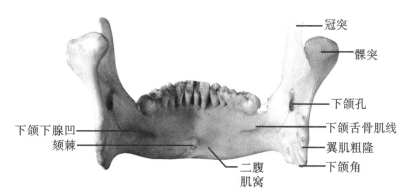

图2-30 下颌骨

2. **舌骨**（hyoid bone） 呈"U"形，位于喉上方，借肌连于下颌骨及颅底（图2-31）。其中部称为**舌骨体**，自体向后伸出一对**大角**，体与大角结合处向上伸出一对**小角**。

（三）颅的整体观

1. **颅的上面观** 颅的上面称**颅顶**（calvaria），由顶骨、额骨及部分颞骨和枕骨构成。额骨与顶骨之间有**冠状缝**，两顶骨之间有**矢状缝**，顶骨与枕骨之间有人字缝相连结。

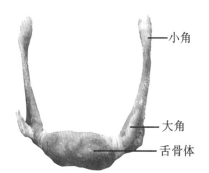

图2-31 舌骨

2. 颅的侧面观　中部有**外耳门**,向内通外耳道。外耳门前方有**颧弓**,外耳门后下方有一突起称**乳突**,二者均可在体表摸到。颧弓内上方有一大而浅的凹陷称**颞窝**,窝内侧面的前下部有额骨、顶骨、颞骨和蝶骨大翼四骨相交而成的"H"形缝称为**翼点**,此处骨质薄弱,其有脑膜中动脉分支经过,骨折时,易引起颅内出血,形成硬膜外血肿,可压迫脑组织。

3. 颅的前面观　上部两侧有一对弓形隆起称**眉弓**眉弓的外下方有一对腔称**眶**,眶的内下方为**骨性鼻腔**,骨性鼻腔的下方是不完整的骨性口腔(图2-32)。

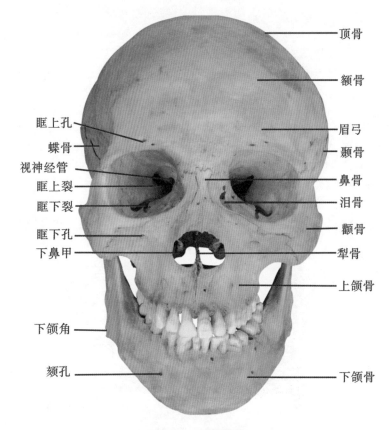

图2-32　颅的前面

（1）**眶**（orbit）　容纳眼球及附属结构。眶口略呈四边形,上、下缘分别称**眶上缘**和**眶下缘**,眶上缘的内、中1/3交界处有一**眶上切迹**或**眶上孔**,眶下缘的中点下方有**眶下孔**,分别有同名血管和神经通过。眶尖朝向后内,有一圆孔称**视神经管**,通入颅中窝。眶有四个壁:上壁与颅前窝相邻,其前外侧面有一深窝称**泪腺窝**,容纳泪腺;下壁中部有**眶下沟**,向前导入眶下管通**眶下孔**;内侧壁最薄,其前下部有**泪囊窝**,容纳泪囊,此窝向下经**鼻泪管**通向鼻腔;外侧壁较厚。上壁与外侧壁间的后份有**眶上裂**,通颅中窝;下壁与外侧壁间的后份有**眶下裂**,通颞下窝,二裂均有血管和神经经过。

（2）**骨性鼻腔**（bony nasal cavity）　位于面颅中央,上至颅底,下邻口腔。内有正中矢状位的骨性鼻中隔将其分为左、右两部分。**骨性鼻中隔**由筛骨垂直板和犁骨构成。左、右鼻腔共同的前口称梨状孔;后口有两个称**鼻后孔**,通向鼻咽部。每侧鼻腔的外侧壁自上而下有3个向下弯曲的骨片,分别称**上鼻甲、中鼻甲**和**下鼻甲**,鼻甲的下方都有相应的鼻道,分别称**上鼻道、中鼻道**和**下鼻道**(图2-33)。上鼻甲的后上方与蝶骨体之间有一浅窝称**蝶筛隐窝**。下鼻道有鼻泪管开口。

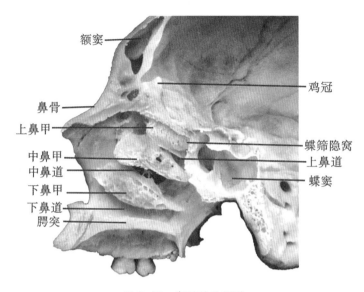

图 2-33 鼻腔的外侧壁

(3)**鼻旁窦**(paranasal sinuses) 又称**副鼻窦**或**鼻窦**,是位于上颌骨、额骨、蝶骨和筛骨内的含气空腔,包括上颌窦、额窦、蝶窦和筛窦,都位于鼻腔周围,并开口于鼻腔。上颌窦容积最大,窦口高于窦底,人体直立时不宜引流,开口于中鼻道;**额窦**位于眉弓深面,左右各一,窦口向下开口于中鼻道;**蝶窦**位于蝶骨体内,有骨板分为两腔,向前开口于蝶筛隐窝;**筛窦**是筛骨内蜂窝状小房的总称,分前、中、后三群,前、中群开口于中鼻道,后群开口于上鼻道。鼻旁窦对发音共鸣、减轻颅骨重量有一定作用。

(4)**骨性口腔**(bony oral cavity) 由上颌骨、腭骨和下颌骨围成。顶为骨腭,前壁及外侧壁由上、下颌骨的牙槽和牙齿构成。底缺如,由软组织封闭。

4.颅底内面观 凹凸不平,前部最高,后部最低,由前向后呈三级阶梯状的三个窝,分别称颅前窝、颅中窝和颅后窝(图2-34)。

(1)**颅前窝** 由额骨、筛骨、蝶骨的部分构成。窝底正中有一向上突起称**鸡冠**,其两侧的水平骨板称**筛板**,板上有许多小孔称**筛孔**,通鼻腔。

(2)**颅中窝** 由蝶骨、颞骨的部分构成。中央有马鞍形的结构称**蝶鞍**,鞍的正中有**垂体窝**,容纳垂体,窝前是横行的交叉前沟,此沟向两侧通向视神经管,窝后的横位隆起称**鞍背**,垂体窝和鞍背合称**蝶鞍**,其两侧有浅沟称**颈动脉沟**,此沟向前通眶上裂,向后通**破裂孔**,续于颞骨岩部内的**颈动脉管**。在蝶鞍两侧,由前向后外依次排列有**圆孔、卵圆孔**和**棘孔**。卵圆孔和棘孔的后方骨突为**颞骨岩部**,呈三棱锥状,岩部外侧较平坦称**鼓室盖**,为中耳鼓室的上壁。

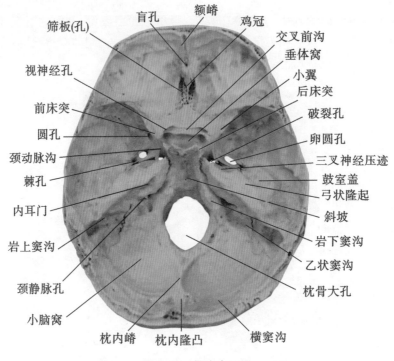

图 2-34　颅底内面观

（3）**颅后窝**　此窝位置最低，由枕骨和颞骨岩部构成。中央有**枕骨大孔**，孔前外侧缘有舌下神经管的内口，孔前上方的平坦斜面称**斜坡**，孔后上方的十字隆起称**枕内隆凸**，由此凸向上的浅沟延伸为**上矢状窦沟**，向两侧续为**横窦沟**，转向前下弯曲的沟称**乙状窦沟**，再经**颈静脉孔**出颅。颅后窝的前外侧，颞骨岩部后面中央有一开口称**内耳门**，通内耳道。

5. **颅底外面观**　高低不平，孔裂甚多。后部正中有枕骨大孔（图 2-35），其正后方的突起称**枕外隆凸**。枕骨大孔两侧有椭圆形关节面称**枕髁**，与寰椎形成关节。髁前有一边缘不整齐的孔称**破裂孔**，髁的前外侧有颈静脉孔。在颈静脉孔前方有**颈动脉管外口**，向前内侧通颈动脉管续于破裂孔。枕髁外侧有明显骨突称**乳突**，其前内侧有细长的**茎突**，二突间有一小孔称**茎乳孔**，向内通**面神经管**。枕髁根部有一向前外方的开口称**舌下神经管外口**。茎突前外侧有明显的关节窝称**下颌窝**，窝前的横行突起称**关节结节**。颅底外面前部上颌牙齿围绕的部分称**骨腭**，其前部正中有一小孔称**切牙孔**，腭后部两侧有**腭大孔**。

6. **新生儿颅的特征及其生后的变化**　由于胎儿脑及感觉器官发育较早，所以新生儿颅（图 2-36）脑颅大于面颅。到成年期，由于牙齿和鼻窦的发育，使面颅迅速扩大。老年人骨质因吸收变薄，牙齿磨损脱落，面颅再次变小。新生儿颅顶各骨间的缝隙较大，由结缔组织膜封闭，缝隙交接处的膜称**囟**，其中有较大的**前囟**和**后囟**，二者分别位于矢状缝的前和后。前囟一般于一岁半左右闭合，后囟于生后不久即闭合。前囟闭合的早晚可作为婴儿发育的标志和颅内压力变化的测试窗口。新生儿颅盖只有一层骨板，一般于 4 岁开始逐渐分内、外两层，其间夹有松质称**板障**。

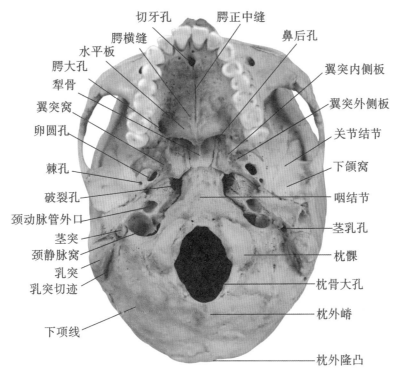

切牙孔　腭正中缝
腭横缝　　　　　鼻后孔
水平板
腭大孔　　　　　　　　翼突内侧板
犁骨
翼突窝　　　　　　　　翼突外侧板
卵圆孔　　　　　　　　关节结节
棘孔　　　　　　　　　下颌窝
破裂孔　　　　　　　　咽结节
颈动脉管外口
茎突　　　　　　　　　茎乳孔
颈静脉窝　　　　　　　枕髁
乳突　　　　　　　　　枕骨大孔
乳突切迹
　　　　　　　　　　　枕外嵴
下项线
　　　　　　　　　　　枕外隆凸

图 2-35　颅底外面观

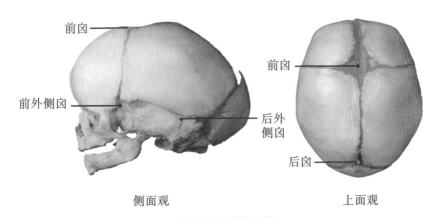

前囟　　　　　　　　　　　　前囟

前外侧囟
　　　　　　　　　　　后外
　　　　　　　　　　　侧囟

　　　　　　　　　　　后囟

侧面观　　　　　　　　　　　上面观

图 2-36　新生儿颅

第二节　骨连结

一、概述

骨与骨之间的连结装置称**骨连结**(articulation),按照骨连结的方式和机能不同,可分为直接连结和间接连结二种。

（一）直接连结

骨与骨之间借致密结缔组织、软骨或骨直接相连，其间没有腔隙（图 2-37）。这类连结，运动性能很小或完全不能运动。**纤维连结**（fibrous joints）骨与骨之间借致密结缔组织直接相连称纤维连结，如颅骨间的缝，几乎不能活动。**软骨连结**（cartilaginous joints）骨与骨之间借软骨组织直接相连称软骨连结，多见于幼年时期。随着年龄的增长，到一定年龄有些软骨组织发生骨化，骨与骨之间融合在一起，软骨连结则转变成骨性结合（synostosis），如骶椎之间的骨性融合、颅骨缝的骨化等。

（二）间接连结

间接连结又称**滑膜关节**（synovial joint），简称**关节**（joint），骨与骨之间借膜性的结缔组织囊互相连结而成，囊内有腔隙（图 2-38），具有较大的活动性，是骨连结的主要方式。

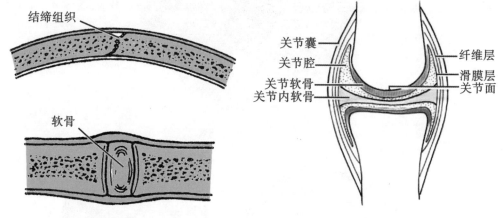

图 2-37　骨的纤维连结和软骨连结　　　　图 2-38　关节的基本结构模式图

1. 关节的基本结构　关节的基本结构包括关节面、关节囊和关节腔。

（1）**关节面**（articular surface）　是构成关节各骨的相对面，表面无骨膜，覆盖一层透明软骨称关节软骨，其表面光滑，有弹性，可减少运动时的摩擦，并有缓冲作用。

（2）**关节囊**（articular capsule）　为包绕关节周围的结缔组织膜性囊，分为内、外两层。外层为**纤维层**，由致密结缔组织构成，厚而坚韧，两端附着于关节面周缘，并与骨膜相延续。内层为**滑膜层**，由疏松结缔组织构成，薄而光滑，内衬于纤维层内面，两端附着于关节软骨周缘。滑膜有丰富的血管网，可分泌**滑液**，具有减少摩擦和营养作用。

（3）**关节腔**（articular cavity）　是由关节软骨与滑膜围成的密闭腔隙，为负压，可稳定关节。在正常状态下，内含少量滑液，有润滑关节、减少摩擦的作用。

2. 关节的辅助结构　有些关节除具备上述基本结构外，还有一些辅助结构，以增加关节的稳固性和灵活性。

（1）**韧带**（ligaments）　是连于两骨间的致密结缔组织束，分**囊内韧带**和**囊外韧带**。囊内韧带位于关节囊内，如膝关节内的交叉韧带；囊外韧带位于关节囊外，如髋关节的髂股韧带；有的是关节周围肌腱的延续，如髌韧带。对关节起加固和限制其过度活动作用。

（2）**关节盘**（articular disc） 是垫于两骨关节面之间的纤维软骨板，中央稍薄，周缘略厚，使两骨关节面更为合适，并增加了运动形式和范围。关节盘既增加了关节的稳固性和灵活性，又减少了冲击和震荡。膝关节的关节盘呈半月形称关节半月板。

（3）**关节唇**（articular labrum） 是附着于关节窝周缘的纤维软骨环，可加深关节窝，增大关节面，增加关节的稳固性。

3. 关节的运动形式

（1）**屈和伸** 是围绕冠状轴进行的运动。两骨互相靠拢为屈，反之为伸。

（2）**内收和外展** 是围绕矢状轴进行的运动。向正中矢状面靠拢为内收，反之为外展。

（3）**旋转** 是围绕垂直轴进行的运动。骨的前面转向内侧称**旋内**，反之称**旋外**。在前臂则称旋前和旋后，手背转向前方称**旋前**，反之成**旋后**。

（4）**环转** 骨的近端在原位转动，远端作圆周运动，整个骨的运动轨迹是一圆锥形。这实际上是矢状轴和冠状轴连续变换，屈、收、伸、展四种形式不断转换的连续动作。

二、躯干骨连结

躯干骨借助骨连结构成脊柱和胸廓。

（一）脊柱

1. **脊柱的连结** 椎体间借椎间盘、前纵韧带和后纵韧带相连结（图2-39）。椎弓间主要是依靠韧带和关节相连结。此外，寰椎侧块与枕髁构成的寰枕关节可使头前俯、后仰和侧屈。寰椎和枢椎构成的寰枢关节，可使头左右旋转。

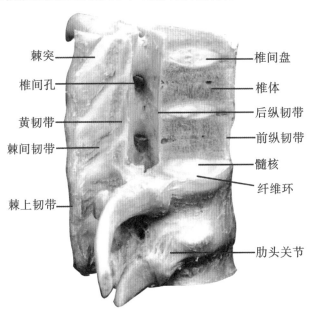

图2-39 椎骨间的连结

(1)**椎间盘**(intervertebral disc)　是连结相邻两个椎体间的纤维软骨盘,由**髓核**和**纤维环**两部分构成。髓核位于椎间盘的中央稍偏后,是柔软富有弹性的胶状物。纤维环环绕在髓核周围,由数层同心圆排列的纤维软骨环构成,质坚韧,其前部较宽,后部较窄,牢固连结相邻椎体,并保护和限制髓核向外膨出。因此,整个椎间盘既坚韧又富有弹性,除对椎体起连结作用外,还可缓冲震荡,并保证脊柱能向各个方向运动。椎间盘厚薄不一,腰部最厚,颈部次之,中胸部最薄,故脊柱腰部活动度最大,损伤最多。当椎间盘纤维环破裂时,髓核容易向后外侧脱出,突入椎管或椎间孔,压迫脊髓或脊神经根,产生相应的临床症状称椎间盘突出症。

(2)**韧带**　①**前纵韧带**(anterior longitudinal ligament)是紧密附着于所有椎体及椎间盘前面的扁带状、坚固的纤维束,有限制脊柱过度后伸的作用。②**后纵韧带**(posterior longitudinal ligament)为附着于所有椎体及椎间盘后面的纵长韧带,并形成椎管的前壁,有限制脊柱过度前屈的作用。③**黄韧带**(ligamenta flava)为连结相邻椎弓板间的短韧带,与椎弓板共同构成椎管后壁。它由黄色的弹性纤维构成,坚韧有弹性,有限制脊柱过度前屈的作用。④**棘间韧带**(interspinal ligaments)为连结相邻棘突间的短韧带,前接黄韧带,后接棘上韧带,具有限制脊柱过度前屈的作用。⑤**棘上韧带**(supraspinal ligament)为附着于各棘突末端的纵长韧带,也有限制脊柱过度前屈的作用。

(3)**关节突关节**(zygapophysial joints)　是相邻椎骨的上、下关节突构成的联合关节。

临床护理应用:椎间盘突出症术后护理

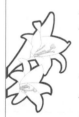

　　腰椎间盘突出症是脊柱外科常见病,其主要病因是椎间盘组织在退变、老化等内因基础上,再遇扭伤、劳损、受寒等外因,使纤维环破裂、松弛,髓核突出于椎管或椎间孔,刺激或压迫脊神经根所表现的一种综合征。主要症状表现为腰痛、坐骨神经痛或股神经痛等。治疗关键是解除神经刺激或压迫,消除神经炎症,促进神经修复和腰椎功能恢复。治疗方法有手术疗法、非手术疗法和介入疗法,应因人而异、因病而异,不能用一种疗法治疗所有患者。若采取手术治疗,术后患者需平卧 3 h 不要翻身以压迫伤口,帮助止血,根据手术情况继续卧床休息 1～3 周。术后 2 周,开始帮助患者锻炼背肌,做背伸活动,并指导患者做直腿抬高活动,避免术后神经根粘连。

---

2. 脊柱的整体观　脊柱(vertebral column)(图 2-40)因年龄、性别和发育不同而有差异。成年男性脊柱长约 70 cm,女性约为 60 cm,椎间盘总厚度占脊柱总长度的 1/4。

(1)**脊柱前面观**　椎体自上而下逐渐增大,到骶骨上端最宽,并可见前纵韧带纵贯脊柱全长。

(2)**脊柱后面观**　可见棘上韧带纵贯脊柱全长;棘突纵列成一条直线,各部棘突形态各异。颈椎棘突短,末端分叉,但隆椎棘突长而突出;胸椎棘突长,斜向后下方,并呈叠瓦状排列;腰椎棘突呈板状,水平向后伸,棘突间隙较宽。

(3)**脊柱侧面观**　可见脊柱有 4 个生理弯曲,即颈曲和腰曲凸向前,是生后发育过程中,随着抬头和坐立而形成;胸曲和骶曲凸向后,在胚胎时期已已形成。脊柱的生理弯曲增大了脊柱的弹性,利于维持身体平衡及缓冲重力和反弹力。

3.**脊柱的功能** 脊柱具有支持体重、传递重力和缓冲震动的作用;具有保护脊髓和内脏器官的作用;并具有多种运动功能。

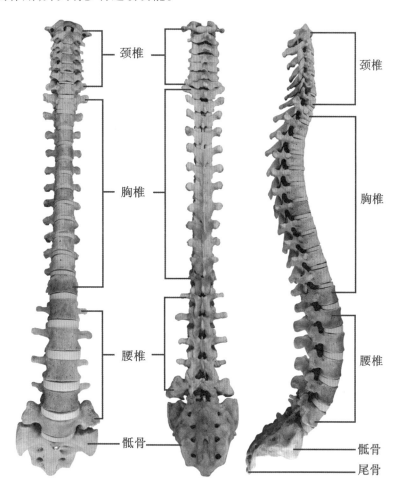

图 2-40 脊柱的整体观

(二)胸廓

1.**胸廓的连结**

(1)**肋椎连结** 肋后端与胸椎之间形成**肋椎关节**。

(2)**肋前端的连结** 第 1~7 肋前端直接与胸骨侧缘相连,其中第 1 肋与胸骨柄构成直接连结,第 2~7 肋与胸骨体构成胸肋关节;第 8~10 肋前端借肋软骨与上位的肋软骨依次相连形成**肋弓**;第 11~12 肋前端游离于腹壁肌中称**浮肋**(图 2-41)。

2.**胸廓**(thoracic cage)**的整体观** 成人胸廓呈前后略扁的圆锥形。胸廓上口较小,由第 1 胸椎体、第 1 肋和胸骨柄上缘围成,是颈部与胸腔之间的通道。胸廓下口较大,由第

12 胸椎体、第 12 肋和 11 肋前端、肋弓和剑突围成。相邻两肋之间的间隙称**肋间隙**，共 11 对。两侧肋弓之间的夹角称**胸骨下角**（也称腹上角）。

胸廓的形状和大小与年龄、性别、体形、健康状况等因素有关。新生儿的胸廓呈桶状；老年人的胸廓则扁长；成年女性的胸廓短而圆。佝偻病患儿的胸廓前后径大，胸、肋骨向前突出，称"鸡胸"。肺气肿患者的胸廓各个径线都增大，形成"桶状胸"。

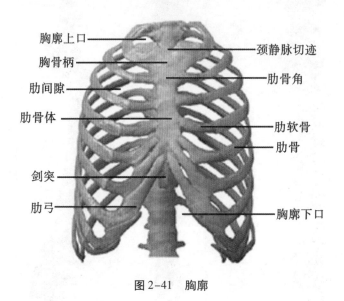

图 2-41　胸廓

3.胸廓的功能　胸廓对胸腔内器官除具有保护和支持作用外，主要参与呼吸运动。吸气时，在肌的作用下，肋前端上提，胸骨抬高并前移，肋体向外扩展，胸廓前后径和横径都增大，胸腔容积扩大，肺被动扩张，气体吸入；呼气时则相反。

三、四肢骨的连结

（一）上肢骨的连结

1.胸锁关节（sternoclavicular joint）　由胸骨的锁切迹与锁骨的胸骨端构成，关节囊坚韧，并有韧带加强，囊内有关节盘。此关节可使锁骨外侧端小幅度运动。

2.肩锁关节（acromioclavicular joint）　由肩胛骨的肩峰与锁骨的肩峰端构成。

3.肩关节（shoulder joint）　由肱骨头与肩胛骨的关节盂构成（图 2-42）。关节盂小而浅，边缘附有盂唇；关节囊薄而松弛，囊内有肱二头肌长头腱通过；关节囊外有韧带及肌腱加强其稳固性，唯有囊下部无韧带和肌加强，最为薄弱，故肩关节脱位时，肱骨头常从下部脱出，脱向前下方，表现为方肩畸形。

肩关节是全身运动幅度最大、运动形式最多、最灵活的关节，可做屈、伸、内收、外展、旋内、旋外和环转运动。

4.肘关节（elbow joint）　由肱骨下端与尺骨、桡骨上端构成（图 2-43），包括三个关节：①**肱尺关节**，由肱骨滑车与尺骨的滑车切迹所构成。②**肱桡关节**，由肱骨小头与桡骨上关节凹所构成。③**桡尺近侧关节**,由桡骨头环状关节面与尺骨桡切迹构成。三个关节包在一个关节囊内;关节囊的前、后部薄而松弛,后部最为薄弱,故肘关节脱位时,常见桡、尺二骨向后脱位;关节囊两侧壁厚而紧张,并有**尺侧副韧带**和**桡侧副韧带**加强。此外,环绕在桡骨环状关节面周围的有**桡骨环状韧带**,可防止桡骨头突出。幼儿的桡骨头发育不全,桡骨环状韧带较宽松,在前臂伸直位受到猛力牵拉时,有可能发生桡骨头半脱位。

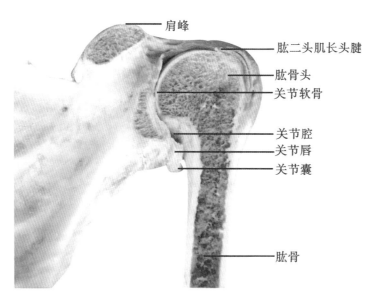

图 2-42 肩关节冠状切面观

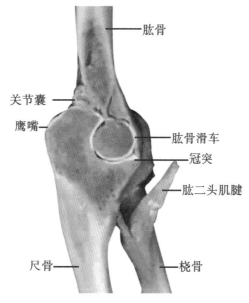

图 2-43 肘关节冠状切面

肘关节可作屈、伸运动。当肘关节伸直时,肱骨内、外上髁与尺骨鹰嘴三点位于一条直线上;当肘关节90°时,以上三点的连线组成一等腰三角形。肘关节脱位时,三点的位置关系便发生改变。

5. 尺桡骨连结　前臂的尺骨和桡骨借桡尺近侧关节、前臂骨间膜、桡尺远侧关节相连。桡尺近侧关节和桡尺远侧关节是联合关节,可使前臂旋前和旋后。

6. 手关节　手关节包括桡腕关节、腕骨间关节、腕掌关节、掌指关节、指骨间关节。**桡腕关节**(radiocarpal joint)又称**腕关节**(wrist joint),由手舟骨、月骨和三角骨近侧的关节面共同组成关节头,与桡骨腕关节面和尺骨头下方关节盘共同构成的关节窝组成。关节囊松弛,周围有韧带加强。可作屈、伸、收、展、环转运动。

（二）下肢骨的连结

1. 骨盆(pelvis)　由骶骨、尾骨和左右髋骨及其间的骨连接构成。骨盆各骨间主要靠骶髂关节以及韧带连结。

（1）**骶髂关节**(sacroiliac joint)　由骶骨与髂骨的耳状面构成。关节面对合紧密,关节囊紧张,周围有强厚韧带加强,连接牢固,活动性甚微。

（2）**骶骨与坐骨间韧带**　①**骶结节韧带**从骶、尾骨侧缘连至坐骨结节,呈扇形;②**骶棘韧带**位于骶结节韧带前方,从骶、尾骨侧缘连至坐骨棘,呈三角形。这两条韧带与坐骨大切迹围成**坐骨大孔**,与坐骨小切迹围成**坐骨小孔**(图2-44)。

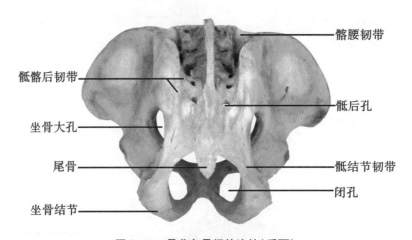

图2-44　骨盆各骨间的连结（后面）

（3）**耻骨联合**(pubic symphysis)　由两侧耻骨联合面借耻骨间盘连结而成,间盘内有一矢状位裂隙。女性耻骨间盘较厚,裂隙较宽,分娩时稍分离,有利于胎儿的娩出。

在骨盆,由骶骨岬经两侧弓状线、耻骨梳、耻骨结节、耻骨嵴至耻骨联合上缘连成的环形线称**界线**。骨盆以界线为界分为上部的**大骨盆**和下部的**小骨盆**。大骨盆较宽大,向前开放,参与腹腔的构成。小骨盆的上口称骨盆上口,由界线围成;骨盆下口由尾骨尖、骶结节韧带、坐骨结节、坐骨支、耻骨支和耻骨联合下缘围成。两侧耻骨下支之间的夹角称**耻骨下角**。骨盆上、下口之间的小骨盆内腔称**骨盆腔**。平常所说骨盆即指小骨盆。

骨盆具有承受、传递重力和保护盆内器官的作用,女性骨盆还是胎儿娩出的产道是胎儿娩出的产道。成年女性的骨盆,由于在功能上与妊娠和分娩相适应,所以在形态上与男性骨盆存在明显差异(表2-1)。

表2-1 骨盆的性别差异

	男性	女性
骨盆形状	窄而长	宽而短
骨盆上口	心形	椭圆形
骨盆下口	狭小	宽大
骨盆腔	漏斗形	圆桶形
耻骨下角	70°~75°	90°~100°
骶骨	窄长、曲度大	宽短、曲度小
骶骨岬	突出明显	突出不明显

2. 髋关节(hip joint) 由髋臼与股骨头构成(图2-45)。髋口深,其周缘附有髋臼唇,关节囊厚而坚韧。股骨颈的前面全部包在关节囊内,后面仅内侧2/3包在囊内,外侧1/3露于囊外,所以股骨颈骨折分囊内骨折和囊外骨折。关节囊周围有韧带加强,以其前方的髂股韧带最为强厚,它起自髂前上棘,止于转子间线,可加强关节囊前部,并限制髋关节过伸。髋关节关节囊后下部较为薄弱,髋关节发生脱位时,股骨头大多脱向后下方。关节囊内有股骨头韧带,它连于股骨头凹与髋臼之间,内含营养股骨头的血管。

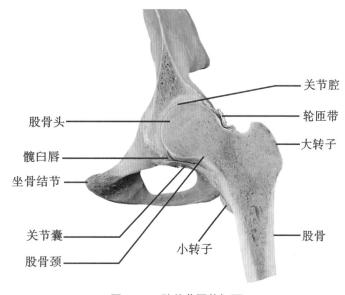

图2-45 髋关节冠状切面

髋关节可作屈、伸、收、展、旋内、旋外和环转运动,其运动幅度远不及肩关节,但稳固性较大,以适应下肢负重行走的功能。

3. **膝关节**(knee joint)　为人体最大、最复杂的关节,由股骨下端、胫骨上端和髌骨构成。关节囊宽阔而松弛;其前方有股四头肌腱及其延续而成的髌韧带,此韧带厚而坚韧,从髌骨下缘止于胫骨粗隆;关节囊两侧分别有胫侧副韧带和腓侧副韧带;关节囊内有**前交叉韧带**和**后交叉韧带**,可防止胫骨向前和向后移动。

在关节腔内,股骨与胫骨相对关节面之间垫有两块纤维软骨板,分别称内侧半月板和外侧半月板(图2-46)。内侧半月板较大,呈"C"形;外侧半月板较小,呈"O"形。半月板外缘厚,与关节囊相连,内缘薄而游离。半月板下面平坦,上面凹陷,分别与胫骨、股骨的关节面相适应,增强了关节的稳固性,还可起缓冲作用。膝关节主要作屈、伸运动,在半屈位时,还可作小幅度的旋内和旋外运动。

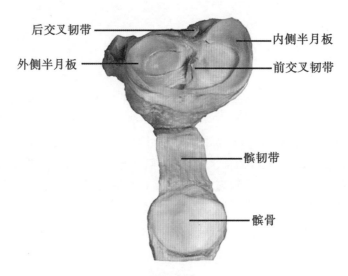

后交叉韧带　　　　　　内侧半月板
外侧半月板　　　　　　前交叉韧带

髌韧带

髌骨

图2-46　膝关节半月板及前后交叉韧带

4. **胫骨和腓骨的连结**　胫骨和腓骨的连结包括三部分,上端有**胫腓关节**;两骨干之间由小腿骨间膜相连;下端借韧带相连。

5. **足关节**　足关节包括距小腿关节、跗骨间关节、跗跖关节、跖趾关节、趾骨间关节(图2-47)。**距小腿关节**(talocrural joint)又称**踝关节**(ankle joint),由胫、腓骨下端与距骨构成。关节囊前、后部松弛,两侧有韧带加强。内侧韧带较厚,外侧韧带较薄弱,足过度内翻易引起外侧韧带扭伤。距小腿关节能作背屈(足尖向上)和跖屈(足尖向下)运动。

足弓(arches of foot)是跗骨和跖骨借关节和韧带紧密连结而成的凸向上的弓。足弓增加了足的弹性,有利于行走和跳跃,并能缓冲震荡,还可保护足底血管、神经免受压迫。当足底的韧带、肌和腱发育不良、萎缩或损伤,便可造成足弓塌陷,足底平坦,称为平底足,影响正常功能。

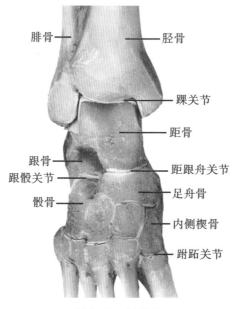

图 2-47 足关节

腓骨 — 胫骨

踝关节

距骨

跟骨 — 距跟舟关节

跟骰关节 — 足舟骨

骰骨 — 内侧楔骨

跗跖关节

四、颅骨的连结

(一)颅骨的纤维连结和软骨连结

颅盖各骨之间,大多借结缔组织膜相连结,构成缝;颅底各骨之间则为软骨连结。随着年龄的增长,有些缝和软骨可转化成骨性结合。舌骨与颞骨茎突间借韧带连结。

(二)颞下颌关节

颞下颌关节(temporomandibular joint)又称**下颌关节**(图 2-48),是颅骨间唯一的滑膜关节,它是由颞骨的下颌窝、关节结节与下颌头构成。关节囊松弛,前部较薄弱,外侧有韧带加强。关节囊内有椭圆形的关节盘,将关节腔分隔成上、下两部分。

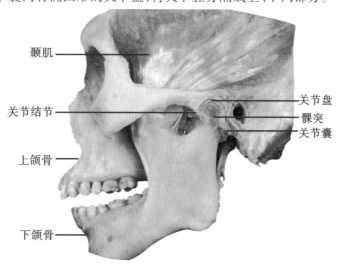

颞肌

关节盘

关节结节 — 髁突

关节囊

上颌骨

下颌骨

图 2-48 颞下颌关节

颞下颌关节属于联合关节,两侧同时运动,可使上颌骨上提、下降、向前、向后和侧方运动。由于关节囊较松弛,当张口过大时,下颌头有可能向前滑脱,离开关节窝,进入颞下窝而不能退回关节窝,造成下颌关节脱位。

第三节 肌

一、概述

运动系统的肌均属**骨骼肌**(skeletal muscle),全身共有 600 余块。每块肌都是一个器官,都有一定的形态、结构和功能,并有神经支配和血管营养。在神经系统的支配下,可进行随意收缩,称随意肌。如果支配肌的神经损伤,可引起肌肉瘫痪;若肌的血液供应受阻,肌则缺血坏死,长期不活动,肌肉则萎缩或退化。

(一)肌的形态与构造

1. 肌的形态 根据肌的外形不同,可将其分为长肌、短肌、阔肌和轮匝肌四种(图 2-49)长肌呈长带状或梭形,收缩时可产生较大幅度的运动,多分布于四肢。短肌短小,多见于躯干深层。阔肌呈宽阔的薄片状,多见于胸、腹壁,除运动外还兼有保护内脏的作用。轮匝肌呈环状,位于裂孔周围,收缩时可关闭孔、裂。

2. 肌的构造 每块肌都由肌腹和肌腱构成。其中,肌腹主要由骨骼肌纤维组成,多位于肌的中部,色红,柔软而有收缩能力;肌腱是由平行致密的胶原纤维束构成,色白,强韧但无收缩力,多位于肌腹的两端,肌借肌腱附着于骨骼。阔肌的肌腱呈膜状,又称腱膜。

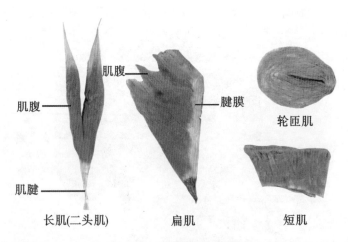

图 2-49 肌的形态和构造

(二)肌的起止和作用

每块肌的两端均借肌腱附着于关节两侧的骨面(图 2-50),收缩时,两骨必定有一骨的位置相对固定,而另一骨作相对的移动。通常把肌在固定骨上的附着点称为起点或定点,在移动骨上的附着点称为止点或动点。固定点和移动点是相对的,在一定条件下可以互相转化。

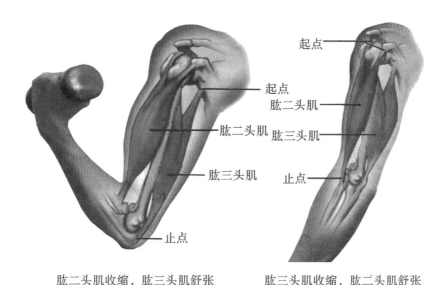

肱二头肌收缩,肱三头肌舒张　　　肱三头肌收缩,肱二头肌舒张

图 2-50　肌的起止与配布

　　肌的作用有两种:一种是动力作用,使整个机体或某一部分产生运动,如行走、跳跃或伸手取物等;另一种是静力作用,即通过肌内少量肌纤维的轮流收缩,保持一定的肌张力,以维持身体的平衡,维持某种姿势,如站立、蹲下等。

　　(三)肌的配布规律和命名

　　肌肉配布的多少与关节的运动轴相一致,一个关节有两群肌,如肘关节,前方有屈肌后方有伸肌;两轴关节有四群肌,既有屈肌和伸肌,又有内收肌和外展肌;三轴关节则有六群肌,如肩关节,配有屈、伸、收、展、旋内和旋外肌。一个关节两群作用完全相反的肌称拮抗肌,一群肌中作用相同的肌称协同肌。

　　肌的名称很多,有根据肌的形状命名的,如三角肌、斜方肌等;有根据肌的位置命名的,如冈上肌、冈下肌、胫骨前肌等;有根据肌的起止点命名的,如胸锁乳突肌、肱桡肌等;有根据肌的作用命名的,如咬肌、旋后肌、竖脊肌等;有根据肌的纤维方向命名的,如腹直肌、腹横肌等;也有综合命名的,如桡侧腕长伸肌、拇长展肌、趾长屈肌等。

　　(四)肌的辅助结构

　　肌周围的结缔组织形成某些辅助结构,具有保护和协助肌活动的作用。

　　1.筋膜(fascia)　分浅、深两种(图 2-51)。

　　(1)浅筋膜(superficial fascia)　位于真皮之下,亦称皮下筋膜,包被身体各部,由疏松结缔组织构成,内含浅动脉、浅静脉、皮神经、淋巴管和脂肪组织等,具有维持体温和保护深部结构的作用。

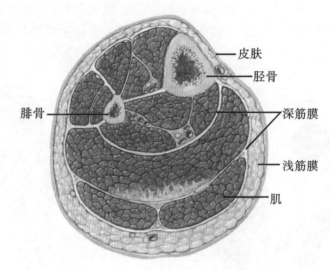

皮肤

胫骨

腓骨

深筋膜

浅筋膜

肌

图 2-51 小腿横断面(示筋膜)

（2）**深筋膜**（deep fascia） 又称**固有筋膜**，位于浅筋膜的深面，由致密结缔组织构成，包裹肌、肌群和体壁以及血管、神经等，遍布全身且互相连续。

2.滑膜囊（synovial bursa） 为封闭的结缔组织小囊，形扁壁薄，内含滑液，多存在于腱与骨面接触处，以减少两者间的摩擦。

3.腱鞘（tendinous sheath） 手、足部的一些长肌腱，活动性大，腱鞘包套在这些长肌腱的表面，可保持腱的位置和减少运动时与骨面的摩擦。腱鞘分内、外两层（图 2-52），外层是深筋膜增厚而成的纤维层；内部层为双层套管状的滑膜层，一层紧贴在纤维层内面称脏层，另一层内衬在腱的表面称壁层，两层的移行部称腱系膜，供应腱的血管、神经由此通过。滑膜层内含有少量滑液，使腱在鞘内能自由滑动。

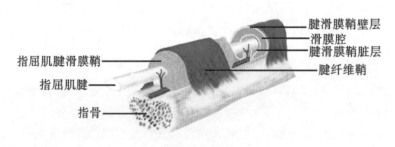

腱滑膜鞘壁层

滑膜腔

腱滑膜鞘脏层

指屈肌腱滑膜鞘

腱纤维鞘

指屈肌腱

指骨

图 2-52 腱鞘

二、头肌

头肌分为面肌和咀嚼肌两部分。

（一）面肌

面肌（图 2-53）肌束起自颅骨的表面或筋膜，止于皮肤。可分为环行肌和辐射肌两种,主要分布于口裂、眼裂和鼻孔的周围,收缩可牵动皮肤开大和闭合上述孔裂,产生各种不同的表情,故又称为表情肌。

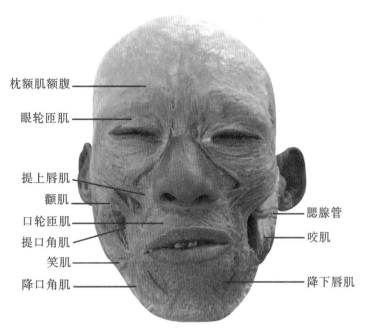

枕额肌额腹
眼轮匝肌
提上唇肌
颧肌
口轮匝肌
提口角肌
笑肌
降口角肌
腮腺管
咬肌
降下唇肌

图 2-53　面肌

1. 颅顶肌　即枕额肌,阔而薄,由位于额部的额腹和枕部的枕腹以及其间的帽状腱膜构成。帽状腱膜坚韧并与头皮紧密结合,与深部的骨膜间隔以疏松结缔组织。额肌收缩时提睑扬眉,形成额纹,枕肌收缩时向后牵拉帽状腱膜。

2. 眼轮匝肌　呈扁圆形,环绕眼裂周围,收缩时使眼睑闭合。

3. 口周围肌　位于口裂周围,包括辐射状肌和环行肌。辐射状肌收缩时能提上唇、口角或降下唇、口角。环行肌为口轮匝肌,环绕口裂周围,收缩时使口裂闭合。

（二）咀嚼肌

咀嚼肌包括咬肌、颞肌、翼内肌和翼外肌(图 2-54),与咀嚼动作相关。

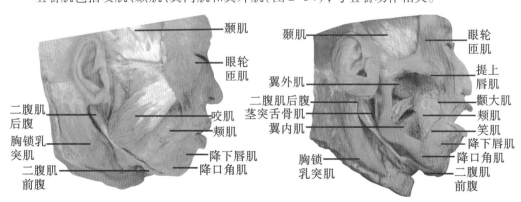

颞肌
眼轮匝肌
二腹肌后腹
胸锁乳突肌
二腹肌前腹
咬肌
颊肌
降下唇肌
降口角肌

颞肌
翼外肌
二腹肌后腹
茎突舌骨肌
翼内肌
胸锁乳突肌
眼轮匝肌
提上唇肌
颧大肌
颊肌
笑肌
降下唇肌
降口角肌
二腹肌前腹

图 2-54　咀嚼肌

1. **咬肌**（masseter）　起自颧弓,止于下颌骨的咬肌粗隆。

2. **颞肌**（temporalis）　起自颞窝,肌束呈扇形向下会聚,经颧弓深面,止于下颌骨的冠突。

3. **翼内肌**（medial pterygoid）　起自蝶骨翼突,止于下颌角的内侧面。

4. **翼外肌**（lateral pterygoid）　起自蝶骨大翼下面和翼突,向后外方止于下颌颈。

三、颈肌

颈肌依其所在的位置分为颈浅肌群、舌骨肌群和颈深肌群（图 2-55,图 2-56）。

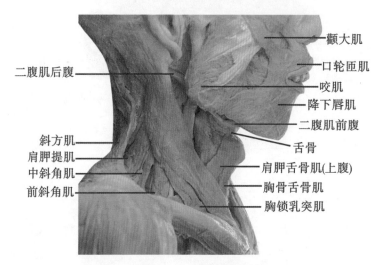

图 2-55　颈侧部浅层肌

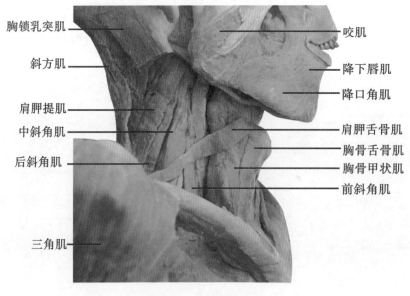

图 2-56　颈侧部中层肌

（一）颈浅肌群

1. **颈阔肌**（platysma） 位于颈浅筋膜中，为一皮肌，薄而宽阔，起自胸大肌和三角肌表面的筋膜，向上止于口角。该肌收缩时，可拉口角向下，并使颈部皮肤出现皱褶。

2. **胸锁乳突肌**（sternocleidomastoid） 位于颈部的两侧，大部分被颈阔肌所覆盖，起自胸骨柄和锁骨的胸骨端，二头会合斜向后上方，止于颞骨的乳突。胸锁乳突肌的作用是：一侧胸锁乳突肌收缩使头屈向同侧，面部转向对侧；两侧同时收缩可使头后仰。

3. **舌骨肌群**

（1）**舌骨上肌群** 位于舌骨、下颌骨和颅底之间，包括二腹肌、下颌舌骨肌、颏舌骨肌和茎突舌骨肌。

（2）**舌骨下肌群** 位于颈前正中线两侧，覆盖于喉、气管、甲状腺的前方，依其起止，分别称为胸骨舌骨肌、肩胛舌骨肌、胸骨甲状肌和甲状舌骨肌。

舌骨上、下肌群有固定舌骨和喉或使之上、下移动，配合张口、吞咽和发音等作用。

（二）颈深肌群

颈深肌群主要有前、中、后斜角肌，它们均起自颈椎横突，前、中斜角肌止于第一肋，并与第一肋围成三角形间隙，称**斜角肌间隙**，锁骨下动脉和臂丛神经由此进入腋窝。

四、躯干肌

躯干肌包括背肌、胸肌、膈、腹肌和盆底肌。

（一）背肌

背肌分为浅、深两群，浅层多为阔肌，主要有斜方肌、背阔肌、肩胛提肌和菱形肌（图2-57），深层主要为竖脊肌。

1. **浅群肌**

（1）**斜方肌**（trapezius） 位于项部和背上部的浅层，一侧呈三角形，两侧合并为斜方形。起自枕外隆凸、项韧带和全部胸椎棘突，肌束向外集中止于锁骨、肩峰和肩胛冈。收缩时可使肩胛骨向脊柱靠拢。

（2）**背阔肌**（latissimus dorsi） 为全身最大的阔肌，位于背下部、腰部和胸侧壁。起自第6胸椎以下的全部椎骨棘突和髂嵴的后部，肌束向外上方集中，止于肱骨小结节嵴，收缩时使臂内收、内旋和后伸。当上肢上举固定时，可上提躯干。

（3）**肩胛提肌**（levator scapulae） 位于斜方肌的深面，呈带状，收缩时上提肩胛骨。

（4）**菱形肌**（rhomboideus） 位于斜方肌中部深面，菱形，收缩时牵拉肩胛骨移向内上方。

2. **深群肌** 主要为**竖脊肌**（erector spinae），又称骶棘肌，起自骶骨背面和髂嵴后份，向上分出多条肌束分别止于椎骨、肋骨和枕骨。竖脊肌是维持人体直立的重要肌，收缩时使脊柱后伸。

胸腰筋膜（thoracolumbar fascia）包绕竖脊肌，形成该肌的鞘，分前、后两层，后层在腰部显著增厚，并与背阔肌起始处腱膜紧密结合。

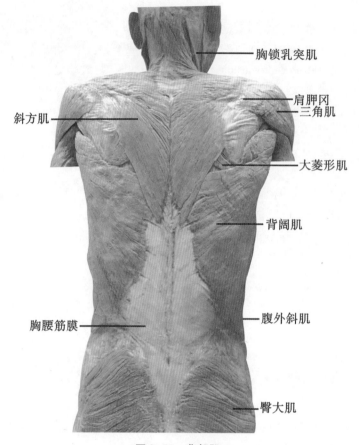

图 2-57 背部肌

（二）胸肌

胸肌分两部分，一部分起自胸廓，止于上肢骨，收缩时运动上肢，称为胸上肢肌（图2-58）；另一部分起、止点均在胸廓，收缩时运动胸廓，称为胸固有肌（图2-59）。

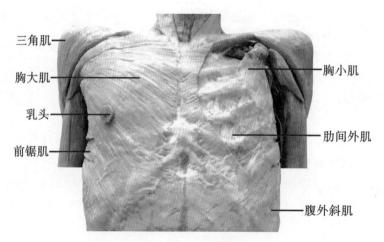

图 2-58 胸上肢肌

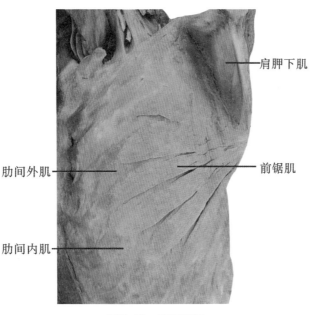

图 2-59　胸固有肌

1. 胸上肢肌

（1）**胸大肌**（pectoralis major）　位于胸壁浅层,起自锁骨、胸骨和上 6 个肋软骨,肌束向外上集中,止于肱骨大结节下方。收缩时可使肩关节内收、旋内和前屈。当上肢固定时,可上提躯干,并协助吸气。

（2）**胸小肌**（pectoralis minor）　位于胸大肌的深面,起自第 3 ~ 5 肋,止于肩胛骨喙突。收缩时拉肩胛骨向前下方。

（3）**前锯肌**（serratus anterior）　位于胸廓侧壁,起于 1 ~ 8 肋,肌束行向后上方,止于肩胛骨的内侧缘和下角。收缩时拉肩胛骨向前,其下部肌束可使肩胛骨下角外旋,助臂上举。

2. 胸固有肌　位于肋间隙内,包括肋间外肌和肋间内肌。

（1）**肋间外肌**　位于浅层,起于肋骨下缘,肌束斜向前下,止于下一位肋骨上缘。

（2）**肋间内肌**　位于肋间外肌的深面,起于下位肋骨上缘,肌束斜向前上,止于上一位肋骨下缘。

肋间肌是呼吸肌,其中肋间外肌收缩,提肋助吸气;肋间内肌收缩,降肋助呼气。

（三）膈

膈（diaphragma）（图 2-60）为向上膨隆呈穹隆形的阔肌,位于胸腹腔之间,构成胸腔的底和腹腔的顶。其周围部为肌质,起点分为胸骨部、肋部和腰部。胸骨部起自剑突后面;肋部起自第 7 ~ 12 肋内面;腰部以左、右两个膈脚起自第 2 ~ 3 腰椎体前面。中央部为腱膜,称为中心腱。肌纤维向中央集中,止于中心腱。

膈有三个裂孔:在第 12 胸椎前方有主动脉裂孔,内有主动脉和胸导管通过;约平第 10 胸椎水平有食管裂孔,内有食管和迷走神经通过;在中心腱上约平第 8 胸椎水平有腔静脉孔,内有下腔静脉通过。

膈是主要的呼吸肌。收缩时,膈穹隆下降胸腔容积扩大,助吸气;舒张时,膈穹隆上升恢复原位,胸腔容积缩小,助呼气。膈与腹肌同时收缩,则能增加腹压,以协助排便、呕吐及分娩等活动。

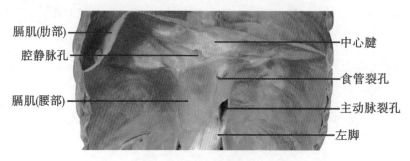

图 2-60 膈

（四）腹肌

腹肌参与构成腹腔的前壁、侧壁和后壁,分为前外侧群和后群（图 2-61）。

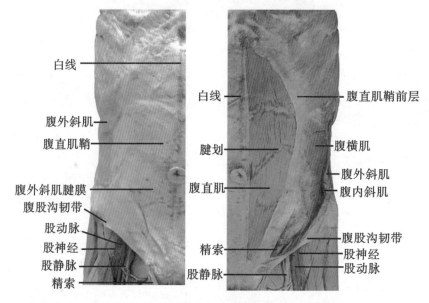

图 2-61 腹肌

1. 前外侧群

（1）**腹直肌**（rectus abdominis） 为位于中线两侧的一对长带状肌,起自耻骨嵴,向上止于剑突和第 5~7 肋软骨。腹直肌表面被腹直肌鞘包裹,纤维被 3~4 条横行**腱划**分隔,腱划与腹直肌鞘前层紧密结合（图 2-62）。

（2）**腹外斜肌**（obliquus externus abdominis） 为一宽扁的阔肌,位于腹前外侧壁的浅层,起端呈锯齿状,起自下位 8 个肋骨的外面,肌束斜向前下,近腹直肌的外侧移行为腱膜,经腹直肌的前面,参与构成腹直肌鞘的前层,止于腹前壁正中的**白线**。腹外斜肌腱膜下缘增厚卷曲,张于髂前上棘和耻骨结节之间,称为**腹股沟韧带**（inguinal lig）。在腹股沟韧带内侧端上方,腹外斜肌腱膜分裂形成一近似三角形的裂口,称为**腹股沟管浅环（皮下环）**。

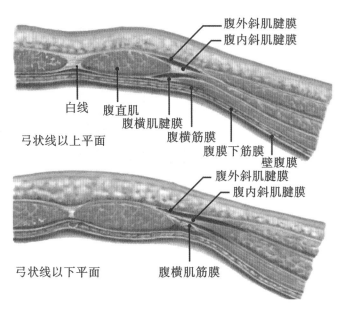

图 2-62 腹直肌鞘

（3）**腹内斜肌**（obliquus internus abdominis） 位于腹外斜肌的深面，起自胸腰筋膜、髂嵴、腹股沟韧带的外侧半，肌束呈扇形展开，至腹直肌外侧移行为腱膜并分为两层，包绕腹直肌，终于白线。

腹内斜肌下部肌束呈弓形，跨越男性的精索和女性的子宫圆韧带，与腹横肌腱膜结合止于耻骨梳。此部纤维为腹股沟镰，亦称**联合腱**。

（4）**腹横肌**（transversus abdominis） 位于腹内斜肌的深面，肌纤维横行，起自下位 6 个肋骨、胸腰筋膜、髂嵴和腹股沟韧带的外侧部，肌束向前延续为腱膜，经腹直肌后面参与组成腹直肌鞘的后层，终于白线。

腹前外侧群具有保护、固定腹腔脏器的作用；收缩时缩小腹腔，增加腹压，以协助排便、呕吐和分娩；腹压增加还可使膈穹隆上升，协助呼气。腹肌又是背部伸肌的拮抗肌，收缩时可使脊柱前屈、侧屈和旋转。

2. 后群 腹肌后群主要为腰方肌和腰大肌。**腰方肌**（quadratus lumborum）位于腹后壁两侧，起自髂嵴，止于第 12 肋，收缩时牵拉第 12 肋，使脊柱侧屈。

3. 腹肌的肌间结构

（1）**腹直肌鞘**（sheath of rectus abdominis） 包裹腹直肌，分前、后两层。前层由腹外斜肌腱膜和腹内斜肌腱膜前层构成；后层由腹内斜肌腱膜和腹横肌腱膜构成。但在脐下 4～5 cm 处由于三层阔肌的腱膜全部移至前层，故后层下缘形成一凹向下的游离缘，称为**弓状线**。此线以下的的腹直肌内面直接与腹横筋膜相贴。

（2）**白线**（linea alba） 由腹前外侧壁三层阔肌的腱膜在腹前正中线上交织而成。白线血管较少，中部有一脐环，是腹壁薄弱处，易发生脐疝。

（3）**腹股沟管**（inguinal canal） 位于腹股沟韧带内侧半上方，为腹前壁 3 层阔肌之间的一条斜行肌间裂隙（图 2-63），长 4～5 cm，男性的精索、女性的子宫圆韧带由此通过。

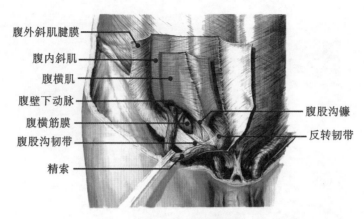

图 2-63　腹股沟管

腹股沟管有两口和四壁。两口:内口称为腹股沟管深(腹)环,位于腹股沟韧带中点上方约一横指处,为腹横筋膜向外突出而成;外口即腹股沟管浅(皮下)环。四壁:前壁为腹外斜肌腱膜,后壁为腹横筋膜和腹股沟镰,上壁是腹内斜肌和腹横肌的弓状下缘,下壁为腹股沟韧带。腹股沟管是腹壁的薄弱区,如腹腔内容物经腹股沟管突出称为腹股沟斜疝。

（五）盆底肌

盆底肌是指封闭小骨盆下口的诸肌,亦称会阴肌。主要有肛提肌、尾骨肌、会阴浅横肌、会阴深横肌和尿道括约肌等(图 2-64)。**肛提肌**(levator ani muscle)起自小骨盆的前壁和外侧壁的内面,肌束向内、向后止于直肠壁、阴道壁和尾骨尖。肛提肌呈漏斗形,承托盆腔脏器,并对肛管、阴道有括约作用。肛提肌上、下两面分别被盆膈上、下筋膜覆盖,共同构成盆膈。盆膈封闭小骨盆下口大部分,前方有盆膈裂孔。**会阴深横肌**位于小骨盆下口的前下部,肌束横行附着于两侧的坐骨支。**尿道括约肌**在男性环绕在尿道膜部周围,形成尿道膜部括约肌,在女性环绕尿道和阴道,称尿道阴道括约肌。会阴深横肌和尿道括约肌的上、下两面分别被尿生殖膈上、下筋膜覆盖,共同构成尿生殖膈,男性有尿道,女性有尿道和阴道通过。

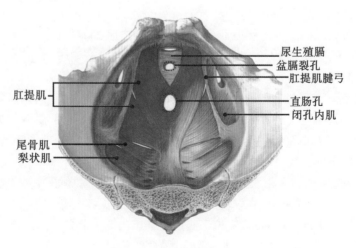

图 2-64　盆底肌

五、四肢肌

（一）上肢肌

上肢肌按部位分为肩肌、臂肌、前臂肌和手肌。

1. **肩肌** 肩肌配布在肩关节周围，均起自上肢带骨，止于肱骨（图 2-65）。能运动肩关节，并能增强肩关节的稳固性。

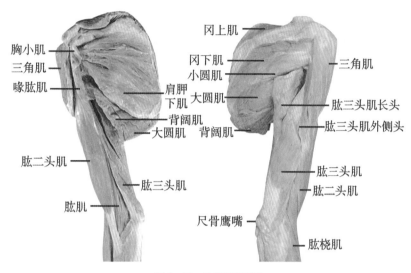

图 2-65 肩肌和臂肌

（1）**三角肌**（deltoid） 呈三角形，起自锁骨外侧份、肩峰和肩胛冈，肌束从前、后和外侧三面包围肩关节，止于肱骨的三角肌粗隆。收缩时，主要使肩关节外展。前部肌束收缩可使肩关节屈和旋内，后部肌束可使肩关节伸和旋外。三角肌是肌内注射的常用部位。

（2）**冈上肌**（supraspinatus）和**冈下肌**（infraspinatus） 分别位于冈上窝、冈下窝，收缩时可外展、外旋肩关节。

（3）**大圆肌**（teres major）和**小圆肌**（teres minor） 位于冈下肌的下方，收缩时使肩关节内旋和外旋。

（4）**肩胛下肌**（subscapularis） 位于肩胛下窝，收缩时内收、内旋肩关节。

2. **臂肌** 臂肌覆盖肱骨，分前群的屈肌和后群的伸肌。

（1）**前群** 包括肱二头肌、喙肱肌和肱肌。①**肱二头肌**（biceps brachii）位于臂前面浅层，长头起自肩胛骨盂上结节，短头起自肩胛骨喙突，两头合并成一个肌腹下行，止于桡骨粗隆。主要是屈肘关节、肩关节。当前臂处于旋前位时，能使其旋后。②**喙肱肌**（coracobrachialis）在肱二头肌的内侧，其作用为屈肩关节。③**肱肌**（brachialis）位于肱二头肌下半的深面，其作用为屈肘关节。

（2）**后群** 为**肱三头肌**（triceps brachii）该肌有三个头，长头起自肩胛骨盂下结节；外侧头和内侧头均起自肱骨背面。三头合成肌腹，以扁腱止于尺骨鹰嘴。主要作用是伸肘关节。

3. **前臂肌** 前臂肌包绕尺骨和桡骨，分前、后两群。

（1）**前群** 共 9 块，分浅、深两层（图 2-66）。

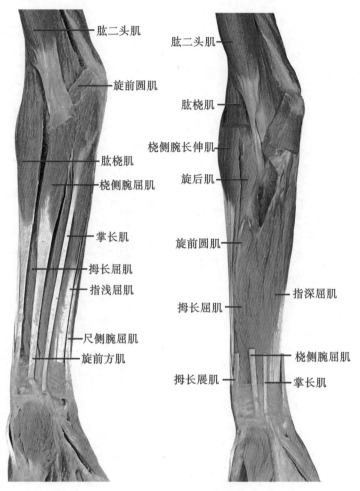

图 2-66　前臂前肌群

　　浅层有 6 块,从桡侧向尺侧依次为**肱桡肌、旋前圆肌、桡侧腕屈肌、掌长肌、指浅屈肌和尺侧腕屈肌**。肱桡肌起自肱骨外上髁的上方,止于桡骨茎突,有屈肘作用。其余各肌均起自肱骨内上髁,以长腱分别止于腕骨、掌骨和指骨。掌长肌屈腕关节,指浅屈肌屈腕,屈肌屈腕、屈掌指关节和近节指间关节,旋前圆肌、桡侧腕屈肌和尺侧腕屈肌作用与名称一致。深层有 3 块,即**拇长屈肌、指深屈肌、旋前方肌**。拇长屈肌和指深屈肌起自桡、尺骨上端前面和骨间膜,分别止于拇指远节指骨及第 2~5 指的远节指骨。两肌除屈腕,屈掌指关节外,拇长屈肌还屈拇指,指深屈肌可屈 2~5 指各节。旋前方肌起自尺骨,止于桡骨,使前臂旋前。

　　(2)**后群**　共有 10 块,分浅、深两层(图 2-67)。

　　浅层有 5 块,由桡侧向尺侧,依次为**桡侧腕长伸肌、桡侧腕短伸肌、指伸肌、小指伸肌和尺侧腕伸肌**。它们共同起自肱骨外上髁,伸腕的 3 块肌止于掌骨,指伸肌向下移行为 4 条长腱,分别到达第 2~5 指的中、远指骨。小指伸肌到小指。各肌的功能与名称一致。

　　深层也有 5 块,从上到下,由桡侧到尺侧依次为**旋后肌、拇长展肌、拇短伸肌、拇长伸肌和示指伸肌**。除旋后肌起自肱骨外上髁、止于桡骨前面外,其余各肌都起自尺、桡骨背面,分别止于拇指和示指。各肌的作用与名称一致。

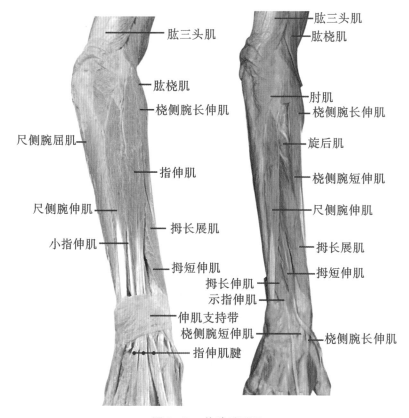

图 2-67 前臂后群肌

4. **手肌** 手肌全部位于手的掌侧面,主要运动手指,分外侧群、内侧群和中间群(图 2-68)。

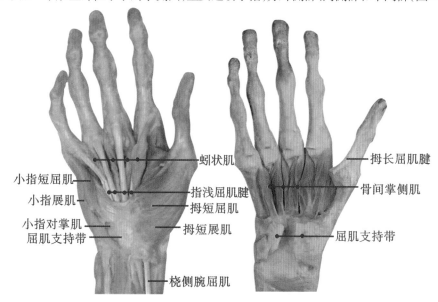

图 2-68 手肌

（1）**外侧群**　位于拇指侧，形成明显的隆起，称**大鱼际**。包括**拇短展肌、拇短屈肌、拇对掌肌**和**拇收肌**。其各肌作用与名称一致。

（2）**内侧群**　位于小指侧，形成手掌小指侧的隆起，称**小鱼际**。包括**小指展肌、小指短屈肌**和**小指对掌肌**。其作用亦同名称。

（3）**中间群**　位于掌心和掌骨之间，包括 4 块蚓状肌和 7 块骨间肌。作用是屈掌指关节、伸指间关节。骨间掌侧肌和骨间背侧肌分别使手指内收和外展。

（二）下肢肌

下肢肌按部位分为髋肌、大腿肌、小腿肌和足肌。

1.**髋肌**　分布于髋关节周围，主要运动髋关节。髋肌分前、后两群（图 2-69，图 2-70）。

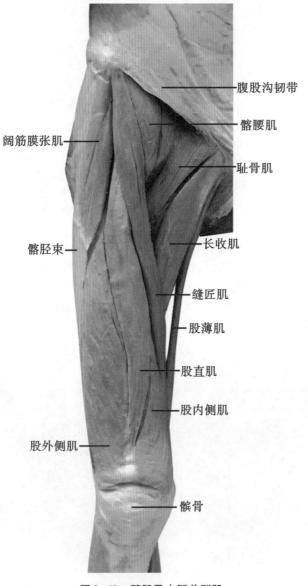

	腹股沟韧带
	髂腰肌
阔筋膜张肌	耻骨肌
髂胫束	长收肌
	缝匠肌
	股薄肌
	股直肌
	股内侧肌
股外侧肌	
	髌骨

图 2-69　髋肌及大腿前群肌

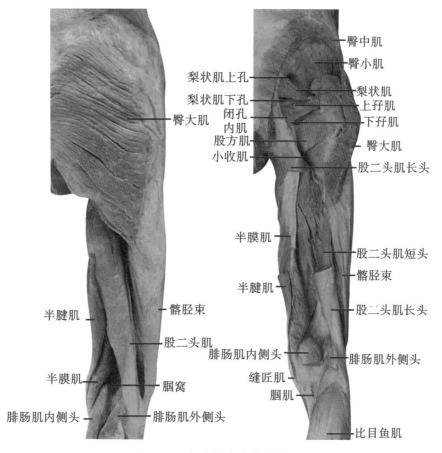

图 2-70 臀部肌和大腿后群肌

（1）**前群** 主要为**髂腰肌**，它由**腰大肌**（psoas major）和**髂肌**（iliacus）结合而成。腰大肌起于腰椎体侧面和横突，髂肌起于髂窝，两肌会合，向下经腹股沟韧带深面进入股部，止于股骨小转子。髂腰肌的主要作用是屈髋关节并可外旋大腿。

（2）**后群** 包括臀大肌、臀中肌、臀小肌和梨状肌等。①**臀大肌**（gluteus maximus）起自髂骨翼外面和骶骨后面，斜向下外，止于髂胫束和股骨的臀肌粗隆。其主要作用为伸髋关节，并可防止身体前倾，维持身体平衡。臀大肌宽厚，和皮下组织形成臀部隆起，在臀部外上 1/4 处为临床常用的肌内注射部位。②**臀中肌**（gluteus medius）位于臀大肌的深面。③**臀小肌**（gluteus minimus）位于臀中肌的深面，两肌共同使髋关节外展。④**梨状肌**起自骶骨的前面，向外经坐骨大孔出骨盆入臀部，止于股骨大转子的顶部。可使髋关节外展和外旋。坐骨大孔被梨状肌分隔为梨状肌上孔和梨状肌下孔，孔内有血管、神经通过。

2.**大腿肌** 位于股骨周围，分为前群、内侧群和后群。

（1）**前群** 位于大腿前面，有缝匠肌和股四头肌。①**缝匠肌**（sartorius）呈扁带状，是人体最长的肌，起自髂前上棘，斜向内下方，经膝关节内侧，止于胫骨上端内侧面。其作用为屈髋关节和屈膝关节。②**股四头肌**（quadriceps femoris）是全身体积最大的肌。该肌有 4 个头，分别称为股直肌、股内侧肌、股外侧肌和股中间肌。除股直肌起于髂前下棘外，其余均起自股骨，4 头合并向下移行为肌腱，包绕髌骨的前面和两侧，再下延为髌韧带，止于胫骨粗隆。其作用为伸膝关节，股直肌还可屈髋关节。

（2）**内侧群**　共有 5 块肌，位于大腿的内侧，分三层排列。该肌群浅层自外向内有**耻骨肌**、**长收肌**和**股薄肌**。在耻骨肌和长收肌的深面有**短收肌**。在上述肌的深面有一块呈三角形宽而厚的**大收肌**。内侧群肌的作用主要是使大腿内收。

（3）**后群**　位于股骨后方，包括股二头肌、半腱肌和半膜肌。①**股二头肌**（biceps femoris）位于股后部的外侧，长头起自坐骨结节，短头起自股骨粗线，两头合并以长腱止于腓骨头。②**半腱肌**（Semitendinosus）位于股后部的内侧，肌腱细长，几乎占肌的一半。它与股二头肌长头一同起自坐骨结节，止于胫骨上端的内侧。③**半膜肌**（Semimembranosus）在半腱肌的深面，以膜状扁腱起自坐骨结节。膜状腱膜几乎占肌全长的 1/2，下端止于胫骨内侧髁。

大腿后群肌可以屈髋关节，伸膝关节。当半屈膝位时，股二头肌可使小腿旋外，半腱肌和半膜肌可使小腿旋内。

临床护理应用：肌肉注射术

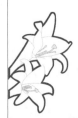

　　肌内注射是一种常用的药物注射治疗方法，指将药液通过注射器注入肌肉组织以内，达到治病的目的。最常用的注射部位为臀大肌，其次为臀中肌、臀小肌、股外侧肌及三角肌。肌肉注射很重要的是对注射部位的精确定位。十字法臀大肌注射定位：从臀裂顶点向左或右划一水平线，从髂嵴最高点向下做一垂直平分线，将臀部分为四个象限，其中外上象限避开内角为注射区。连线法臀大肌注射定位：从髂前上棘到尾骨连线的外三分之一为注射部位。股外侧肌注射定位：位置为大腿中段外侧，一般成人可取髋关节下 10 cm 至膝上 10 cm 的一段范围，该处大血管、神经干很少通过，且部位较广，可供多次注射。上臂三角肌注射定位：上臂外侧，肩峰下 2～3 横指处。此处肌肉较臀部肌肉薄，只能做小剂量注射。

---

3. **小腿肌**　位于胫、腓骨周围，分为前群、后群和外侧群（图 2-71）。

（1）**前群**　位于小腿前面，有三块肌，从内侧向外侧依次为**胫骨前肌**、**趾长伸肌**和**拇长伸肌**。小腿前群肌三肌均可伸（背屈）踝关节。趾长伸肌和拇长伸肌还分别伸第 2～5 足趾和拇趾，胫骨前肌还可使足内翻。

（2）**外侧群**　位于小腿外侧，包括腓骨长肌和腓骨短肌。腓骨长、短二肌可使足外翻，并使踝关节跖屈。

（3）**后群**　位于小腿后方，分为浅层和深层。

浅层有**腓肠肌**（gastrocnemius）和**比目鱼肌**（soleus）两肌合称为小腿三头肌。二肌约在小腿中部移行为粗大的跟腱，止于跟骨结节。小腿三头肌可跖屈踝关节，屈小腿和上提足跟。站立时,能固定踝关节和膝关节,以防止身体前倾。

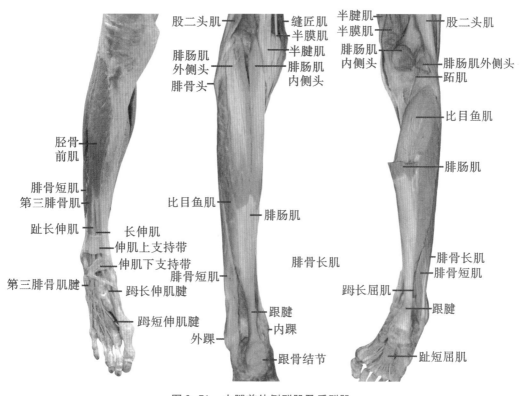

图 2-71　小腿前外侧群肌及后群肌

深层自胫侧向腓侧依次为**趾长屈肌、胫骨后肌**和**蹚长屈肌**。其中,胫骨后肌可跖屈踝关节和使足内翻;趾长屈肌,蹚长屈肌分别屈相应的足趾,并使足跖屈。

4. 足肌　足肌分为足背肌和足底肌。足背肌助伸趾。足底肌的配布与手肌相似,也可分为内侧群、外侧群和中间群。

（黄河科技学院　张　伟）

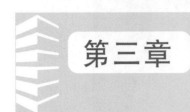

第三章

消化系统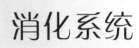

🌀 **学习要点**

　　消化系统的组成,上、下消化道的划分,消化管壁的构造。咽峡的构成,牙的构造和形态。咽的位置、分部及其相互之间的交通。食管的位置、各狭窄的部位和临床意义。胃的位置、形态、分部,胃黏膜的结构特点。十二指肠的位置、形态与分部,空回肠的位置。大肠的分部、盲肠的位置、阑尾根部的体表投影,盲肠、结肠的形态特征、分部和各部的位置。直肠的位置、形态和构造。肝的位置、形态、上下界的体表投影,组织结构特点。胆囊的位置、形态、分部、功能及胆囊底的体表投影,输胆管道的组成,胆总管和胰管的开口部位。胰的位置和形态、组织结构特点。

🌀 **护理案例**

　　患者,女,58岁。5小时前因关节痛服用止痛片数片而出现呕吐血性液体,色鲜红含有血凝块,量约200～300 mL,并排暗红色血便数次,伴有心慌、头晕、出冷汗,遂就诊。护士测量体温36.5 ℃,心率120次/min,呼吸24次/min,血压90/60 mmHg。医生诊断为上消化道出血,给予补液、止血治疗后症状缓解,出血停止。

　　问题:什么是上消化道,上消化道出血常见的原因有哪些? 可采取哪些护理措施?

第一节　概述

一、消化系统的组成和功能

消化系统(digestive system)由消化管和消化腺两部分组成(图3-1)。消化管

(digestive canal) 是一条长而迂曲的管道, 包括口腔、咽、食管、胃、小肠(十二指肠、空肠和回肠) 和大肠(盲肠、结肠、直肠和肛管)。临床上, 通常把从口腔到十二指肠这段消化管称为上消化道, 空肠以下的消化管称为下消化道。消化腺(digestive gland) 是分泌消化液的器官, 包括口腔腺、肝、胰及消化管壁内的小腺体, 如胃腺和肠腺等, 它们都开口于消化管。消化系统的主要功能是摄取食物、消化食物, 吸收营养物质和排出食物残渣。

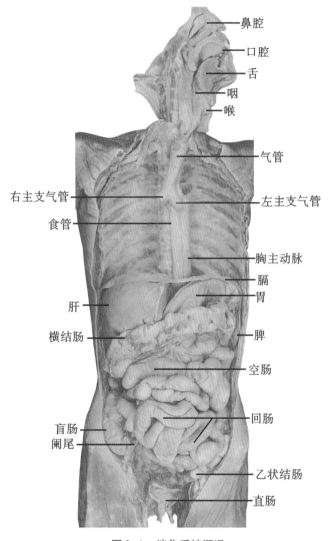

图 3-1　消化系统概况

二、胸部标志线和腹部分区

为了便于描述各器官的位置和体表投影, 通常在胸、腹部体表确定若干标志线, 将腹部分成若干区。

（一）胸部的标志线

1. **前正中线** 沿人体前面正中线所作的垂直线。
2. **胸骨线** 通过胸骨外侧缘最宽处所作的垂直线。
3. **锁骨中线** 通过锁骨中点所作的垂直线。
4. **腋前线** 通过腋前襞向下所作的垂直线。
5. **腋后线** 通过腋后襞向下所作的垂直线。
6. **腋中线** 通过腋前线和腋后线之间的中点所作的垂直线。
7. **肩胛线** 通过肩胛骨下角所作的垂直线。
8. **后正中线** 沿人体后面正中线所作的垂直线。

（二）腹部的分区

通常用两条横线和两条纵线,将腹部分为 9 个区(图 3-2)。两条横线分别是两侧肋弓最低点之间的连线和两侧髂结节之间的连线;两条纵线分别是通过左、右腹股沟韧带中点所作的垂线。9 个区即:**左季肋区、腹上区、右季肋区、左腹外侧区(左腰区)、脐区、右腹外侧区(右腰区)、左腹股沟区(左髂区)、耻区(腹下区)和右腹股沟区(右髂区)**。

临床工作中常用四分法,即以前正中线和通过脐的水平线,将腹部分为左上腹部、右上腹部、左下腹部、右下腹部 4 个区。

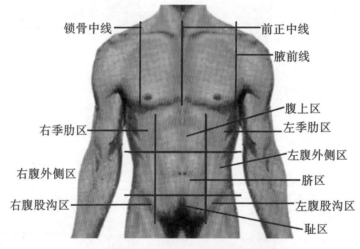

图 3-2 胸部标志线和腹部分区

第二节 消化管

一、消化管壁的一般结构

除口腔与咽外,消化管壁由内向外分为黏膜、黏膜下层、肌层与外膜四层(图 3-3)。

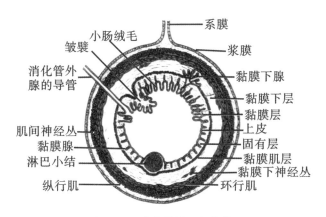

图 3-3 消化管壁一般结构

（一）黏膜

黏膜（mucosa）位于管壁最内层，黏膜向管腔内突出，形成环行或纵行的黏膜皱襞。黏膜由上皮、固有层和黏膜肌层组成，是消化管进行消化、吸收的重要结构。胃、小肠和大肠上皮为单层柱状上皮，以消化、吸收功能为主。口腔、咽、食管和肛门为复层扁平上皮，以保护功能为主。固有层位于上皮下，由结缔组织组成，内含血管、神经、淋巴管和淋巴组织。黏膜肌层位于固有层下，由 1~2 层平滑肌组成。

（二）黏膜下层

黏膜下层（submucosa）由疏松结缔组织构成，内含较大的血管、淋巴管和黏膜下神经丛。在消化管的某些部位，黏膜与黏膜下层共同向管腔内突起，形成纵行或环行的皱襞（plica），扩大了黏膜的表面积。

（三）肌层

肌层（muscularis）一般由内层的环形肌和外层的纵形肌两层构成，肌层间有肌间神经丛。除口腔、咽、食管上段与肛门外括约肌为骨骼肌外，其余部分均为平滑肌。

（四）外膜

外膜（adventitia）在咽、食管和直肠下部等处的外膜由薄层结缔组织构成，称**纤维膜**（fibrosa）；其他大部分的外膜由结缔组织及表面的间皮共同构成，称**浆膜**（serosa），其表面光滑，利于器官活动时减少摩擦。

二、口 腔

口腔（oral cavity）前借口裂与外界相通，后经咽峡通咽腔（图 3-4）。口腔的上壁为腭，下壁为口腔底，前壁为上、下唇，后为咽峡，侧壁为颊。口腔以上、下牙弓为界分为前方及外侧的**口腔前庭**（oral vestibule）和后方及内侧的**固有口腔**（oral cavity proper）。

（一）口唇

口唇（oral lips）分为上唇和下唇，两唇之间的裂隙称口裂。上唇前面正中纵行浅沟称**人中**(philtrum)。上唇两侧以弧形的**鼻唇沟**(nasolabial sulcus)与颊分界。上、下两唇的游离缘含有丰富的毛细血管,呈红色,当机体缺氧时,可变为暗红色至紫色,临床称**发绀**。

(二)颊

颊(cheek)位于口腔两侧,在平对上颌第二磨牙的颊黏膜处有腮腺导管的开口。

(三)腭

腭(palate)呈穹隆状,是口腔的顶,分隔鼻腔和口腔。腭的前 2/3 称**硬腭**(hard palate);后 1/3 称**软腭**(soft palate),软腭斜向后下,正中部下垂为乳头状突起称**腭垂(悬雍垂)**(uvula)。由腭垂向两侧延伸各形成一对黏膜皱襞,前方的称**腭舌弓**(palatoglossal arch),续于舌根两侧;后方的称**腭咽弓**(palatopharyngeal arch),向下移行于咽侧壁。腭垂、腭舌弓和舌根共同围成**咽峡**(isthmus of fauces),既是口腔与咽的通道,又是口腔与咽的分界。

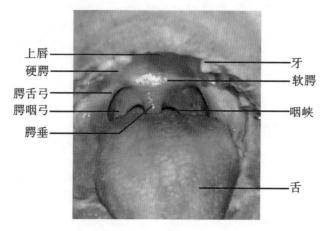

图 3-4　口腔与咽峡

(四)牙

牙(teeth)是人体最坚硬的器官,嵌在上、下颌骨的牙槽内,分别排列成**上牙弓**(upper dental arch)和**下牙弓**(lower dental arch)。

1. **牙的形态和结构**　牙分**牙冠**、**牙颈**、**牙根**三部分。牙冠露于口腔内;牙根嵌于牙槽内;牙颈介于牙冠和牙根之间(图 3-5)。

牙主要由牙质、釉质、牙骨质和牙髓构成。**牙质**(dentine)构成牙的大部分。牙冠部牙质的表面覆有**釉质**(enamel);在牙颈、牙根的牙质表面包有**牙骨质**(cement)。牙的中央有一空腔,称**牙腔**(dental cavity)或**牙髓腔**(pulp cavity),腔内容纳牙髓。**牙髓**(dental pulp)由结缔组织、神经、血管和淋巴管组成。贯穿牙根的小管,称为牙根管。牙根尖端有**牙根尖孔**,牙腔借**牙根管**经牙根尖孔与牙槽相通。

2. **牙的分类**　人的牙齿按萌出先后,分为**乳牙**(deciduous teeth)(图 3-6)和**恒牙**(permanent teeth)(图 3-7)。乳牙是在生后 6 个月开始萌出,6~7 岁开始脱落,共 20 个;恒牙是在 6~7 岁开始萌出,替代乳牙,其中第 3 磨牙,又称**迟牙**或**智牙**(wisdom teeth),一般在17~25岁才萌出,有的人可能萌出时间更迟甚至终生不出,所以,恒牙数在28~32个。牙按其功能,可分为具有咬切功能的**切牙**(incisors)、具有撕裂功能的**尖牙**(canine teeth)和具有磨碎作用的**前磨牙**(premolars)与**磨牙**(molars)。

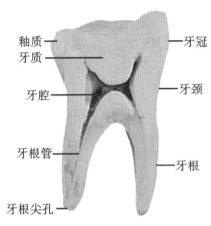

图3-5 牙的形态结构

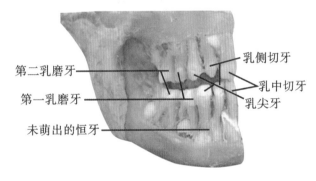

图3-6 乳牙的名称与位置排列

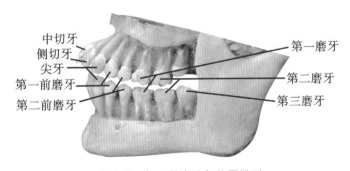

图3-7 恒牙的名称与位置排列

3. **牙的排列** 临床上为了记录方便,乳牙的牙式排列常以罗马数字表示,恒牙的牙式排列常以阿拉伯数字表示。以横线表示上、下牙列的分界,以纵线表示左、右侧的分界。例如6▏表示右上颌第1磨牙,依此类推。

4. 牙周组织　位于牙的周围,对牙具有保护、支持和固定的作用,包括**牙槽骨**(alveolar bone)、**牙周膜**(periodontal membrane)和**牙龈**(gingiva)3部分。牙槽骨即构成牙槽的骨质。牙周膜是连于牙根与牙槽骨之间的致密结缔组织,使牙根牢固地固定于牙槽内。牙龈是覆盖在牙槽弓和牙颈表面的口腔黏膜,富含血管,色淡红,与牙槽骨的骨膜连接紧密。

（五）舌

舌(tongue)由骨骼肌被覆黏膜构成,有协助咀嚼、搅拌、吞咽食物,感受味觉和辅助发音等功能。

1. 舌的形态　舌以上面"∧"形的界沟为界,将舌分为前2/3的舌体和后1/3的舌根两部分。舌体的前端较窄,称**舌尖**。舌的上面,称**舌背**(图3-8)。

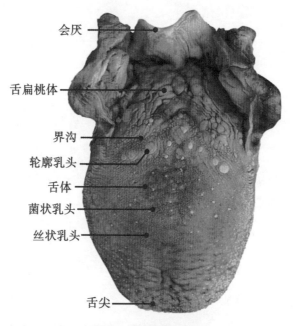

会厌

舌扁桃体

界沟

轮廓乳头

舌体

菌状乳头

丝状乳头

舌尖

图3-8　舌背面结构

2. 舌黏膜　呈淡红色,在舌体背面的黏膜有许多乳突状小突起,称**舌乳头**(lingual papilla)。舌乳头主要有丝状乳头、菌状乳头和轮廓乳头。**丝状乳头**遍布于舌背,呈白色丝绒状,具有感受触觉的功能;**菌状乳头**外观呈红色,散在于丝状乳头之间,**轮廓乳头**位于舌体的后部界沟的前方。菌状乳头和轮廓乳头内均含有味觉感受器,称**味蕾**(taste bud),可感受酸、甜、苦、咸等味觉功能。舌根部的黏膜内,有许多丘状隆起,其深部有淋巴组织构成的结节,称**舌扁桃体**。

舌下面黏膜在舌的中线上形成一皱襞,向下连于口底,称**舌系带**。舌系带根部的两侧有1对小圆形隆起,称**舌下阜**。舌下阜向口腔底外侧延续为**舌下襞**,深面有舌下腺(图

3-9）。

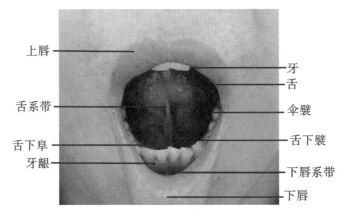

图3-9 口腔底及舌下面观

3.**舌肌** 为骨骼肌,分舌内肌和舌外肌两部分(图3-10)。舌内肌的起、止点均在舌内,构成舌的主体,肌束呈纵、横、垂直三个方向排列,收缩时可改变舌的形态。舌外肌主要有**颏舌肌**(genioglossus),起自下颌体的后面,肌纤维呈扇形向后上方止于舌正中线两侧,两侧同时收缩使舌前伸,一侧收缩使舌尖伸向对侧。

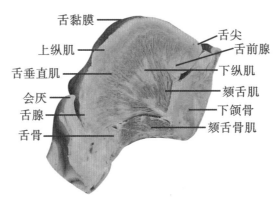

图3-10 舌肌

(六)口腔腺

口腔腺(oral gland)又称**唾液腺**(图3-11),位于口腔周围,具有分泌唾液、湿润和清洁口腔黏膜、混合和消化食物等作用。大唾液腺主要有3对:腮腺、下颌下腺和舌下腺。小唾液腺数量多,如舌腺、唇腺、腭腺和颊腺。

1.**腮腺**(parotid gland) 略呈三角形,位于耳郭的前下方、下颌支与胸锁乳突肌之间。腮腺导管从腮腺前缘穿出,在颧弓下方一横指处,横过咬肌表面,在咬肌前缘处以直角转向内,穿过颊部,开口于平对上颌第2磨牙的颊黏膜处。

2.**下颌下腺**(submandibular gland) 位于下颌骨体深面的下颌下腺窝内,略呈卵圆形,其导管自内侧面发出,沿舌下腺内侧前行,开口于舌下阜。

　　3. 舌下腺(sublingual gland)　比较小,位于舌下襞的深面,其导管有大、小两种,大导管仅有 1 条开口于舌下阜,小导管约 10 条左右,开口于舌下襞表面。

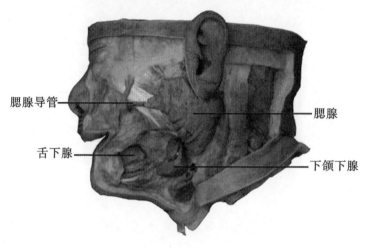

腮腺导管　　　　　　　　　　　　　　　腮腺

舌下腺　　　　　　　　　　　　　　　下颌下腺

图 3-11　口腔腺

三、咽

　　咽(pharynx)是呼吸道和消化道的共同通道(图 3-12)。为上宽下窄前后略扁的肌性管道,位于第 1～6 颈椎前方,上起于颅底,下至第 6 颈椎体下缘处与食管相续,长约 12 cm。咽的后壁是颈椎,两侧与颈部大血管和神经相邻,前壁不完整,分别与鼻腔、口腔和喉腔相通,因此,咽腔依其位置自上而下分为鼻咽、口咽和喉咽 3 部分。

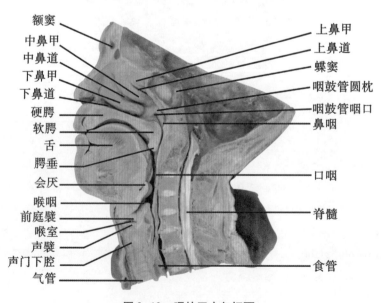

额窦　　　　　　　　　　　　　　　　上鼻甲
中鼻甲　　　　　　　　　　　　　　　上鼻道
中鼻道　　　　　　　　　　　　　　　蝶窦
下鼻甲　　　　　　　　　　　　　　　咽鼓管圆枕
下鼻道　　　　　　　　　　　　　　　咽鼓管咽口
硬腭　　　　　　　　　　　　　　　　鼻咽
软腭
舌
腭垂　　　　　　　　　　　　　　　　口咽
会厌
喉咽
前庭襞　　　　　　　　　　　　　　　脊髓
喉室
声襞
声门下腔
气管　　　　　　　　　　　　　　　　食管

图 3-12　咽的正中矢切面

（一）鼻咽

鼻咽（nasopharynx）介于颅底与软腭平面之间,向前经鼻后孔与鼻腔相通。在鼻咽的两侧壁,下鼻甲后方约 1 cm 处,有**咽鼓管咽口**（pharyngeal opening of auditory）,鼻咽腔经此口与中耳鼓室相通。咽鼓管咽口的前、上、后方形成明显的隆起,称**咽鼓管圆枕**（tubal torus）,它是寻找咽鼓管咽口的标志。咽鼓管圆枕后方与咽后壁之间有一纵行凹陷,称**咽隐窝**（pharyngeal recess）,是鼻咽癌的好发部位。

（二）口咽

口咽（oropharynx）位于软腭与会厌上缘平面之间,口腔后方的咽腔部分。上通鼻咽,下通喉咽。向前经咽峡与口腔相通。在外侧壁,腭舌弓与腭咽弓之间有一凹陷称**扁桃体窝**,容纳**腭扁桃体**（palatine tonsil）。腭扁桃体主要由淋巴组织构成,呈卵圆形,内侧面朝向咽腔,表面被覆黏膜。黏膜上皮向深部陷入形成许多小凹,是食物碎渣、脓液易于滞留的部位。

（三）喉咽

喉咽（laryngopharynx）位于会厌上缘与第 6 颈椎下缘平面之间,喉腔后方的部分。喉咽向前经喉口与喉腔相通,向下通食管。在喉口的两侧与咽侧壁之间各有一个深窝,称**梨状隐窝**（piriform recess）,是异物易滞留的部位(3–13)。

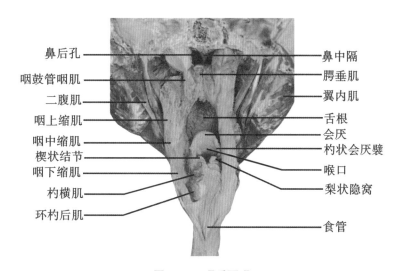

图 3–13　咽后面观

四、食管

（一）食管的位置、分部和毗邻

食管（esophagus）为扁长的肌性管道,上端在第 6 颈椎下缘与咽相接,沿脊柱前面下行,约平第 10 胸椎体的左侧,穿膈的食管裂孔进入腹腔,与胃的贲门相续,全长约 25 cm。食管依其所在部位,分为颈、胸、腹三部(图 3–14)。颈部较短,自起始端至胸骨颈静脉切迹平面,长约 5 cm。其前壁与气管相贴,后与脊柱相邻,两侧有甲状腺侧叶和颈部大血管;胸部最长,位于胸骨颈静脉切迹平面至膈的食管裂孔,长 18 ～ 20 cm。其前方自上而下依次与气管、左主支气管和心包相邻,后与脊柱相邻,上部位于胸主动脉右侧,下部逐渐转向胸主动脉前方;腹部最短,自膈的食管裂孔至胃的贲门,长仅 1 ～ 2 cm。其前与肝左叶相邻。

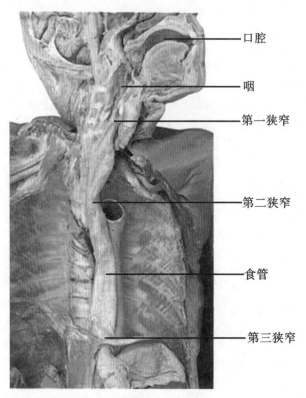

口腔

咽

第一狭窄

第二狭窄

食管

第三狭窄

图 3-14　食管的位置和 3 个狭窄

（二）食管的狭窄

食管的全长有 3 处狭窄:第 1 处狭窄位于食管的起始处,距中切牙约 15 cm;第 2 处狭窄位于食管与左主支气管交叉处,相当于胸骨角水平,距中切牙约 25 cm;第 3 处狭窄位于食管穿经膈处,相当于第 10 胸椎水平,距中切牙约 40 cm。这些狭窄是易损伤、异物易停留和食管癌的好发部位。

（三）食管的组织结构

食管具有消化管典型的 4 层结构（图 3-15）,其黏膜向腔内突起形成数条纵行的皱襞,上皮为复层扁平上皮。黏膜下层含有血管、神经丛、淋巴管和大量食管腺。肌层在食管各段有不同,上段为骨骼肌,中段由骨骼肌与平滑肌混合组成,下段为平滑肌。外膜为纤维膜。

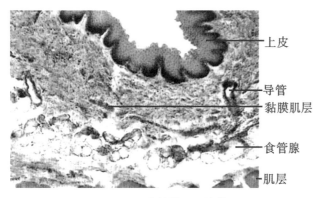

图 3-15　食管的组织结构

五、胃

(一) 胃的形态和分部

胃(stomach)是消化管中最膨大的部分,可暂时储存食物,将食物与胃液混合形成食糜,并能初步消化蛋白质,吸收部分水、无机盐和醇类。

1. 胃的形态　胃有两壁、两口和两缘。两壁即前壁和后壁。两口:即入口称**贲门**(cardia),与食管相续;出口称**幽门**(pylorus),与十二指肠相接。两缘:即上缘凹而短,朝向右上方,称**胃小弯**(lesser curvature of stomach),其最低处弯曲成角状称**角切迹**(angular incisure);下缘凸而长,朝向左下方,称**胃大弯**(greater curvature of stomach)(图 3-16)。

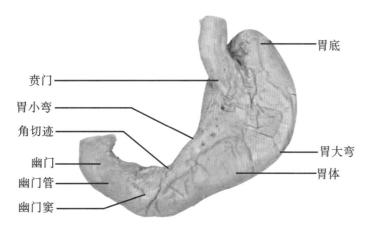

图 3-16　胃的形态和分部

2. 胃的分部　胃可分为 4 部:①**贲门部**(cardiac part),在贲门附近,与其他部无明显界限;②**胃底**(fundus of stomach),指贲门平面以上,向左上方膨出的部分;③**胃体**(boby of stomach),指胃底与角切迹之间的部分;④**幽门部**(pyloric part),自角切迹向右至幽门(临床常称此部为胃窦)。幽门部的大弯侧有一不太明显的浅沟称中间沟,此沟把幽门部又分为左侧的**幽门窦**(pyloric antrum)和右侧的**幽门管**(pyloric canal)。幽门窦近胃小弯处是胃溃疡和胃癌的好发部位。

临床护理应用：胃插管术

　　胃插管术是经口腔或鼻腔入路，将导管经咽、食管插入胃内，主要用于洗胃、鼻饲、抽取胃液及胃肠减压等。经鼻腔插管可避免张口疲劳，因无咽部刺激可减少恶心、呕吐，故临床较常用。经口腔插胃管时，若患者牙关紧闭，应从第三磨牙后方的间隙插入。成人插胃管长度一般为 45～55 cm，临床上一般以患者发际线到剑突的距离来估算插胃管的长度。经鼻插管时，先沿选定的鼻孔插入胃管，稍向上而后平行再向

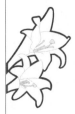

后下缓慢轻轻地插入，缓慢插入到咽喉部(14～16 cm)，嘱病人做吞咽动作，当病人吞咽时顺势将胃管向前推进，直至预定长度。初步固定胃管，检查胃管是否在胃内。通常在胃管插入到预定长度时，就用 20 mL 或 30 mL 的空针回抽，看是否有胃液。昏迷患者插管时，应将患者头向后仰，当胃管插入约 15 cm(会厌部)时，左手托起头部，使下颌靠近胸骨柄，加大咽部通道的弧度，使管端沿后壁滑行，插至所需长度。

（二）胃的位置和毗邻

胃的位置随体位、胃的充盈程度和体型不同而有所变化。平卧位和中等充盈时，胃大部分位于左季肋区，小部分位于腹上区。胃前壁的右侧份与肝左叶相邻，左侧份与膈相邻，并为左肋弓所遮掩；中间部在剑突下直接与腹前壁相贴，是胃的触诊部位。胃后壁邻近左肾、左肾上腺及胰。胃底与膈和脾相邻。胃大弯的后下方有横结肠横过。

（三）胃的组织结构

胃壁自内而外由黏膜、黏膜下层、肌层和浆膜 4 层结构组成。胃收缩时腔面可见黏膜和部分黏膜下层形成的许多纵行皱襞，在胃充盈时这些皱襞几乎消失。

1.**黏膜**　胃黏膜由胃上皮、固有层和黏膜肌层组成（图 3-17），黏膜表面遍布许多不规则的小孔，称**胃小凹**(gastric pit)，每个胃小凹底部与 3～5 条胃腺通连。

（1）上皮　为单层柱状上皮，主要由黏液细胞组成，分泌黏液覆盖于上皮细胞游离面。

（2）固有层　固有层内有大量紧密排列的管状胃腺，根据所在部位和结构的不同，分为胃底腺、贲门腺和幽门腺。

胃底腺(fundic gland)（图 3-18）分布于胃底和胃体部，是数量最多、功能最重要的胃腺，主要由主细胞、壁细胞和颈黏液细胞组成。①**主细胞**(chief cell)：又称**胃酶细胞**(zymogenic cell)，数量最多，主要分布于腺底部。细胞呈柱状，核圆形，位于基部，胞质呈强嗜碱性，主细胞分泌**胃蛋白酶原**(pepsinogen)。②**壁细胞**(parietal cell)：又称**泌酸细胞**(oxyntic cell)，分布于腺的中、上部。细胞体积大，多呈圆锥形，核圆而深染居中，胞质呈明显的嗜酸性。壁细胞分泌**盐酸**，盐酸能激活胃蛋白酶原，使之转变为**胃蛋白酶**；盐酸还

有杀菌作用。此外,壁细胞还分泌**内因子**(intrinsic factor),促进回肠吸收维生素 B_{12} 入血,供红细胞生成所需。③**颈黏液细胞**(mucous neck cell):较少,位于胃底腺颈部,其分泌物为酸性黏液,主要成分为糖蛋白。黏液覆盖在胃黏膜表面,起保护和润滑胃黏膜的作用。**贲门腺**(cardiac gland)分布于近贲门部,为黏液腺。**幽门腺**(pyloric gland)分布于幽门部,此区胃小凹甚深,为管状黏液腺。

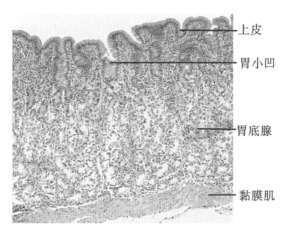

图 3-17 胃壁的组织结构

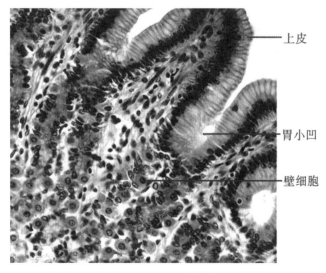

图 3-18 胃底腺

　　2.**黏膜下层**　为较致密的结缔组织,内含较粗的血管、淋巴管和神经。

　　3.**肌层**　较厚,一般由内斜行、中环行和外纵行三层平滑肌构成。环行肌在幽门部增厚,形成幽门括约肌(pyloric sphincter)。

　　4.**外膜**　为浆膜。

六、小肠

小肠(small intestine)为消化管中最长的一段,也是消化吸收的主要场所。小肠上接幽门,下续盲肠,成人全长 5~7 m。分为十二指肠、空肠和回肠 3 部分。

(一)十二指肠

十二指肠(duodenum)为小肠的首段,上接胃的幽门,下续空肠,成人长约 25 cm。除起始部和终端外,其余部分都紧贴腹后壁。十二指肠呈"C"字形从右侧包绕胰头,全长分为上部、降部、水平部和升部 4 部分(图 3-19)。

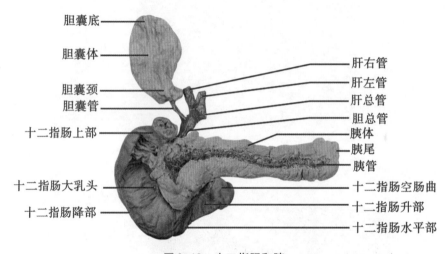

胆囊底　胆囊体　胆囊颈　胆囊管　十二指肠上部　十二指肠大乳头　十二指肠降部
肝右管　肝左管　肝总管　胆总管　胰体　胰尾　胰管　十二指肠空肠曲　十二指肠升部　十二指肠水平部

图 3-19　十二指肠和胰

1. **上部**(superior part)　于第 1 腰椎的右侧起自幽门,行向右后方,至肝门下方急转向下续为降部。上部起始处一段肠管,肠壁较薄,黏膜多较平滑,称**十二指肠球**(duodenal bulb),是十二指肠溃疡的好发部位。

2. **降部**(descending part)　沿第 1~3 腰椎体的右侧下降,至第 3 腰椎水平,急转向左连接水平部。降部的黏膜形成许多环形襞,在其后内侧壁有一纵行的黏膜皱襞,称**十二指肠纵襞**(longitudianl fold of duodenum)。纵襞的下端有一隆起,称**十二指肠大乳头**(major duodenal papilla),是胆总管和胰管共同开口之处。在大乳头上方 1~2 cm 处有时可见有十二指肠小乳头,是副胰管的开口部位。

3. **水平部**(horizontal part)　水平向左横行,于第 3 腰椎的左侧移行为升部。

4. **升部**(ascending part)　自第 3 腰椎的左侧接水平部,斜向左前上方至第 2 腰椎体左侧,再向前下方弯曲续于空肠,此弯曲称**十二指肠空肠曲**。此曲被十二指肠悬肌固定于腹后壁。十二指肠悬肌和其表面的腹膜皱襞共同构成**十二指肠悬韧带**(suspensory ligament of duodenum),又称 Treitz **韧带**,是确认空肠起始端的标志。

临床护理应用：上消化道出血的护理

　　上消化道出血是常见的急症,病死率高达8%～13.7%,出血的病因很多,常见者有消化性溃疡、急性胃黏膜损害、食管胃底静脉曲张和胃癌等。护理措施:①安静卧床,避免不必要的搬动,呕血时应立即将病人头偏向一侧,以免血液呛入气管而造成窒息。②给予精神安慰,解除病人恐惧心理。③立即建立一条静脉通路,同时争取时间尽快输液。④按医嘱尽快止血,必要时做好手术准备。⑤饮食护理,在呕血、恶心、呕吐和休克的情况下应禁食,症状缓解后,可给予富于蛋白质的流质饮食。⑥做好口腔和皮肤的护理。⑦严密观察病情。

(二)空肠和回肠

　　空肠(jejunum)和**回肠**(ileum)(图3-20)借小肠系膜根连于腹后壁,上起自十二指肠空肠曲,下接盲肠,迂回盘曲成肠袢,位于腹腔的中、下部,周围有大肠环绕。通常空肠约占空、回肠全长的近侧2/5,位于腹腔的左上部;回肠占空、回肠全长的远侧3/5,位于腹腔的右下部(表3-1)。

表3-1　空肠与回肠的比较

比较	空肠	回肠
长度	占空、回肠全长的前2/5	占空、回肠全长的后3/5
位置	腹腔的左上部	腹腔的右下部
管径	较大	较小
管壁	较厚	较薄
血管	丰富	较少
颜色	活体呈淡红色	较淡
环状襞	高而密	低而疏
肠绒毛	高而密	低而疏
淋巴滤泡	孤立	常形成集合淋巴滤泡

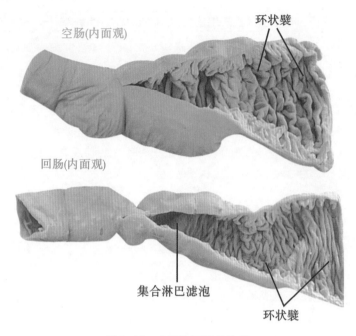

图3-20 空肠与回肠的比较

（三）小肠的组织结构特点

小肠各段的管壁均由4层构成,但十二指肠、空肠和回肠又各有不同的结构特点(图3-21)。

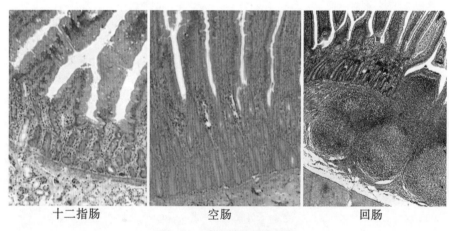

图3-21 小肠壁的组织结构

1. **黏膜**　小肠黏膜有许多环状襞和**肠绒毛**(intestinal villus),使小肠表面面积扩大了20～30倍,有利于小肠的吸收功能。绒毛根部的上皮下陷至固有层形成管状的**小肠腺**(small intestinal gland),小肠腺直接开口于肠腔。

（1）上皮　为单层柱状上皮,主要由吸收细胞和杯状细胞构成,此外还有潘氏细胞。

潘氏细胞(paneth cell)是小肠腺的特征性细胞。细胞呈锥体形,胞质内含粗大的嗜酸性颗粒,内含溶菌酶等,具有一定的灭菌作用。

(2)固有层　形成肠绒毛的中轴,绒毛中轴的固有结缔组织内有 1~2 条纵行的毛细淋巴管,称**中央乳糜管**(central lacteal)。此管管腔较大,内皮细胞间隙宽,无基膜,故通透性大。中央乳糜管周围有丰富的有孔毛细血管和散在的纵行平滑肌纤维。平滑肌纤维的舒缩,可使肠绒毛产生伸缩运动,有助于营养物质的吸收和淋巴、血液的运行。

2.**黏膜下层**　为疏松结缔组织,含较多的血管和淋巴管。十二指肠的黏膜下层内有**十二指肠腺**(duodenal gland),分泌碱性黏液,可保护十二指肠黏膜免受酸性胃液的侵蚀。

3.**肌层**　由内环行与外纵行两层平滑肌组成,有肌间神经丛调节肌层的收缩。

4.**外膜**　十二指肠后壁为纤维膜,小肠其余部分为浆膜。

七、大肠

大肠(large intestine)起始段在右髂窝处与回肠相接,末端终于肛门,长约 1.5 m,分为盲肠、阑尾、结肠、直肠和肛管 5 部分。盲肠和结肠在外形上有 3 个特征(图 3-22):结肠带(colic band)是肠壁的纵行肌聚集而成的带状结构,共 3 条,起于阑尾根部,沿肠管的表面纵行排列,止于乙状结肠末端;**结肠袋**(haustra of colon)位于相邻两条结肠带之间,由肠壁呈袋状向外膨出而成;**肠脂垂**(epiploicae appendices)附于结肠带的边缘,是脂肪组织及浆膜聚集成的突起。上述 3 种结构是肉眼区别结肠和小肠的重要依据。

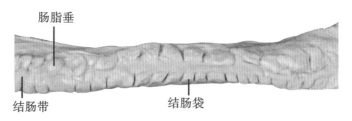

图 3-22　盲肠和结肠的特征结构

(一)盲肠

盲肠(cecum)位于右髂窝内,呈囊袋状,长 6~8 cm。盲肠上续结肠,左接回肠。回肠在盲肠的开口处,形成唇状皱襞,称**回盲瓣**(ileocecal valve)(图 3-23)。此瓣可阻止小肠内容物过快流入大肠,又可防止盲肠内容物逆流到回肠。在盲肠后内侧壁的蚓状盲管称**阑尾**(appendix)。其末端游离,一般长 6~8 cm。末端的位置个体间变化较大,但根部的位置较恒定,位于三条结肠带汇合处。

阑尾根部的体表投影,约在脐与右髂前上棘连线的中、外 1/3 交点处,此点称为**麦氏点**(Mc Burney),急性阑尾炎时,此处常有明显的压痛。

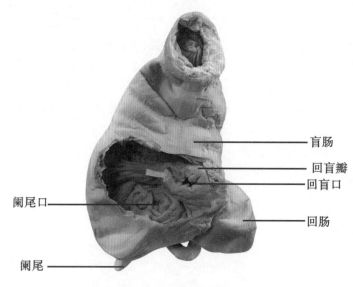

图 3-23　回盲瓣及阑尾口

标注：盲肠、回盲瓣、回盲口、回肠、阑尾口、阑尾

临床护理应用：急性阑尾炎

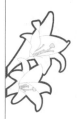

　　急性阑尾炎是一种常见病,居各种急腹症的首位。常常急性发病,腹痛多起于上腹或脐周,开始腹痛不重,位置不固定,数小时后腹痛转移并固定于右下腹,持续性加重。部分患者病起即出现右下腹痛。右下腹(麦氏点多见)固定压痛、反跳痛、肌紧张、肠鸣音减弱或消失。由于阑尾管腔细窄,开口狭小,管壁内淋巴组织丰富,粪石、食物残渣、异物等易滞留,造成管腔阻塞。当阑尾的分泌物及细菌因管腔阻塞而不能排出时,阑尾就会发生炎症,进而使脏腹膜受到影响。急性阑尾炎阑尾破裂穿孔时,可导致腹膜炎,腹部疼痛加剧、恶心、呕吐及板状腹。

(二) 结肠

　　1. **结肠(colon)的位置和分部**　结肠在右髂窝内起于盲肠,呈方框围绕在空、回肠的周围。结肠按部位分为升结肠、横结肠、降结肠和乙状结肠 4 部分。**升结肠**(ascending colon)是盲肠的直接延续,在右腹外侧区上升至肝右叶下方,弯向左前方移行于横结肠,弯曲部称**结肠右曲**(right colic flexure),又称肝曲。**横结肠**(transverse colon)向左行至左季肋区,在脾的下方,以锐角与降结肠相连,弯曲部称**结肠左曲**(left colic flexure),又称**脾曲**,其位置比结肠右曲要高,接近脾和胰尾,故左曲的位置较高较深。横结肠的活动度较大,常下垂成弓形,其最低点可达脐平面或脐下方。**降结肠**(descending colon)在左腹外侧区下降,至左髂嵴处续于乙状结肠。**乙状结肠**(sigmoid colon)呈乙字形弯曲,活动度较大,向下至第 3 骶椎平面,移行于直肠。

2. 结肠黏膜的形态和组织结构特点 结肠黏膜游离面平滑,无肠绒毛,有半环形结肠半月襞(图3-24)。黏膜上皮为单层柱状上皮,上皮内有许多柱状细胞和杯状细胞。固有层内含有密集排列的管状大肠腺,腺上皮内有大量的杯状细胞和柱状细胞,无潘氏细胞。固有层内有散在孤立的淋巴小结。

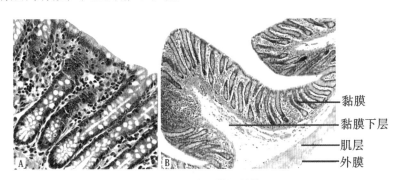

黏膜
黏膜下层
肌层
外膜

图3-24 结肠微细结构

(三)直肠

直肠(rectum)位于骨盆腔内,在第3骶椎水平接乙状结肠,向下沿第4~5骶椎和尾骨前面下降,穿过盆膈移行为肛管,全长约10~14 cm。直肠并非笔直,在矢状面上有两个弯曲(图3-25):**直肠骶曲**(sacral flexure of rectum)凸向后,与骶、尾骨前面弯曲一致,距肛门约7~9 cm;**直肠会阴曲**(perineal flexure of rectum)凸向前,距肛门约3~5 cm,是直肠绕过尾骨尖形成的弯曲。临床上进行直肠、乙状结肠镜检时,应注意这些弯曲,以免损伤肠壁。直肠上端与乙状结肠交接处管径较细,直肠下部由于储存粪便而显著膨大,称**直肠壶腹**(ampulla of rectum)。直肠内面有3个直肠横襞,中间的直肠横襞位于直肠前右壁上,位置最恒定,距肛门约7 cm。直肠横襞有承托粪便的作用。

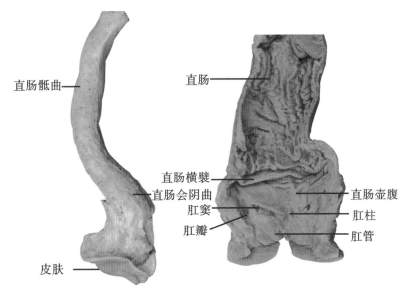

直肠骶曲
直肠
直肠横襞
直肠会阴曲
肛窦
肛瓣
直肠壶腹
肛柱
肛管
皮肤

图3-25 直肠和肛管腔面的形态

（四）肛管

肛管（anal canal）在盆膈平面与直肠相接，终止于会阴部的肛门（anus），长约4～5 cm，为肛门括约肌所包绕。

肛管黏膜形成6～10条纵行的黏膜皱襞，称**肛柱**（anal columns），相邻肛柱下端之间，彼此连有半月形的黏膜皱襞称**肛瓣**（anal valves）。肛瓣与肛柱下端共同围成的小隐窝称**肛窦**（anal sinuses），窦口向上，肛门腺开口于此，窦内往往积存粪屑，易于感染。肛柱下端与肛瓣边缘共同围成锯齿状环行线，环绕肠管内面，称**齿状线**（dentate line）。

齿状线以上的上皮为单层柱状上皮；齿状线以下的上皮为复层扁平上皮。齿状线上方由内脏神经分布，下方由躯体神经分布。齿状线也是直肠动脉供应、静脉和淋巴回流的分界线。在齿状线下方，由于肛门内括约肌紧缩，而形成一宽约1 cm略微凸起的环形带，称**肛梳**（anal pecten）。肛梳下缘有一不甚明显的环形线，称**白线**（white line）。

环绕肛管周围的肌有肛门内括约肌（sphincter ani internus）和肛门外括约肌（sphincter ani externus）。肛门内括约肌属平滑肌，由肠壁环行肌增厚而成，有协助排便的作用，对控制排便的作用不大。肛门外括约肌为骨骼肌，围绕肛门内括约肌的外面。肛门外括约肌具有括约肛门、控制排便的重要作用，如损伤可致大便失禁。

第三节　消化腺

消化腺除前面已叙述过的口腔腺和胃腺、肠腺外，人体重要的大消化腺是肝和胰。消化腺的主要功能是分泌消化液，参与食物的消化。

一、肝

肝（liver）是人体最大的腺体。肝细胞产生胆汁，参与蛋白质、脂类、糖类和维生素等物质的合成、转化与分解。肝还有解毒、防御等功能。

（一）肝的形态和分部

肝呈红褐色，质软而脆，呈楔形，分为上、下两面（图3-26）及前、后两缘。

肝的上面与膈相对，向上膨隆，称为**膈面**（diaphragmatic surface）。膈面的前部借矢状位的镰状韧带将肝分成**肝右叶**（right lobe）和**肝左叶**（left lobe）。

肝的下面朝向下后方，凹陷，因邻接腹腔器官故称为脏面（visceral surface）。脏面中部有一呈"H"形的沟，即两条矢状位的纵沟和位于纵沟之间的横沟。右纵沟的前部为一浅窝，容纳胆囊，称**胆囊窝**（fossa for gallbladder）；后部为腔静脉沟，有下腔静脉通过。左纵沟的前部有**肝圆韧带**，是脐静脉闭锁后的遗迹；后部是**静脉韧带**，是胎儿时期静脉导管的遗迹。横沟是左右肝管、肝固有动脉的左右支、肝门静脉和神经及淋巴管等出入肝的部位，故称为**肝门**（porta hepatis）。出入肝门的这些结构被结缔组织所包裹，称**肝蒂**（hepatic pedicle）。肝的脏面分为4叶：左叶位于左纵沟的左侧；**方叶**（quadrate lobe）位于肝门之前，肝圆韧带和胆囊窝之间；**尾状叶**（caudate lobe）位于肝门之后，静脉韧带和腔静脉窝之间；右叶位于右纵沟之右侧。

肝前缘锐利，后缘钝圆。肝的表面，除上后面与膈愈着的一部分以及下面各沟以外，均覆有浆膜，浆膜在肝门处随血管、神经、肝管等进入肝内，构成小叶间结缔组织。

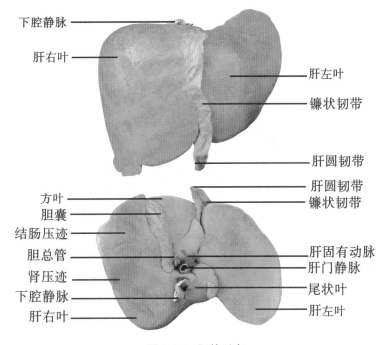

图 3-26　肝的形态

（二）肝的位置和毗邻

肝大部分位于右季肋区和腹上区，小部分位于左季肋区。肝上面与膈和腹前壁相贴，肝下面与邻近的腹腔器官相接触。其左叶下面大部与胃前壁相接触，右叶下面前端邻接结肠右曲，右叶下面中部近肝门处邻接十二指肠；右叶下面后部紧邻右肾和右肾上腺。肝的位置可随呼吸、内脏活动及体位的不同，而产生一定范围的改变。站立及吸气时稍有下降，仰位和呼气时稍上升。在平静呼吸时其升降之差约 2 ~ 3 cm，女性及小儿略低。

（三）肝的体表投影

肝上界与膈穹隆一致，其最高点在右侧相当于右锁骨中线与右第 5 肋相交点。左侧相当于左锁骨中线与第 5 肋间隙的交点。肝下界，在右侧与右肋弓大体一致，故体检时，在右肋弓下不能触及肝，但在剑突下约 3 cm 处可触及。呼吸时，肝可随膈上下移动。

（四）肝的组织结构

肝表面被覆有致密结缔组织被膜，在肝门处随肝门静脉、肝固有动脉和肝管的分支伸入肝内，将肝实质隔成许多肝小叶（图 3-27，图 3-28）。

1. 肝小叶（hepatic lobule）　是肝的基本结构和功能单位。呈多面棱柱状，长约

2 mm,宽约 1 mm。肝小叶中央有一条沿其长轴走行的**中央静脉**(central vein),肝细胞以中央静脉为中心单行排列成凹凸不平的有孔板状结构称肝板(hepatic plate)。相邻肝板吻合连接,形成迷路样结构,其断面呈索状,因此又称**肝索**(hepatic cord)。肝板之间为**肝血窦**,血窦经肝板上的孔相通连。肝板内肝细胞之间的微细小管称**胆小管**。

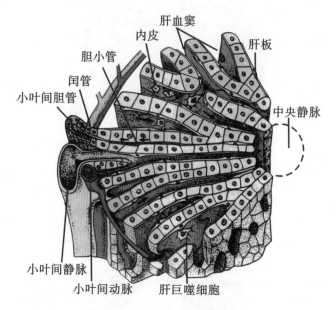

图 3-27　肝小叶与门管区立体

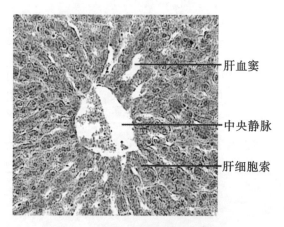

图 3-28　肝小叶横切面微细结构

　　(1)**肝细胞**(hepatocyte)　呈多面体形,体积较大,核 1~2 个,大而圆,居中央,核仁明显。光镜下,肝细胞胞质呈嗜酸性。电镜下,胞质内各种细胞器均丰富,线粒体遍布于胞质内,为肝细胞的功能活动提供能量;溶酶体可消化分解细胞内的代谢产物和退化的细胞器,以保持肝细胞结构的自我更新;粗面内质网合成多种血浆蛋白,如白蛋白、纤维蛋白原、凝血酶原、脂蛋白和补体等;滑面内质网其膜上有多种酶系分布,可对细胞摄取的各种有机物进行合成、分解、结合和转化等反应,包括脂类、糖、激素代谢和胆汁合成,以及对从肠道吸收的大量有机异物进行生物转化(如药物、腐败产物等)和解毒等。肝细胞中的糖原是血糖的储存库,受胰岛素和高血糖素的调节,摄食后增多,饥饿时减少。

(2)**肝血窦**(hepatic sinusoid) 位于肝板之间,腔大而不规则。窦壁由内皮细胞围成,窦内有定居的肝巨噬细胞。血窦内含肝门静脉和肝固有动脉分别通过门管区的小叶间静脉和小叶间动脉进入的血液。血窦内血流缓慢,有利于与肝细胞进行充分的物质交换,然后在肝窦内从小叶周边流向中央静脉。肝血窦腔内含有**肝巨噬细胞**(hepatic macrophage),又称**枯否细胞**(kupffer cell),是来自血液中的单核细胞,具有吞饮与吞噬能力,可吞噬和清除衰老、破碎的红细胞和血小板等。

(3)**窦周隙**(perisinusoidal space) 又称 Disse 隙,为肝血窦内皮细胞与肝细胞之间的狭小间隙。窦周隙内充满由肝血窦渗出的血浆,肝细胞血窦面的微绒毛伸入窦周隙,故窦周隙是肝细胞与血液之间进行物质交换的场所。窦周隙内还有**贮脂细胞**(fat storing cell),此种细胞具有贮存维生素 A 和产生胶原的功能。

(4)**胆小管**(bile canaliculi) 是相邻肝细胞之间的局部凹陷形成的微细管道,在肝板内连接成网格状管道。靠近胆小管的相邻肝细胞膜形成紧密连接,可封闭胆小管周围的细胞间隙,防止胆汁外溢至细胞间或窦周隙。当肝细胞发生变性、坏死或胆小管堵塞致内压增大时,胆小管正常密封结构被破坏,胆汁溢入窦周隙,继而进入血窦,出现黄疸。胆小管内的胆汁从肝小叶中央部流向周边,汇入肝门管区内的小叶间胆管。

2. 肝门管区(portal area) 相邻肝小叶之间呈三角形或椭圆形的结缔组织小区,称肝门管区(图 3-29),内有小叶间动脉、小叶间静脉、小叶间胆管。小叶间静脉是肝门静脉在肝内的分支,管腔大而不规则,管壁薄;小叶间动脉是肝固有动脉的分支,管腔小,管壁相对较厚。小叶间胆管为胆小管汇集而成,管壁为单层立方上皮,管腔小。小叶间胆管向肝门方向汇集,最后形成左、右肝管出肝。若干中央静脉汇成的小叶下静脉在非门管区的小叶间结缔组织中单独走行,进而汇合成 2~3 支肝静脉,出肝后汇入下腔静脉。

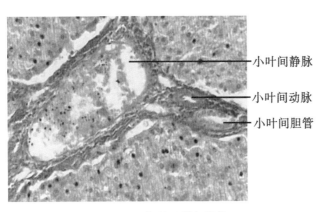

图 3-29 门管区微细结构

(五)肝的血液循环

肝的血液供应丰富,有入肝和出肝两组血管。入肝的血管主要有**肝固有动脉**和**肝门**

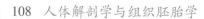

静脉。肝固有动脉在肝叶和肝段内反复分支,形成小叶间动脉,再反复分支形成毛细血管,穿过肝小叶周围,注入肝血窦。肝门静脉入肝后,随肝固有动脉反复分支,在肝小叶之间形成小叶间静脉。此静脉再分支形成毛细血管,穿过肝小叶周围,注入肝血窦。肝门静脉血液内含有来自胃肠的丰富营养物质,在肝血窦内被肝细胞吸收、加工后汇入中央静脉。所以,肝门静脉是肝的机能血管,而肝固有动脉则是肝的营养血管。出肝的血管是肝静脉。肝血窦的血液经过肝细胞的加工和物质交换后汇入中央静脉,出小叶后又汇入小叶下静脉。该静脉反复汇合,最后形成肝左静脉、肝中静脉和肝右静脉,汇入下腔静脉。

(六)胆囊和输胆管道

1. 胆囊(gallbladder)　位于胆囊窝内,上面借结缔组织与肝相连,下面游离与横结肠的始部和十二指肠上部相邻。胆囊有贮存和浓缩胆汁的作用。

胆囊呈梨形,分为底、体、颈、管4部分:前端圆钝,称**胆囊底**(fundus of gallbladder),常露出于肝的前缘,与腹前壁相贴,其体表投影在右锁骨中线与右肋弓交点处的稍下方。胆囊炎时,此处常有明显的压痛。由胆囊底向后延续的部分为**胆囊体**(body of gallbladder);后部稍细为**胆囊颈**(neck of gallbladder);由颈弯向左下的部分称**胆囊管**(cystic duct)。

2. 输胆管道　简称胆道,是将胆汁输送至十二指肠的管道,胆道分肝内和肝外两部分。在肝内,胆小管汇合成小叶间胆管,再逐渐合成左、右肝管出肝门,汇合成**肝总管**(common hepatic duct)。肝总管与胆囊管(cystic duct)汇合成**胆总管**(common bile duct)。胆总管长约4~8 cm,经十二指肠上部后方下行,至十二指肠降部间与胰管汇合成略膨大的**肝胰壶腹**(hepatopancreatic ampulla),斜穿十二指肠降部后内侧壁,开口于十二指肠大乳头。在肝胰壶腹周围有增厚的环形平滑肌构成的**肝胰壶腹括约肌**(sphincter of hepato-pancreatic ampulla)(或称**Oddi 括约肌**)包绕,可控制胆汁和胰液进入十二指肠。在正常情况下,肝胰壶腹括约肌保持收缩状态,胆囊扩张,由肝细胞分泌的胆汁经肝左右管、肝总管、胆囊管进入胆囊贮存并浓缩;进食后,尤其进高脂肪食物,胆囊收缩,肝胰壶腹括约肌舒张,胆囊内的胆汁经胆囊管、胆总管、肝胰壶腹、十二指肠大乳头,排入十二指肠(表3-2)。

表3-2　胆汁的排泄途径

肝细胞产生胆汁→胆小管→小叶间胆管→肝左、右管→肝总管→胆总管→十二指肠

↓ ↑

胆囊

二、胰

(一)胰的位置和形态

胰(pancreas)位于胃的后方,在第1、2腰椎水平横贴于腹后壁,其前面被有腹膜。胰质软,色灰红,分头、体、尾三部分:胰的右端膨大,称**胰头**(head of pancreas),位于第2腰

椎右侧,被十二指肠环抱;中部呈棱柱状,为**胰体**(boby of pancreas),约居第 1 腰椎平面,前邻胃后壁,后邻下腔静脉、腹主动脉、左肾和左肾上腺;介于胰头和胰体之间的狭窄部分称**胰颈**,长 2~2.5 cm,肠系膜上静脉和脾静脉在其后方汇合成肝门静脉。左端较细,伸向脾门,称**胰尾**(tail of pancreas)。

在胰的实质内,有一条自胰尾沿胰长轴右行的管道,称**胰管**(pancreatic duct),沿途有许多小管汇入,其与胆总管汇合后,共同开口于十二指肠大乳头。在胰头上部,常存在**副胰管**(ductus pancreaticus accessorius),开口于十二指肠小乳头。

(二)胰的组织结构

胰表面覆以薄层结缔组织被膜,被膜伸入实质内,将其分为许多的胰腺小叶。胰腺实质由外分泌部和内分泌部组成(图 3-30)。

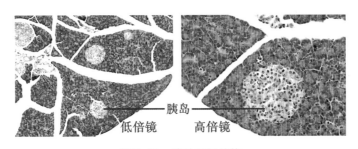

胰岛

低倍镜　　高倍镜

图 3-30　胰的组织结构

1. 外分泌部　为浆液性腺,由腺泡和导管组成。腺泡由浆液性腺细胞围成。腺细胞呈锥体形,核圆,位于细胞基底部。腺泡腔内常有着色浅淡的泡心细胞。导管为上皮性管道,由闰管、小叶内导管、小叶间导管、叶间导管和主导管(胰管)组成。闰管的一端由单层扁平上皮组成,伸入腺泡腔形成**泡心细胞**(centroacinar cell),另一端汇合成单层立方上皮组成的小叶内导管。小叶内导管出小叶后汇合成叶间导管,最后汇合成胰管。

胰的外分泌部分泌胰液,含多种消化酶,如胰蛋白酶原、胰糜蛋白酶原、胰淀粉酶、胰脂肪酶等。胰液经导管排入十二指肠,参与糖、蛋白质、脂肪的消化。

2. 内分泌部　又称**胰岛**(pancreas islet),是由内分泌细胞组成的球形细胞团,散在于外分泌部的腺泡之间。胰岛细胞呈团索状分布,细胞间有丰富的有孔毛细血管,细胞合成的激素由此释放入血。人胰岛主要有 A,B,D 三种细胞。

A 细胞(A-cell)约占胰岛细胞总数的 20%。细胞体积大,多分布在胰岛的外周部。A 细胞分泌**高血糖素**(glucagon),能促进肝细胞的糖原分解为葡萄糖,并抑制糖原合成,使血糖升高;促进储存脂肪的分解和脂肪酸氧化,异生为糖;促进蛋白质分解和抑制其合成。

B 细胞(β-cell)数量最多,约占细胞总数的 75%,主要位于胰岛的中央部。B 细胞体积较小,胞质呈橘黄色,核小而居中。B 细胞分泌**胰岛素**(insulin),能促进肝细胞、脂肪细胞等吸收血液内的葡萄糖,合成糖原或转化为脂肪储存,并抑制糖原分解和糖异生,故使血糖浓度降低。如果胰岛素分泌不足,可使糖正常代谢及糖原合成发生障碍,致血糖浓度增高,超过肾糖阈而随尿排出,称糖尿病。

D 细胞(δ-cell)数量少,约占细胞总数的 5%,散在于 A、B 细胞之间。D 细胞分泌生长抑素,抑制 A、B 细胞的分泌活动。

（商丘医学高等专科学校　蒋建平）

第四章

呼吸系统

学习要点

　　上、下呼吸道的概念;外鼻、鼻腔、鼻旁窦;喉、气管的位置与形态,主支气管的形态特点;气管与主支气管的微细构造;肺的位置与形态,肺的导气部、呼吸部;胸腔、胸膜与胸膜腔的概念,壁胸膜的分部及胸膜隐窝;胸膜与肺的体表投影;纵隔。

护理案例

　　患儿,男,3 岁。以哭闹时误吸瓜子后阵发性呛咳入院。查体:呼吸 25次/min,呼吸时右侧胸部运动受限制,听诊右侧呼吸音降低,可闻及较多喘鸣音。X 射线透视检查可见心脏和纵隔向左侧移位。诊断:右支气管异物。治疗:支气管呼吸道异物取出术。

　　问题:为什么儿童哭闹时不能喂食食物? 其解剖学基础是什么? 气管异物易坠入何侧支气管?

　　呼吸系统(respiratory system)由呼吸道和肺两部分组成。呼吸道是传送气体的管道,包括鼻、咽、喉、气管和各级支气管。临床上通常把鼻、咽、喉称为上呼吸道,把气管、主支气管及肺内的各级支气管称为下呼吸道。肺是进行气体交换的器官,由肺实质(支气管树和肺泡)及肺间质(结缔组织、血管、淋巴管、淋巴结和神经等)组成(图 4-1)。

　　呼吸系统执行人体与外界气体交换的功能,即不断地吸入外界的新鲜空气,呼出体内的二氧化碳,以保证人体的新陈代谢顺利进行。

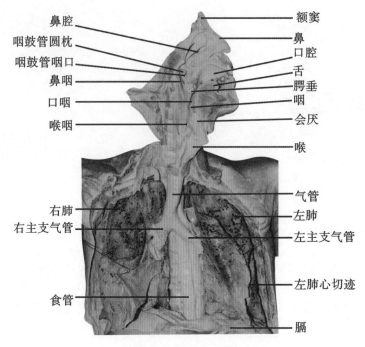

图 4-1　呼吸系统概观

第一节　呼吸道

一、鼻

鼻(nose)由外鼻、鼻腔和鼻旁窦三部分组成,是呼吸道的起始部,也是嗅觉器官。

(一)外鼻

外鼻(external nose)由骨和软骨作为支架,外覆皮肤和少量皮下组织。上端狭窄的部分称鼻根。鼻根向下延伸成鼻背,其末端为鼻尖。鼻尖两侧呈弧状扩大称鼻翼。从鼻翼向外下方到口角的浅沟称鼻唇沟,面肌瘫痪时,瘫痪侧的鼻唇沟变浅或消失。

(二)鼻腔

鼻腔(nasal cavity)由骨和软骨为基础,内面覆以黏膜或皮肤,被鼻中隔分为左、右两部。鼻腔向前经鼻孔与外界相通,向后经鼻后孔通鼻咽部,并以鼻阈为界,分为前下部的鼻前庭和后部的固有鼻腔。鼻阈是皮肤与鼻黏膜的分界标志。

1. **鼻前庭**(nasal vestibule)　是鼻腔前下份的扩大部,相当于鼻翼遮盖的部分。内面衬以皮肤,长有粗硬的鼻毛,具有过滤灰尘和净化吸入空气的作用。

2. **固有鼻腔**(proper nasal cavity)　是鼻腔的主要部分。在其外侧壁自上而下有三个突起,分别称上鼻甲、中鼻甲和下鼻甲。各鼻甲下方均有一裂隙,分别称上鼻道、中鼻道和下鼻道,在上鼻甲的后上方有一凹陷称**蝶筛隐窝**(图4-2)。上、中鼻道及蝶筛隐窝分别有鼻旁窦的开口,下鼻道的前部有鼻泪管的开口。左、右两侧鼻腔共同的内侧壁是**鼻中隔**(nasal septum),鼻中隔由筛骨垂直板、犁骨及鼻中隔软骨被覆黏膜而成。鼻中隔前下份有一**易出血区**,此区血管丰富而位置表浅,受外伤或干燥空气刺激,血管易破裂而出血。

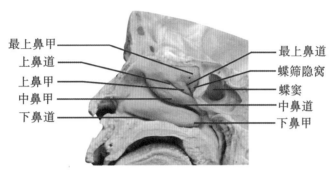

图4-2　鼻腔外侧壁(右侧)

鼻腔的黏膜按其生理功能分为嗅区和呼吸区。嗅区位于上鼻甲内侧面以及与其相对的鼻中隔黏膜,活体呈苍白色或浅黄色,含嗅细胞,能感受嗅觉。呼吸区鼻黏膜覆盖除嗅区以外的大部分,活体呈淡红色,黏膜表面被覆假复层纤毛柱状上皮,杯状细胞较多,固有层为疏松结缔组织,内有混合腺及丰富的静脉丛,对吸入的空气起加温、湿润作用。鼻炎时,静脉丛充血,黏膜肿胀,分泌物增多,鼻道变窄,影响通气。

(三)鼻旁窦

鼻旁窦(paranasal sinuses)由鼻腔周围含气骨腔覆以黏膜而成,共四对,包括**上颌窦、额窦、蝶窦和筛窦**(图4-3),筛窦又分前、中、后三群小房。上颌窦、额窦和筛窦的前、中群小房开口于中鼻道;筛窦的后群小房开口于上鼻道;蝶窦开口于蝶筛隐窝。鼻旁窦在协助调节吸入空气的温度、湿度上起重要作用,且对发音起共鸣作用。由于鼻旁窦黏膜与鼻黏膜连续,故鼻腔感染时,可蔓延至鼻旁窦引起鼻窦炎。上颌窦是鼻旁窦中最大的一对,因开口位于上颌窦内侧壁最高处,窦口高于窦底,所以上颌窦炎症引流不畅,易引发慢性炎症。同时窦底邻近上颌磨牙牙根,此处骨质菲薄,牙根感染常波及上颌窦,引起牙源性上颌窦炎。临床上鼻旁窦的炎症中以上颌窦炎最为多见。

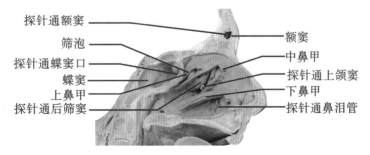

图4-3　鼻旁窦

二、喉

喉(larynx)是呼吸和发音器官。喉以软骨为基础,借关节、韧带和肌肉连接而成。

(一)喉的位置

喉位于颈前部中份,成年人喉的上界平对第4、5颈椎体之间,下界平第6颈椎体下缘附近,女性和小儿的位置较高。喉上借甲状舌骨膜与舌骨相连;下接气管;喉前方被皮肤、筋膜和舌骨下肌群所覆盖;后方紧邻喉咽部;喉两侧邻颈部大血管、神经和甲状腺侧叶等。喉的活动性较大,当吞咽和发音时,可上下移动。

(二)喉软骨

喉软骨包括不成对的甲状软骨、环状软骨、会厌软骨和成对的杓状软骨等(图4-4)。

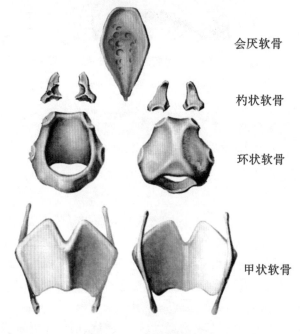

会厌软骨

杓状软骨

环状软骨

甲状软骨

图4-4　分离的喉软骨

1. **甲状软骨**　甲状软骨(thyroid cartilage)由左右两块近似方形软骨板在前方合成。两板前缘相连形成前角,前角的上端向前突出,称**喉结**(laryngeal prominence)。成年男性特别显著。两板后缘游离,向上、下各伸出一对突起,上方的一对细长,称上角,借韧带连于舌骨;下方的一对较粗短,称下角,与环状软骨构成环甲关节。

2. **环状软骨**　环状软骨(cricoid cartilage)位于甲状软骨下方,向下接气管,前部窄低,称环状软骨弓;后部高而宽阔,称环状软骨板。板上缘两侧各有小关节面与杓状软骨构成环杓关节。环状软骨弓平对第6颈椎,是颈部的重要标志之一。环状软骨是喉和气管中唯一完整环形的软骨,对保持呼吸道的畅通有重要作用,损伤后易引起喉狭窄。

3. **杓状软骨**　杓状软骨(arytenoid cartilage)位于环状软骨板上缘之上,左右各一。

杓状软骨略呈三棱锥体形,尖向上,底朝下与环状软骨板相关节。底向前方的突起,称声带突,有声韧带附着;向外侧较钝的突起,称肌突,是喉肌的附着处。

4.会厌软骨　会厌软骨(epiglottic cartilage)位于甲状软骨的后上方,喉入口的前方。形似树叶,上宽下窄。上端游离,下端借韧带连于喉结的后下方。当吞咽时,喉上提,会厌软骨遮盖喉口,以防止食物误入喉腔。

(三)喉的连结

喉的连结包括喉软骨之间以及喉软骨与舌骨、气管间的连结(图4-5)。

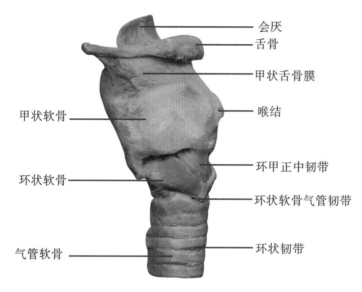

会厌
舌骨
甲状舌骨膜
喉结
甲状软骨
环甲正中韧带
环状软骨
环状软骨气管韧带
气管软骨
环状韧带

图4-5　喉软骨及其连结

1.环甲关节　环甲关节(cricothyroid joint)由甲状软骨下角与环状软骨两侧的关节面构成。甲状软骨通过此关节可在冠状轴上作前倾和复位运动,借以调节声带的紧张程度。前倾时,使声带紧张;复位时,使声带松弛。

2.环杓关节　环杓关节(cricoarytenoid joint)由杓状软骨底和环状软骨板上缘的关节面连结构成。杓状软骨通过此关节可沿垂直轴做旋转运动,使声带突向内、外侧移动,因而能开大或缩小声门裂。杓状软骨也可作左右滑动。

3.弹性圆锥　弹性圆锥(conus elasticus)为弹性纤维组成的膜性结构,自甲状软骨前角的后面,向下向后附着于环状软骨上缘和杓状软骨声带突。整体呈上窄下宽的圆锥状,此膜上缘游离,紧张于甲状软骨前角与杓状软骨声带突之间,称声韧带,是构成声带的基础。弹性圆锥前份较厚,位于甲状软骨下缘和环状软骨弓上缘之间,称环甲正中韧带。位置表浅,从体表易于触及,是急性喉阻塞时切开或穿刺的部位。

4.甲状舌骨膜　甲状舌骨膜(thyrohyoid membrane)连于甲状软骨上缘与舌骨之间。

(四)喉腔

喉腔(laryngeal cavity)(图4-6)向上借喉口通喉咽部,向下与气管相通。腔壁覆以黏

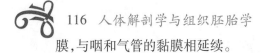

膜,与咽和气管的黏膜相延续。

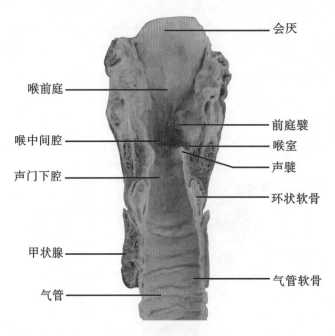

图4-6　喉的冠状断面

喉的入口称**喉口**(aditus laryngis),朝向后上方,由会厌上缘、两侧的杓状会厌襞和杓间切迹围成。在喉腔中部的侧壁上,有上、下两对呈矢状位的黏膜皱襞突入腔内。上方一对黏膜皱襞称**前庭襞**(vestibular fold),活体呈粉红色,与发音无直接关系,左右前庭襞间的裂隙,称**前庭裂**(rima vestibuli);下方一对黏膜皱襞称**声襞**(vocal fold),在活体颜色较苍白,比前庭襞更为突向喉腔。左右声襞及杓状软骨基底部之间的裂隙,称**声门裂**(fissure of glottis),是喉腔最狭窄的部位。通常所称的**声带**(vocal cord)指声襞以及由其覆盖的声韧带和声带肌三者共同构成。

喉腔可借前庭襞和声襞分为三部分:①喉口至前庭裂平面间的部分称喉前庭,上宽下窄,前壁主要由会厌的喉面构成。②前庭裂平面至声门裂平面间的部分称喉中间腔,在喉腔的三部分中,喉中间腔容积最狭小。其向两侧突出的梭形隐窝,称喉室。③声门裂平面至环状软骨下缘平面之间的部分称声门下腔,向下通气管。声门下腔处黏膜下组织比较疏松,故炎症时易引起喉水肿;婴幼儿因喉腔较窄小,水肿时易引起喉阻塞,造成呼吸困难。

(五)喉肌

喉肌均为骨骼肌,肌块细小,附着于喉软骨的内面和外面。根据喉肌的功能可分为两群。一群作用于环甲关节,使甲状软骨产生前倾和复位的运动,以紧张或松弛声韧带;另一群作用于环杓关节,使杓状软骨沿垂直轴旋转,从而扩大或缩小声门裂。因此喉肌的运动可控制发音的强弱和调节音调的高低。其中,环甲肌起自环状软骨弓前外侧面,向后上止于甲状软骨下缘和下角,作用是紧张声带。环杓后肌起自环状软骨板后面,向外上止于杓状软骨肌突,有开大声门裂并紧张声带作用(图4-7)。

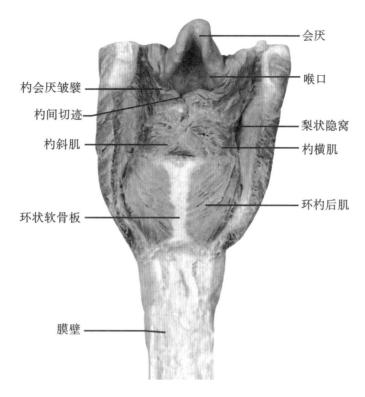

图4-7 喉肌

三、气管和主支气管

气管和主支气管是连接喉与肺之间的管道,管壁均由软骨、平滑肌和结缔组织所构成。气管软骨以"C"形的透明软骨为支架,以结缔组织相连。缺口都朝向后方,被平滑肌和结缔组织构成的膜壁所封闭。所以管的后壁呈扁平状。

(一)气管

气管(trachea)通常由16~20个"C"形气管软骨借结缔组织相连,内面衬以黏膜构成。上端在平第6颈椎下缘附近连接环状软骨,经颈部正中,向下进入胸腔,在胸骨角平面分为左、右主支气管(图4-8),气管分杈处称**气管杈**(bifurcation of trachea)。

根据行程和位置,气管可分为颈、胸两部。颈部较粗,位置表浅,沿前正中线下行,在颈静脉切迹上方可以摸到。在第2~4气管软骨的前方有甲状腺峡,两侧邻近颈部大血管和甲状腺侧叶,后方与食管相邻。胸部较长,位于上纵隔内,两侧有重要的血管、神经。前面与胸骨之间有胸腺和大血管;后方仍紧贴食管。

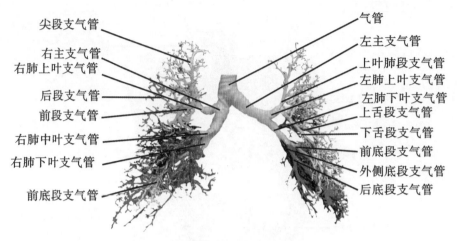

图4-8　气管与各级支气管（铸型标本）

临床护理应用：气管切开术

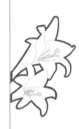气管切开术系切开颈段气管前壁，插入气管套管，以解除喉源性呼吸困难、呼吸机能失常或下呼吸道分泌物潴留所致呼吸困难的一种急救手术。临床上气管切开时，常选取在第3~5气管软骨处施行。经过的层次由浅入深为皮肤、浅筋膜、深筋膜、舌骨下肌群、气管前筋膜和气管软骨环。第2~4气管软骨环前方有甲状腺峡，手术过程中应向上推开甲状腺峡，暴露气管前壁。术后应保持呼吸道通畅，防止伤口感染和术后并发症。

（二）主支气管

左、右主支气管由气管分出后，各自斜向外下方走行，分别经左、右肺门进入左、右肺。**左主支气管**（left principal bronchus）细而长，平均长4~5 cm，走行较倾斜。**右主支气管**（right principal bronchus）短而粗，平均长2~3 cm，走形较陡直。因此临床上气管内异物多坠入右主支气管。

（三）气管和主支气管的结构特点

气管和主支气管管壁由内向外依次由黏膜、黏膜下层和外膜三层构成（图4-9）。

1.黏膜　黏膜由上皮和固有层组成。

（1）上皮　为假复层纤毛柱状上皮，纤毛向咽部摆动，可将黏液及黏附的灰尘颗粒等运送到喉部，以痰的形式咳出。杯状细胞与黏膜下层内混合腺的分泌物，均涂布在纤毛上皮的表面，共同构成黏液屏障，能黏附吸入空气中的灰尘颗粒。

（2）固有层　位于上皮深面，有较多的弹性纤维及散在的淋巴组织等。

2.黏膜下层　黏膜下层由疏松结缔组织构成，内含有血管、淋巴管、神经及丰富的混合性气管腺。

3. 外膜 外膜较厚,由结缔组织和透明软骨构成。软骨缺口处的结缔组织中有平滑肌束,构成气管膜壁。

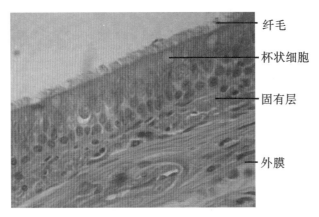

纤毛
杯状细胞
固有层
外膜

图 4-9 气管壁切面(高倍)

第二节 肺

一、肺的位置和形态

(一)肺的位置

肺(lungs)是最重要的呼吸器官,左右各一,位于胸腔内,纵隔两侧,膈的上方。

(二)肺的形态

右肺因受肝位置的影响,较宽短。左肺因受心偏向左侧的影响,较狭长。左肺被自后上方斜向前下方的斜裂分为上、下二个叶。右肺除有斜裂外,还有一条近于水平方向的水平裂,将右肺分为上、中、下三个叶。

肺表面覆以浆膜,为胸膜脏层,光滑湿润,透过脏胸膜可见许多多边形的肺小叶轮廓。幼儿肺呈淡红色,随年龄增长,由于吸入空气中灰尘的不断沉积,颜色逐渐变灰暗甚至蓝黑色。部分可呈棕黑色斑,吸烟者尤甚。肺组织质软而轻,富有弹性,呈海绵状。肺大致呈圆锥形,具有一尖、一底、两面和三缘(图 4-10)。

肺尖呈钝圆形,向上经胸廓上口突至颈根部,高出锁骨内侧 1/3 段上方 2～3 cm。肺底与膈相贴,又称膈面,向上方凹陷,与膈穹隆相一致。外侧面圆凸而广阔,邻接胸廓的前、后和外侧壁,又称肋面。内侧面邻贴纵隔,又称纵隔面(图 4-11)。此面中部有一凹陷,称**肺门**,是主支气管、肺动脉、肺静脉、淋巴管和神经等出入肺的部位。这些出入肺门的结构,被结缔组织包绕在一起,构成**肺根**。肺的前缘薄锐,右肺前缘近于垂直,左肺前缘下部有左肺**心切迹**,心切迹下方的舌状突出部分,称左肺小舌。肺的后缘圆钝。肺的下缘也较薄锐,其位置可随呼吸上下移动。

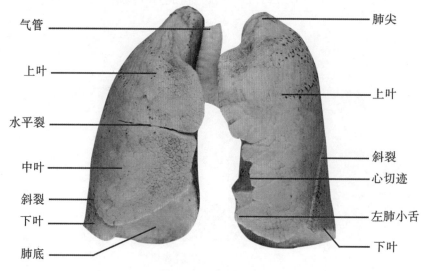

图 4-10 肺的外侧面

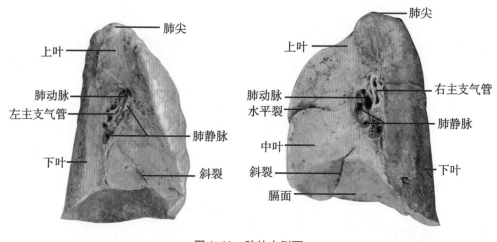

图 4-11 肺的内侧面

二、肺内支气管和肺段

左、右主支气管入肺门后分出肺叶支气管，进入肺叶。肺叶支气管在各肺叶内再分为肺段支气管，并在肺内反复分支，呈树枝状，称支气管树。每一肺段支气管及其分支和它所属的肺组织共同构成一个**支气管肺段**(bronchopulmonary segments)，简称肺段。肺段呈圆锥形，其尖朝向肺门，底朝向肺表面。各肺段有其固有位置，相邻肺段间仅以薄层结缔组织隔开。按照肺段支气管的分支分布，左、右肺各分为 10 个肺段。左肺上叶的尖段和后段支气管、下叶的内侧底段和前底段支气管均常发自一个支气管干，因此左肺可分为 8 个肺段。

三、肺的组织结构

肺组织可分肺间质和肺实质两部分。肺表面的浆膜在肺门处增多,并伴随血管、淋巴管和神经等进入肺内,共同形成肺的间质,将肺分隔成若干肺小叶。肺实质即肺内支气管的各级分支及其终末的大量肺泡,根据其功能的不同又可分为导气部和呼吸部。

(一)肺实质

1. 导气部 主支气管从肺门入肺后分支为肺叶支气管。肺叶支气管分支为肺段支气管,肺段支气管以下的多次分支,统称为小支气管。其管径在 1 mm 以下时称细支气管。细支气管继续分支至直径 0.5 mm 时则称终末细支气管。每根细支气管及其各级分支和所属肺泡构成一个肺小叶(图 4-12)。临床上所谓小叶性肺炎,就是指肺小叶的感染。

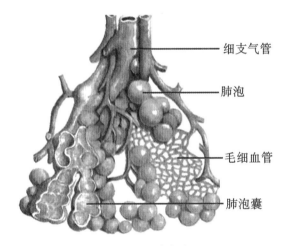

图 4-12 肺小叶

导气部包括肺叶支气管,肺段支气管、小支气管、细支气管及终末细支气管等一系列管道。导气部仅能传导气体,不能进行气体交换。导气部各级支气管管壁的组织结构与主支气管基本相似,但随着管腔的变小和管壁的变薄,管壁的结构也相应发生改变。

(1)肺叶支气管至细支气管 其结构的主要变化特点包括以下几个方面。①上皮为假复层纤毛柱状上皮,但逐渐变薄;②腺体逐渐减少乃至消失;③软骨呈不规则片状,并逐渐减少乃至消失;④平滑肌则相对增多。

(2)终末细支气管 管壁薄,分层不明显,黏膜皱襞明显,上皮已移行为单层纤毛柱状上皮或单层柱状上皮,杯状细胞、腺体和软骨片均消失,平滑肌增多,形成完整的环行肌层。由于细支气管、终末细支气管失去软骨支撑,管壁上平滑肌相对增多,因此,细支气管尤其是终末细支气管管壁的平滑肌收缩或舒张可改变管径,以调节出入肺泡内气体流量。在某些病理情况下,如支气管哮喘,终末细支气管平滑肌发生痉挛性收缩时,可使出入肺泡气流量减少,引起呼吸困难。

2. 呼吸部 包括呼吸性细支气管、肺泡管、肺泡囊和肺泡(图 4-13),具有气体交换的功能。

（1）**呼吸性细支气管**（respiratory bronchiole）　是终末细支气管的分支,管壁上皮是单层立方上皮,上皮下的结缔组织内有少量平滑肌纤维。管壁上有少量肺泡开口,故具有了气体交换功能。

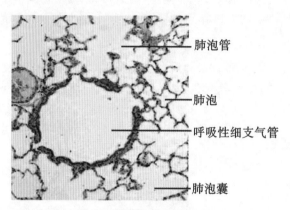

图4-13　呼吸性细支气管微细结构

（2）**肺泡管**（alveolar duct）　是呼吸性细支气管的分支,管壁上有许多肺泡和肺泡囊的开口,自身的管壁结构很少,只存在于相邻肺泡开口之间部分,此处呈结节状膨大,膨大表面覆有单层立方或扁平上皮,上皮下有薄层结缔组织和少量环行平滑肌纤维。

（3）**肺泡囊**（alveolar sac）　连接于肺泡管的末端,为数个肺泡共同开口的腔隙。在相邻肺泡开口之间的壁中无平滑肌,故切片中,此处无明显的结节状膨大。

（4）**肺泡**（pulmonary alveolus）　呈多面形囊泡状,一面开口于肺泡囊、肺泡管或呼吸性细支气管,其他各面与相邻的肺泡借间质连接。肺泡是肺进行气体交换的部位,成人肺内约有3亿~4亿个肺泡,其总面积可达70~80 m^2。肺泡的壁极薄,内面衬有单层上皮,称肺泡上皮,外被基膜。肺泡上皮由Ⅰ型肺泡细胞和Ⅱ型肺泡细胞共同组成(图4-14)。

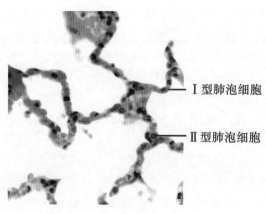

图4-14　肺泡细胞超微结构

Ⅰ**型肺泡细胞**数量多,细胞呈扁平形,表面光滑,胞核呈扁椭圆形,无胞核部分胞质菲薄,为气体交换提供了一个广而薄的面,使气体易于通过。

Ⅱ**型肺泡细胞**数量较少,细胞呈立方形或圆形,位于Ⅰ型肺泡细胞之间,凸向肺泡腔,胞核大而圆,胞质着色浅,呈泡沫状。细胞质含有许多分泌颗粒,颗粒内主要有二棕榈酰卵磷脂等,以胞吐的方式释放后,在肺泡上皮表面形成一层薄膜,称肺泡表面活性物质,该物质有降低肺泡表面张力,防止肺泡塌陷及肺泡过度扩张,起到稳定肺泡直径的作用。创伤、休克、中毒或感染时,肺泡表面活性物质的合成与分泌受到抑制或破坏,可引起肺泡塌陷,影响肺泡的气体交换功能。

(二)肺间质

肺表面的浆膜在肺门处增多,并伴随血管、淋巴管和神经等进入肺内,共同形成肺的间质。相邻肺叶、肺小叶之间,甚至肺泡之间均由肺间质分隔。

1.**肺泡隔**(alveolar septum) 是指肺泡与肺泡之间的薄层结缔组织,属肺的间质。其内含有丰富的毛细血管网、大量的弹性纤维、成纤维细胞、肺巨噬细胞及肥大细胞等。肺泡隔中的毛细血管网紧贴肺泡上皮,有利于肺泡内的 O_2 与血液中的 CO_2 进行交换。肺泡隔内的弹性纤维有助于保持肺泡的弹性,当肺泡隔内的弹性纤维变性时,可使肺泡弹性减弱,肺泡过度扩张,导致肺气肿。隔内的肺巨噬细胞能吞噬吸入的灰尘、细菌、异物及渗出的红细胞,吞噬灰尘后的巨噬细胞又称尘细胞,构成机体防御体系的重要成分之一。相邻肺泡间有小孔相通,称肺泡孔(alveolar pore)。它是沟通相邻肺泡的孔道,空气可借肺泡孔互相流通。

2.**血—气屏障** 肺泡与血液之间气体交换所通过的结构,称血—气屏障(blood-air barrier)。它由下列结构组成:肺泡表面液体层、Ⅰ型肺泡细胞及基膜、薄层结缔组织、连续型毛细血管的基膜及内皮(图4-15)。有的部位两层基膜之间无结缔组织,直接相贴而融合在一起。血—气屏障很薄,其厚度为 $0.2 \sim 0.5\ \mu m$。屏障中任何一层发生病理改变,均会影响气体交换。

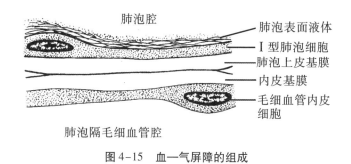

图4-15 血—气屏障的组成

四、肺的血液循环

肺有两套血管:即功能性血管和营养性血管。①功能性血管为肺动脉和肺静脉,参与气体交换。肺动脉自肺门进入肺后,其分支与各级支气管伴行,直至肺泡隔内形成毛细血管网。毛细血管内的血液与肺泡进行气体交换后,汇入小静脉;小静脉行于肺小叶间结缔组织内,不与肺动脉的分支伴行;当汇集成较大的静脉后,才与支气管及肺动脉分支伴行,最终汇合成肺静脉。②营养性血管为支气管动脉和支气管静脉,支气管动脉供给肺氧气和营养物质。支气管动脉与支气管的分支伴行,其终末支至呼吸性细支气管时,一部分毛细血管网与肺动脉的毛细血管网吻合,汇入肺静脉;另一部分则汇成支气管静脉,与支气管伴行,经肺门出肺。

第三节　胸膜和纵隔

一、胸膜、胸膜腔与胸腔的概念

胸膜(pleura)是一层薄而光滑的浆膜,可分为脏胸膜和壁胸膜两部分。脏胸膜紧贴于肺的表面,并折入左右肺斜裂和右肺水平裂内。壁胸膜衬贴于胸壁内面、膈上面和纵隔侧面。脏、壁两层胸膜在肺根部互相移行,共同围成一个封闭的腔隙称**胸膜腔**(pleural cavity)。胸膜腔左右各一,互不相通。由于脏、壁两层胸膜相互贴附在一起,所以胸膜腔实际上是潜在性的腔隙,为负压,腔内仅有少量浆液,以减少呼吸时脏、壁两层胸膜间的摩擦。

胸腔(thoracic cavity)由胸廓与膈围成,上界为胸廓上口与颈部相通,下界借膈与腹腔分隔。胸腔内可分为三部分,即左、右两侧为胸膜腔和肺,中间为纵隔。

二、胸膜的分部及胸膜隐窝

壁胸膜根据所在位置可分为4部分:突出于胸廓上口,覆盖于肺尖上方的部分,称胸膜顶;衬贴于肋骨与肋间肌内面的部分,称肋胸膜;贴附于膈上面的部分,称膈胸膜;呈矢状位衬覆于纵隔两侧的部分,称纵隔胸膜。

壁胸膜各部互相转折处,胸膜腔留有一定间隙,在深吸气时肺缘也不能伸入此空间,这些间隙称**胸膜隐窝**(pleural recesses)。其中最大最重要的胸膜隐窝是**肋膈隐窝**,为肋胸膜与膈胸膜相互转折处,在人体直立时为胸膜腔最低部位,胸膜腔积液首先积聚于此。

三、肺及胸膜的体表投影

(一)肺的体表投影

两肺前缘的投影起自锁骨内侧端上方2~3 cm处的肺尖,向内下方斜行,经胸锁关节后方至胸骨柄后面,约在第2胸肋关节水平,左右靠拢并垂直下降。右肺前缘由此再下行至第6胸肋关节处弯向外下方,移行于右肺下缘;左肺前缘因有心切迹,故在第4胸肋关节处即沿第4肋软骨向外下方,至第6肋软骨中点处移行于左肺下缘。平静呼吸时,两肺下缘各沿第6肋向外后走行,在锁骨中线处与第6肋相交,在腋中线处与第8肋相交,在肩胛线处与第10肋相交,在接近脊柱时平第10胸椎棘突高度(图4-16)。当深呼吸时,两肺下缘均可向上、下各移动 2~3 cm。

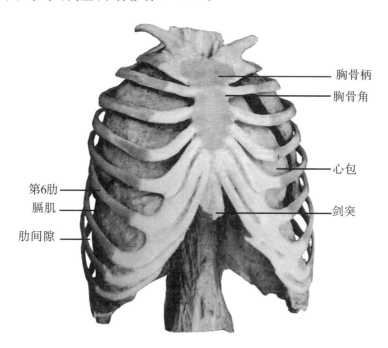

图 4-16　胸膜和肺的体表投影

（二）胸膜的体表投影

两侧胸膜顶和胸膜前界的投影,基本与肺尖和肺前缘一致。两侧胸膜下界的体表投影,比两肺下缘的投影约低 1~2 个肋骨。即在锁骨中线处与第 8 肋相交,在腋中线处与第 10 肋相交,在肩胛线处与第 11 肋相交,在脊柱旁平第 12 胸椎棘突高度。肺下缘与胸膜下界的体表投影对比见表 4-1。

表 4-1　肺和胸膜下界的体表投影

	锁骨中线	腋中线	肩胛线	后正中线
肺下界	第 6 肋	第 8 肋	第 10 肋	第 10 胸椎棘突
胸膜下界	第 8 肋	第 10 肋	第 11 肋	第 12 胸椎棘突

四、纵隔

（一）纵隔的概念和境界

纵隔（mediastinum）是左、右纵隔胸膜之间的全部器官、结构和结缔组织的总称。纵隔的境界:前界为胸骨,后界为脊柱胸段,两侧界为纵隔胸膜,上界达胸廓上口,下界为膈。

(二)纵隔的分部

通常以胸骨角平面(平对第4胸椎体下缘)为界,将纵隔分为上纵隔和下纵隔两部分(图4-17)。下纵隔再以心包为界分为前、中、后三部分,即胸骨与心包前面之间的前纵隔;心包、心以及与其相连大血管根部所占据的中纵隔;心包后面与脊柱胸段之间的后纵隔。

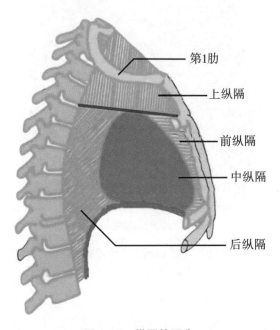

图4-17　纵隔的区分

1.**上纵隔**　内主要含有胸腺、头臂静脉、上腔静脉、主动脉弓及其分支、迷走神经、膈神经、喉返神经、食管胸部、气管胸部及胸导管和淋巴结等。

2.**前纵隔**　内有胸腺下部、少量淋巴结和疏松结缔组织。

3.**中纵隔**　为纵隔下部最宽阔的部分,其内有心包、心和与心相连的大血管(升主动脉、肺动脉干及其分支、上腔静脉、左和右肺静脉)、膈神经、奇静脉弓等。

4.**后纵隔**　内有主支气管、食管胸部、胸主动脉、胸导管、奇静脉和半奇静脉、迷走神经、胸交感干、淋巴结等。

(南阳医学高等专科学校　刘荣志　时炳钦)

第五章

泌尿系统

🌀 **护理案例**

　　患者,男,21 岁,大二学生。打篮球时突感右腰部剧痛,疼痛向下腹和会阴部放射,出现肉眼血尿而被送往医院诊治。护士检查体温 37.5 ℃,心率 90 次/min,呼吸 18 次/min,血压 120/85 mmHg。急性痛苦面容,大汗。辅助检查:①尿样检查报告为血尿。②B 超显示右肾肾盂轻度扩张,右输尿管上段 1.5 cm×1.1 cm 结石。诊断:右侧输尿管上段结石。

　　问题:输尿管位于何处? 尿路结石易滞留于哪些部位?

　　泌尿系统(urinary system)由肾、输尿管、膀胱及尿道组成(图 5-1),主要功能是排出机体在新陈代谢中所产生能溶于水的废物(如尿素、尿酸、肌酐)、多余的水和某些无机盐类等。肾是产生尿液的器官,尿液经输尿管输送到膀胱暂时储存,当尿液达到一定量后,在神经系统的调节下,经尿道排出体外,输尿管、膀胱及尿道为排尿管道。

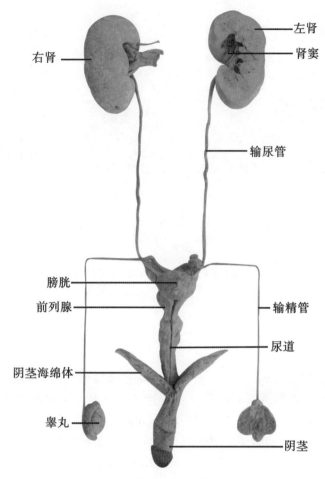

图 5-1　男性泌尿生殖器模式图

第一节　肾

一、肾的形态

　　肾是实质性器官,形似蚕豆,左右各一。新鲜的肾为红褐色,质柔软,表面光滑。肾可分为上、下两端,前、后两面,内、外侧两缘。肾的上、下端都较钝圆;前面较凸,朝向前外侧;后面较扁平,紧贴腹后壁;肾外侧缘隆凸;内侧缘中部凹陷称**肾门**(renal hilum)。肾门为肾的血管、神经、淋巴管及肾盂等出入的门户。出入肾门诸结构被结缔组织包裹称**肾蒂**(renal pedicle)。右侧肾蒂较左侧短,在手术时可造成一定的困难。肾门向肾实质凹陷形成的腔隙称**肾窦**(renal sinus),内含肾盂、肾盏、肾血管、淋巴管、神经及脂肪组织等结构。

二、肾的位置

　　肾位于腹膜后方,脊柱两侧(图 5-2),贴靠腹后壁的上部,是腹膜外位器官。肾的长轴向外下倾斜,一般左肾上端平第11胸椎体下缘,下端平第2腰椎体下缘;右肾由于受肝的影响比左肾低,即右肾上端平第12胸椎体上缘,下端平第3腰椎体上缘。第12肋分别斜过左肾后面的中部和右肾后面的上部。肾门约平第1腰椎体平面,在竖脊肌的外侧缘与第12肋之间的部位称**肾区(脊肋角)**,肾门在腹后壁的体表投影一般位于此区(图5-3)。在某些肾疾病患者,叩击或触压此区可引起疼痛。

　　肾的位置可随呼吸和体位而上下移动,幅度约为2~3 cm。肾的位置一般女性低于男性,儿童低于成人,新生儿肾的位置则更低,甚至可达髂嵴附近。

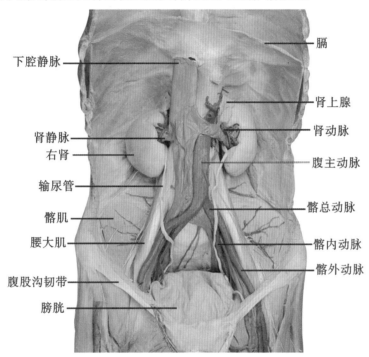

图5-2　肾和输尿管

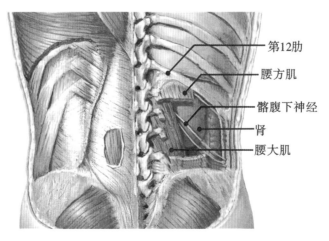

图5-3　肾与肋骨和椎骨的位置关系(后面观)

三、肾的被膜

肾的表面包有三层被膜,由内向外为纤维囊、脂肪囊和肾筋膜(图5-4)。

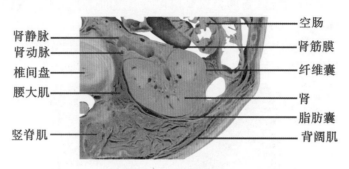

肾静脉
肾动脉
椎间盘
腰大肌
竖脊肌

空肠
肾筋膜
纤维囊
肾
脂肪囊
背阔肌

图5-4　肾的被膜

1. **纤维囊**(fibrous capsule)　为紧贴肾表面的薄层致密而坚韧的结缔组织膜,内含少量的弹性纤维。正常情况下,纤维囊易与肾实质分离,而在病理情况下,则可与肾实质发生粘连,不易剥离。在肾破裂修复或肾部分切除时,需缝合此膜。

2. **脂肪囊**(adipose capsule)　为包在纤维囊外周的囊状脂肪组织层,在肾的周缘脂肪最厚,并从肾门伸入到肾窦内与其脂肪组织相连。脂肪囊对肾起弹性垫样保护作用。

3. **肾筋膜**(renal fascia)　围绕肾脂肪囊外,肾筋膜分前、后两层,包绕肾和肾上腺。两层在肾上腺上方和肾的外侧缘处互相融合。在肾的下方两层分开,其间有输尿管通过。在肾的内侧,前层在肾前面向内侧延伸,与对侧肾筋膜前层相续,后层与腰大肌筋膜、腰方肌筋膜和髂筋膜相连接。肾筋膜向深面发出许多结缔组织小束,穿过脂肪囊连于纤维囊,对肾起固定作用。

肾的正常位置靠多种因素来维持,除肾的被膜外,肾血管、肾的邻近器官、腹内压以及腹膜等对肾均起固定作用。当肾的固定结构不健全时,则可引起肾下垂或游走肾。

临床护理应用:肾囊封闭术

临床行肾囊封闭术是通过穿刺的方法,把普鲁卡因等药物注入肾脂肪囊,以达到消除疼痛等目的的一项治疗技术,主要用于治疗急性无尿症、功能性尿潴留、麻痹性肠梗阻、术后腹胀、肾痛等。部位选择:在腰部第12肋骨下缘,竖脊肌外侧缘与髂嵴之间的区域,或者在第1腰椎棘突外侧5 cm处,是进入肾的较短径路。在竖脊肌外侧缘与第12肋交点之下方约1 cm处做局部麻醉。穿经结构:由浅入深依次穿经皮肤、浅筋膜、背阔肌、胸腰筋膜、腹横肌起始部腱膜、腰方肌、肾旁脂肪、肾后筋膜,最后刺入肾脂肪囊后部。

四、肾的构造

在肾的冠状切面上,肾实质分为外周的肾皮质和深部的肾髓质(图5-5)。

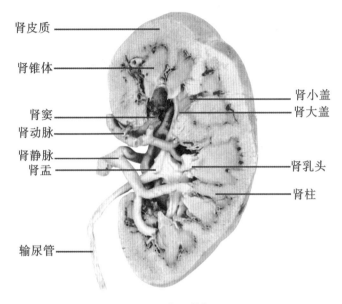

肾皮质————
肾锥体————
　　　　　　　　　　　　　————肾小盏
　　　　　　　　　　　　　————肾大盏
肾窦————
肾动脉————
肾静脉————
肾盂————　　　　　　　　————肾乳头
　　　　　　　　　　　　　————肾柱

输尿管————

图5-5　肾冠状切面

1. **肾皮质**(renal cortex)　约占肾浅层厚度的1/3,血管丰富,新鲜标本呈红褐色,肾皮质深入肾髓质内的部分称**肾柱**(renal columns)。

2. **肾髓质**(renal medulla)　约占肾深层厚度的2/3,血管少,色较淡。髓质内有15~20个圆锥形的**肾锥体**(renal pyramids),底朝向肾皮质并与皮质相连接,尖端钝圆,呈乳头状突入肾小盏内,称**肾乳头**(renal papillae)。每个肾乳头顶端有许多乳头孔(papillary),是乳头管的开口。肾产生的尿液经乳头孔流入肾小盏。每个肾小盏接受1~3个肾乳头,2~3个肾小盏合成一个**肾大盏**(major renal calices),每肾有2~3个肾大盏,再汇合成一个前后扁平约呈漏斗状的**肾盂**(renal pelvis)。肾盂出肾门后,弯向下,逐渐变细移行为输尿管。

五、肾的组织结构

肾实质主要由大量肾单位(nephron)和集合小管构成(图5-6)。肾单位是形成尿液的结构和功能单位,集合小管主要是运输尿液的部位,同时也可浓缩尿液。

(一)肾单位

肾单位由肾小体和肾小管两部分组成,每个肾有100万~150万个肾单位。

1. **肾小体**(renal corpuscle)　似球形,故又称肾小球,直径约200 μm,由血管球和肾小囊组成(图5-7)。每个肾小体分两个极:肾小体有动脉出入的部位,称**血管极**(vascular pole);在血管极的对侧,与近端小管曲部相连的部位,称**尿极**(urinary pole)。

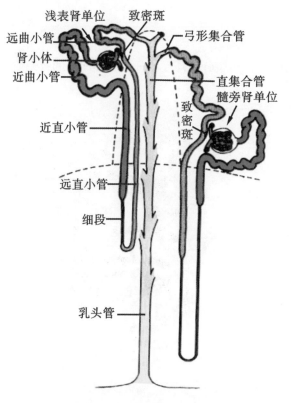

图 5-6　肾单位和集合小管模式图

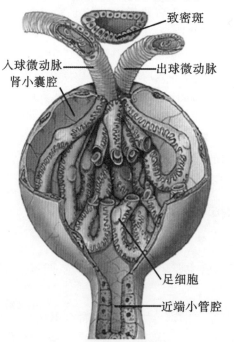

图 5-7　肾小体模式图

（1）**血管球**（glomerulus） 是入球微动脉与出球微动脉之间一团盘曲的毛细血管。入球微动脉从血管极进入肾小囊内,分支形成网状毛细血管袢,最后汇成一条出球微动脉,从血管极处离开肾小囊。在电镜下观察,毛细血管属于有孔型,孔径 50～100 nm。

（2）**肾小囊**（renal capsule） 是肾小管起始部膨大凹陷而成的双层囊。其外层称壁层,由单层扁平上皮构成,在尿极处与近端小管上皮相连续,在血管极处反折成为肾小囊内层即脏层;两层上皮之间的狭窄腔隙,称肾小囊腔,与近端小管腔相通。脏层上皮细胞形态特殊,有许多大小不等的突起,称**足细胞**（podocyte）（图 5-8）。足细胞体积较大,在扫描电镜下,可见从胞体伸出几个大的初级突起,从初级突起上再分出许多指状的次级突起,相邻次级突起相互嵌合成栅栏状,紧贴在毛细血管基膜外面。次级突起之间有直径约 25 nm 的裂隙,称裂孔,孔上覆盖一层 4～6 nm 厚的薄膜,称**裂孔膜**（slit membrane）,亦称隔膜。

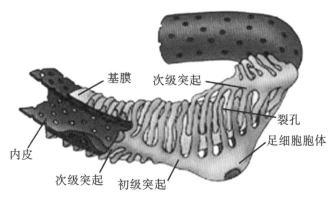

图 5-8 足细胞与毛细血管电镜模式图

当血液流经血管球毛细血管时,管内血压较高,血浆内部分物质经有孔内皮、基膜和足细胞裂孔膜滤入肾小囊腔形成原尿,这三层结构称**滤过屏障**（filtration barrier）或称滤过膜。三层结构能分别限制一定大小的物质通过,其中裂孔膜在滤过屏障中起重要作用,一般情况下,分子量在 70000 以下的物质可通过滤过膜,滤入肾小囊腔的滤液称原尿。成年人每昼夜两肾共形成原尿约 180 L。若滤过膜受损,则大分子物质如蛋白质,甚至血细胞亦能通过滤过膜漏出,出现蛋白尿或血尿。

2.肾小管（renal tubule） 由单层上皮围成,可分为近端小管、细端、远端小管三部分,有重吸收和分泌等作用。

（1）**近端小管**（proximal tubule） 是肾小管的起始部分,与肾小囊腔相连接,也是肾小管最长、最粗的一段,约占肾小管总长的一半。按其行程和结构分为曲部和直部。近端小管曲部也称近曲小管,位于皮质内,在肾小体附近高度盘曲。光镜下,管壁厚、腔小不规则（图 5-9）。近端小管直部结构与曲部相似。近端小管具有良好的吸收功能,是原尿重吸收的主要场所。原尿中几乎所有葡萄糖、氨基酸以及大部分水、离子和尿素等均在此重吸收。此外,近端小管还向管腔内分泌氢、氨、肌酐和马尿酸等物质。因此,临床常利用马尿酸或酚红排泄试验,来检测近端小管的功能状态。

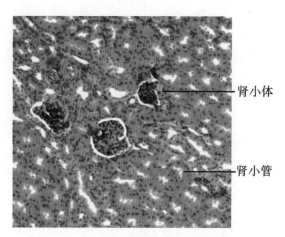

图 5-9   肾实质微细结构

（2）**细段**（thin segment）   呈"U"字形,它与近端小管直部和远端小管直部共同构成肾单位袢。细段管径很细（直径 10～15 μm）,上皮甚薄,有利于水和离子通透。

（3）**远端小管**（distal tubule）   连接于细段和集合小管之间,按其行程又可分为直部和曲部。远端小管直部位于髓质内,并返回皮质,移行于远端小管曲部,直部管腔较大而规则,管壁上皮细胞呈立方形,细胞分界较清楚（图 5-10）。远端小管曲部也称远曲小管,位于皮质内。远曲小管是离子交换的重要部位,细胞有吸收水、Na^+ 和排出 K^+、H^+ 和氨等功能,对维持体液的酸碱平衡具有重要作用。肾上腺皮质分泌的醛固酮和垂体后叶的抗利尿激素对此段有调节作用。

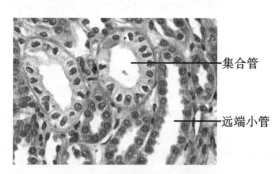

图 5-10   肾集合管及远端小管

（二）集合小管

集合小管全长 20～38 mm,可分为弓形集合小管、直集合小管和乳头管三段。弓形集合小管很短,一端连接远曲小管,另一端与直集合小管相连。几个弓形集合小管汇合成直集合小管,向下达肾锥体内,至肾乳头处,改称乳头管,开口于肾小盏。集合小管也有重吸收水和交换离子的功能,使原尿进一步浓缩,并与远曲小管一样也受醛固酮和抗利尿激素的调节。

综上所述,肾小体形成的原尿,经过肾小管各段和集合小管后,绝大部分水、营养物质和无机盐等被重吸收入血,部分离子也在此进行交换,肾小管上皮细胞还分泌排出部分代谢产物,最后形成的浓缩液体称终尿。终尿由乳头管经乳头孔排入肾小盏。成人每天排出尿液 1 ~ 2 L,仅占原尿的 1% 左右。

(三)球旁复合体

球旁复合体(juxtaglomerular complex)(图 5-11)也称近血管球复合体或肾小球旁器,由球旁细胞、致密斑和球外系膜细胞等组成,它们在位置、结构和功能上密切相关,故合称为复合体。

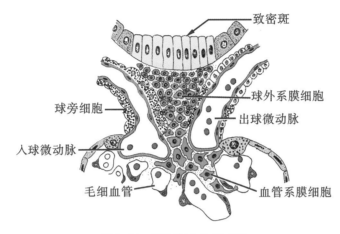

图 5-11 球旁复合体模式图

1. **球旁细胞**(juxtaglomerular cell JC) 它是由入球微动脉近肾小体血管极处,管壁中的平滑肌细胞特化而形成的上皮样细胞。细胞的体积较大,呈立方形,核圆居中,胞质呈弱嗜碱性,含丰富的分泌颗粒,颗粒内含有肾素,肾素能使血浆中的血管紧张素原变成血管紧张素 I,后者可降解成血管紧张素 II。两种血管紧张素均可使血管平滑肌收缩,血压升高。

2. **致密斑**(macular densa) 是远曲小管近血管极一侧的管壁上皮细胞特化而成的椭圆形隆起,该处细胞增高、变窄、排列紧密而形成致密区,故称致密斑。一般认为致密斑能感受远端小管内 Na$^+$ 浓度变化。

3. **球外系膜细胞**(extraglomerular mesangial cell) 又称极垫细胞,位于致密斑、入球微动脉和出球微动脉组成的三角区内,目前功能尚不明确。

六、肾的血液循环特点

肾的血液循环与尿液的形成和浓缩有密切关系,它有如下特点:①肾动脉直接起于腹主动脉,短而粗,因而血流量大、流速快,每 4 ~ 5 min 人体内的血液全部流经肾内而被过滤。②肾内血管走行较直,血液能很快抵达血管球,90% 的血液供应皮质,进入肾小体后被滤过。③入球微动脉较出球微动脉粗,因而血管球内的压力较高,有利于滤过。

④两次形成毛细血管网,即入球微动脉分支形成血管球(毛细血管网),出球微动脉在肾小管周围形成球后毛细血管网。由于血液流经血管球时大量水分等被滤出,因此球后毛细血管内血液的胶体渗透压较高,利于肾小管上皮细胞重吸收和尿液浓缩。⑤髓质内的直小血管袢与肾单位袢伴行,亦有利于肾小管和集合小管的重吸收和尿液浓缩。

第二节　输尿管

输尿管(ureter)是位于腹膜后方的一对细长的肌性管道,起自肾盂下端,终于膀胱,长约25~30 cm。通过平滑肌节律性蠕动,可将尿液不断排入膀胱。

输尿管根据行程分为腹段、盆段和壁内段等三段。腹段自肾盂下端起始后,沿腰大肌前面下行,达小骨盆入口处,左输尿管跨越左髂总动脉末端前方,右输尿管则跨越右髂外动脉起始部的前方,进入盆腔移行于盆段。盆段沿盆壁血管神经表面形向前下,男性输尿管在与输精管交叉后,从膀胱底外上角向前内斜穿膀胱底;女性输尿管经子宫颈两侧达膀胱底,在距子宫颈外侧约1~2 cm处,有子宫动脉横过其前上方。当子宫手术结扎子宫动脉时,注意此关系,不要误伤输尿管。壁内段为输尿管斜穿膀胱壁的部分,以输尿管口开口于膀胱内面。当膀胱充盈时,膀胱内压升高,压迫壁内段,使管腔闭合,可阻止尿液由膀胱向输尿管反流。由于输尿管的蠕动尿液仍可不断地进入膀胱。

输尿管全程有三处生理性狭窄:①肾盂与输尿管移行处;②输尿管跨过髂血管处;③壁内段。这些狭窄处是输尿管结石易滞留的部位。

第三节　膀胱

膀胱(urinary bladder)是储存尿液的囊状肌性器官,并借平滑肌收缩将尿液排入尿道。膀胱的形状、大小、位置及壁的厚度均随尿液的充盈程度、年龄、性别不同而异。膀胱的平均容量,一般正常成人为300~500 mL,最大容量可达800 mL。

一、膀胱的形态和分部

膀胱空虚时,呈三棱锥体形,可分为尖、底、体、颈四部分。膀胱尖细小,朝向前上方。膀胱底近似三角形,朝向后下方。膀胱尖与膀胱底之间的部位为膀胱体。膀胱的最下部称膀胱颈,以尿道内口与尿道相接。膀胱各部之间无明显界限,充盈时呈卵圆形。

二、膀胱的位置和毗邻

成人的膀胱位于小骨盆腔的前部(图5-12)。其上面被有腹膜,前方贴近耻骨联合;后方在男性为精囊、输精管壶腹和直肠,在女性为子宫颈和阴道;膀胱颈的下方,在男性邻接前列腺,女性邻接尿生殖膈。膀胱空虚时,膀胱尖不超过耻骨联合上缘。膀胱充盈时,膀胱尖即上升至耻骨联合以上,这时腹前壁折向膀胱的腹膜也随之上移,使膀胱的前下壁直接与腹前壁相贴。此时在耻骨联合上方进行膀胱穿刺或膀胱手术时,可避免损伤腹膜。

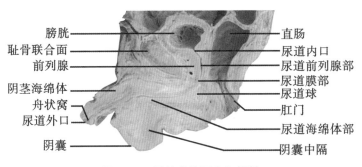

左侧标注(由上至下):膀胱、耻骨联合面、前列腺、阴茎海绵体、舟状窝、尿道外口、阴囊

右侧标注(由上至下):直肠、尿道内口、尿道前列腺部、尿道膜部、尿道球、肛门、尿道海绵体部、阴囊中隔

图5-12　男性盆腔正中矢状断

三、膀胱壁的结构特点

膀胱壁由内向外分为黏膜、肌层和外膜三层。空虚时,黏膜由于肌层的收缩而形成许多皱襞,当膀胱充盈时,皱襞可全部消失。但在膀胱底的内面两输尿管口与尿道内口之间,有一个三角形区域称**膀胱三角**(trigone of bladder)(图5-13)。由于此区缺少黏膜下层,黏膜与肌层紧密相连,无论膀胱处于空虚或充盈时,黏膜均保持平滑状态,不形成皱襞。膀胱三角是肿瘤、结核和炎症的好发部位,膀胱镜检查时应特别注意。

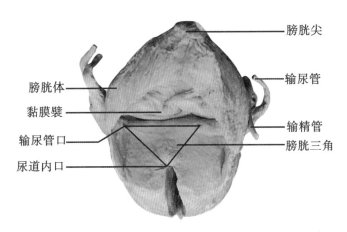

左侧标注(由上至下):膀胱体、黏膜襞、输尿管口、尿道内口

右侧标注(由上至下):膀胱尖、输尿管、输精管、膀胱三角

图5-13　膀胱三角

第四节　尿道

尿道(urethra)是膀胱与体外相通的一段管道,男、女性尿道差异很大,男性尿道见男性生殖器。**女性尿道**(female urethra)(图5-14)较男性尿道短、宽,且较直,长3~5 cm,仅有排

尿功能。起于膀胱的尿道内口,经阴道前方行向前下,穿过尿生殖膈,以尿道外口开口于阴道前庭。尿道穿尿生殖膈时,周围有尿道阴道括约肌环绕,可控制排尿。由于女性尿道短、宽而直,故易引起逆行尿路感染,也可经尿道移除小的结石、异物和赘生物。

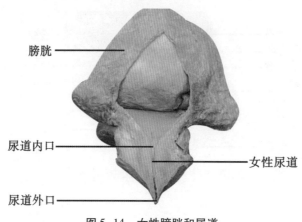

膀胱

尿道内口

尿道外口

女性尿道

图 5-14　女性膀胱和尿道

（河南省解剖学技术院士工作站　王明鹤）

第六章

生殖系统

学习要点

男女性生殖系统的组成和功能;男性内生殖器的组成;睾丸的形态、位置和微细结构;附睾的位置、形态;输精管和射精管的行程及精索的概念;前列腺的位置、形态和分叶;男性尿道的分部、狭窄和弯曲。卵巢的位置、形态;卵泡的发育、排卵和黄体形成与退化;输卵管的位置分部,输卵管结扎的理想部位、受精的常见部位、识别输卵管的标志;子宫的韧带、位置形态;子宫内膜的特点和月经周期;阴道的位置、形态;乳房的形态、构造。

护理案例

患者,男,69 岁,退休干部。患者自 8 年前出现排尿困难,2 天前出现不能排尿遂来院就诊。入院时查体:前列腺指诊肿大,质硬,中央沟消失。B 超示:前列腺大小为 6.4 cm×6.5 cm×6.3 cm,呈球形,突入膀胱。诊断:良性前列腺增生合并慢性尿潴留。治疗:采用前列腺电切手术进行手术根治前列腺增生,术后排尿通畅。

问题:为什么男性前列腺肥大可引起排尿困难? 前列腺增生最常用的体检方法是什么?

生殖系统(reproductive system)包括男性生殖系统和女性生殖系统。男、女生殖系统都可分为内生殖器和外生殖器两部分。内生殖器位于体内,包括生殖腺、生殖管道和附属腺;外生殖器位于体表。生殖系统的主要功能是:产生生殖细胞、孕育新个体和分泌性激素。

第一节　男性生殖系统

男性内生殖器(organa genitalia virilia)包括睾丸、附睾、输精管、射精管、男性尿道、附属腺(精囊腺、前列腺和尿道球腺)。睾丸具有产生男性生殖细胞(精子)和分泌雄激素的功能。睾丸产生的精子,储存于附睾内,射精时再经输精管、射精管和尿道排出体外。附属腺的分泌物参与精液的构成,对精子起着营养、稀释及增强其活力的功能。男性外生殖器包括阴茎和阴囊。

一、睾丸

(一)睾丸的位置和形态

睾丸(testis)(图6-1)位于阴囊内,左右各一,呈略扁的椭圆形,表面光滑。分上下两端、前后两缘和内外两侧面。睾丸的上端及后缘有附睾附着,后缘有血管、神经和淋巴管出入。睾丸的下端及前缘游离。睾丸的外侧面较隆凸,与阴囊外侧壁相贴;内侧面较平坦,与阴囊隔相贴。睾丸可随年龄而变化,新生儿的睾丸相对较大,睾丸在性成熟以前发育较慢,以后随着性的成熟而迅速发育,老年人的睾丸则随着性功能的衰退而逐渐萎缩、变小。

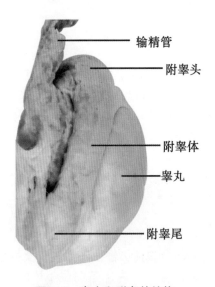

输精管

附睾头

附睾体

睾丸

附睾尾

图6-1　睾丸和附睾的结构

(二)睾丸的一般结构

睾丸表面包有一层厚而坚韧的纤维膜,称**白膜**(tunica albuginea)。白膜在睾丸后缘增厚并突入睾丸内形成**睾丸纵隔**(mediastinum testis)。从睾丸纵隔发出许多放射状的**睾丸小隔**(septula testis),将睾丸实质分成200多个锥体形的**睾丸小叶**(lobules testis)。睾丸小叶内含有盘曲的**精曲小管**(contorted seminiferous tubules)。精曲小管的上皮能生成精子。精曲小管向睾丸纵隔处集中并结合成**精直小管**(straight seminiferous tubules),进入睾丸纵隔内吻合成**睾丸网**(rete testis)。从睾丸网发出 12～15 条**睾丸输出小管**(efferent ductules of testis),经睾丸后缘上部进入附睾头。在睾丸内精曲小管之间有结缔组织,称为睾丸间质图(6-2)。

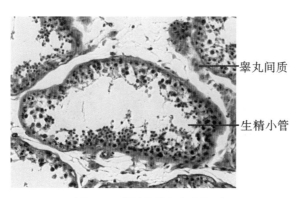

图6-2 生精小管和睾丸间质

(二)睾丸的实质

精曲小管是一条细长的管道,其上皮由生精上皮组成,包括生精细胞和支持细胞。

1.**生精细胞** 包括精原细胞、初级精母细胞、次级精母细胞、精子细胞和精子。从精原细胞发育成为精子的过程称为**精子发生**(spermatogenesis)。随着精子的发生过程,细胞从基膜逐渐移向腔面。

(1)**精原细胞**(spermatogonium) 是最幼稚的生精细胞。位置靠近基膜,细胞呈圆形或卵圆形,体积较小,胞质染色浅。从青春期开始,精原细胞不断分裂,一部分经多次分裂后体积增大,离开基膜向小管腔面移动,形成初级精母细胞。另一部分体积不增大,保持在基膜上,并保留继续分裂产生新的精原细胞的能力。

(2)**初级精母细胞**(primary spermatocyte) 体积较大,位于精原细胞近腔侧。染色体粗大,核呈丝球状。因其分裂前期时间较长,所以切片上容易看到。初级精母细胞完成第一次减数分裂后,形成两个次级精母细胞。

(3)**次级精母细胞**(secondary spermatocyte) 体积较小,核圆形,染色较深。位于初级精母细胞的近腔侧。因其存在时间短,很快就完成第二次减数分裂,所以切片上不易找到。次级精母细胞完成第二次减数分裂后,形成两个精子细胞。两次减数分裂后,细胞的染色体减半,所以精子细胞为单倍体(22+X 或 22+Y)。

(4)**精子细胞**(spermatid) 位于精曲小管的近腔面或腔面,细胞呈圆形,核圆而染色深。精子细胞不再分裂,经复杂的形态转变过程,形成蝌蚪状的精子。从精子细胞演变成精子的过程称为精子形成(spermiogenesis)。

(5)**精子**(spermatozoon) 形似蝌蚪(图6-3),分头、尾两部分。精子的头部主要有细胞核,核前 2/3 有顶体覆盖。顶体内含有多种水解酶,如顶体蛋白酶,透明质酸酶、酸性磷酸酶等。顶体酶在受精中起重要作用。精子的尾部又称鞭毛,可分为头、颈、体、尾四部分,是精子的运动装置。

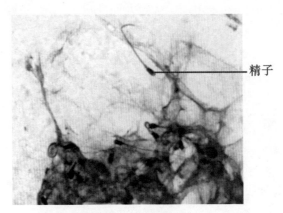

图6-3　精液涂片

2. 支持细胞(sustentacular cell)　又称 Sertoli 细胞。其主要功能是:支持、营养和保护各级生精细胞,参与构成血-睾屏障等。

(三)睾丸的间质

睾丸间质是位于精曲小管之间的疏松结缔组织,内有丰富的血管、神经和淋巴管,还有一种内分泌细胞,即**睾丸间质细胞**(testicular interstitial cell),该细胞体积较大,呈圆形或多边形,胞质呈嗜酸性。青春期开始,睾丸间质细胞即在腺垂体分泌的间质细胞刺激素(ICSH)的作用下合成和分泌雄激素,主要是睾酮。雄激素可促进精子的发生,刺激男性生殖器官的发育,激发和维持男性的第二性征,维持正常性功能。

二、附睾、输精管和射精管

(一)附睾

附睾(epididymis)呈新月形,紧贴睾丸的后缘和上端。上端膨大为附睾头,中部为附睾体,下端较细为附睾尾。附睾头由睾丸输出小管盘曲而成,睾丸输出小管的末端汇合成一条附睾管,附睾管迂回盘曲,沿睾丸后缘下降,形成附睾体和附睾尾。附睾尾向后上弯曲,移行为输精管。附睾为暂时储存精子的器官,其分泌物还可以营养精子,并促进精子进一步成熟。附睾是结核病的好发部位。

(二)输精管

1. 输精管的形态和分部　输精管(ductus deferens)是附睾管的直接延续,长约50 cm。输精管的管壁较厚,管腔细小,因而,活体触摸时呈坚实的细索状。输精管可分为四部分:

(1)**睾丸部**　起自附睾尾,沿睾丸的后缘上行至睾丸的上端移行为精索部。

(2)**精索部**　为睾丸上端至腹股沟管浅环之间的一段,此段的位置表浅,皮下易于触及,是输精管结扎的常见部位。

（3）**腹股沟部** 是输精管位于腹股沟管内的一段。

（4）**盆部** 为输精管最长的一段，输精管出腹股沟管深环后，沿盆壁向下走行，经输尿管末端的前方至膀胱底的后面。在此，两侧输精管逐渐靠近，并扩大形成输精管壶腹，其末端变细，与精囊的排泄管汇合形成射精管。

2. **精索**（spermatic cord） 为一对柔软的圆索状结构，自腹股沟管深环经腹股沟管延至睾丸上端。精索由输精管、睾丸动脉、蔓状静脉丛、输精管动静脉、神经、淋巴管和鞘韧带等外包被膜而构成。

（三）射精管

射精管（ejaculatory duct）长约 2 cm，斜穿前列腺实质，开口于尿道的前列腺部。

三、附属腺

（一）精囊

精囊（seminal vesicle）为一对长椭圆形的囊状器官，表面凸凹不平，位于膀胱底的后面，输精管壶腹的外侧（图 6-4）。精囊的分泌物呈淡黄色，参与精液的构成。

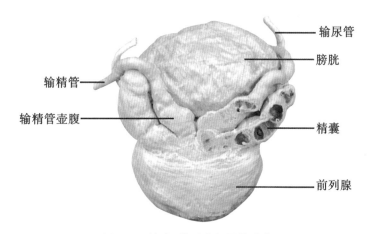

输尿管
膀胱
输精管
输精管壶腹
精囊
前列腺

图 6-4 精囊、前列腺和尿道球腺

（二）前列腺

1. **前列腺的位置与形态** 前列腺（prostate）是附属腺中最大的一个，属实质性器官。前列腺形似栗子。上端宽大称前列腺底，与膀胱颈相接，有尿道穿入。下端尖细称前列腺尖，与尿生殖膈相邻，尿道由此穿出。底与尖之间的部分称前列腺体。体的后面较平坦，正中有一纵形的浅沟称前列腺沟。近底的后缘有一对射精管穿入前列腺，开口于尿道的前列腺部。

2. **前列腺的分叶** 前列腺一般分为五个叶：前叶、中叶、后叶和两个侧叶。前叶很小，位于尿道前方；中叶称楔形，位于尿道和射精管之间；后叶位于射精管以下和侧叶的后方；两个侧叶紧贴尿道的侧壁。

3. **前列腺的结构** 前列腺由腺组织、平滑肌和结缔组织构成。前列腺的表面有坚韧的被膜包裹,称前列腺囊。前列腺的排泄管开口于尿道的前列腺部,其分泌物呈乳白色,参与精液的构成。前列腺实质由 30～50 个复管泡状腺组成,前列腺腺泡形状不一,腔隙很不规则,上皮形态多样。腺泡内常见凝固体,凝固体可随年龄而增加,甚至钙化而形成前列腺结石。

4. 前列腺年龄变化特点 小儿的前列腺很小,腺组织不发育,性成熟期腺组织迅速生长,老年腺组织退化萎缩,如腺内结缔组织增生,则形成前列腺肥大,可压迫尿道,引起排尿困难甚至尿潴留。直肠指诊可触及前列腺的后面和前列腺沟,前列腺肥大时,前列腺沟消失。

(三)尿道球腺

尿道球腺(bulbourethral gland)为一对如黄豆大小的球形腺体,位于尿生殖膈内。其排泄管细长,开口于尿道球部。尿道球腺的分泌物参与精液的构成。

精液(spermatic fluid):由输精管的分泌物,附属腺特别是前列腺、精囊的分泌物以及精子共同构成,呈乳白色,弱碱性。一次射精 2～5 mL,含精子 3 亿～5 亿个。输精管结扎后,阻断了精子的排出途径,但各附属腺分泌物的排出不受影响,因此射精时仍有无精子的精液排出体外。

四、阴囊和阴茎

(一)阴囊

阴囊(scrotum)为一皮肤囊袋(图 6-5),位于阴茎的后下方。皮肤薄而柔软,颜色深暗,成人生有少量阴毛,正中有一纵形的阴囊缝。阴囊壁由皮肤和肉膜组成。

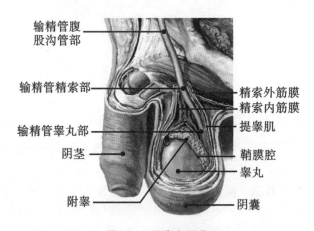

图 6-5 阴囊和阴茎

肉膜(dartos coat)是阴囊的浅筋膜,含有平滑肌纤维。平滑肌可随外界温度的变化而收缩,以调节阴囊内的温度,使其低于体温 1～2 度,有利于精子的发育。肉膜在正中线向深部发出阴囊中隔,将阴囊腔分为左、右两部分,各容纳一侧的睾丸和附睾。

在肉膜的深面有包绕睾丸和精索的被膜,由外向内为:①精索外筋膜,是腹外斜肌腱膜的延续。②提睾肌:来自腹内斜肌和腹横肌,有上提睾丸的作用。③精索内筋膜:来自腹横筋膜。④睾丸鞘膜:来源于腹膜,只包睾丸和附睾,分脏、壁两层。脏层紧贴睾丸和附睾表面,壁层衬于精索内筋膜的内面,两层在睾丸后缘互相移行,共同围成封闭的鞘膜腔,内有少量浆液。腔内可因鞘突未闭或炎症等引起液体增多,形成睾丸鞘膜腔积液。

(二)阴茎

阴茎(penis)可分为头、体、根三部分(图6-6)。后端为**阴茎根**,附于耻骨下支、坐骨支和尿生殖膈。中部为**阴茎体**,呈圆柱状,悬于耻骨联合的前下方。前端膨大为**阴茎头**,其尖端有矢状位的尿道外口。在头与体交界处为阴茎颈。

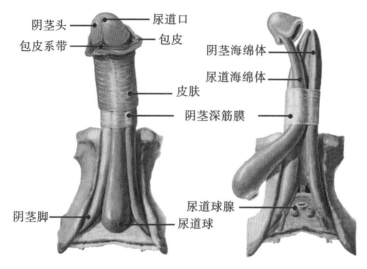

图6-6　阴茎的构造

阴茎主要由两条阴茎海绵体和一条尿道海绵体组成,外面包以筋膜和皮肤。**阴茎海绵体**(cavernous body of penis)左、右各一,位于阴茎的背侧。**尿道海绵体**(cavernous body of penis)位于阴茎海绵体的腹侧,尿道贯穿其全长。尿道海绵体中部呈圆柱形,其前、后端均膨大,前端膨大为阴茎头,后端膨大为**尿道球**(bulb of urethra)。尿道球位于两阴茎脚之间,附于尿生殖膈的下面。

每个海绵体的表面均包有一层坚厚的纤维膜,称**海绵体白膜**。海绵体由许多海绵体小梁和腔隙组成,腔隙是与血管相通的窦隙。当腔隙充血时,阴茎即变粗变硬而勃起。三个海绵体外面共同包有阴茎深、浅筋膜和皮肤。阴茎皮肤薄而柔软,在阴茎颈处游离,向前延伸并返折成双层的皮肤皱襞包绕阴茎头,称**阴茎包皮**(prepuce of penis)。在阴茎头腹侧中线上,包皮与尿道外口下端相连的皮肤皱襞,称**包皮系带**(frenulum of prepuce)。

幼儿的包皮较长,包着整个阴茎头,包皮口也小。随着年龄的增长,由于阴茎的不断增大而包皮逐渐向后退缩,包皮口逐渐扩大。若包皮盖住尿道外口,但能够上翻露出尿道外口和阴茎头时,称包皮过长。若包皮口过小,包皮完全包着阴茎头不能翻开时,称包茎。在这些情况下,都易因包皮腔内污垢的刺激而发生炎症,也可成为诱发阴茎癌的一个因素。

五、男性尿道

（一）男性尿道的分部

男性尿道兼有排尿和排精的功能。起于膀胱的尿道内口,终于尿道外口,成年男性尿道长 16～22 cm。全长分为三部:即前列腺部、膜部和海绵体部。临床上称前列腺部和膜部为**后尿道**,海绵体部为**前尿道**。

1. 前列腺部(prostatic part)　为尿道贯穿前列腺的部分,长约 2.5 cm,管腔中部扩大呈梭形。其后壁上有射精管和前列腺排泄管的开口。

2. 膜部(membranous part)　为尿道贯穿尿生殖膈的部分,短而窄,长约 1.2 cm,其周围有尿道括约肌(骨骼肌)环绕,可控制排尿。

3. 海绵体部(cavernous part)　为尿道贯穿尿道海绵体的部分,长约 15 cm,尿道球内的尿道较宽阔,称**尿道球部**,尿道球腺管开口于此。在阴茎头内尿道扩大成**尿道舟状窝**。

（二）男性尿道的狭窄与弯曲

男性尿道在行径中粗细不一,它有三处狭窄、三处扩大和两个弯曲。三处狭窄分别位于尿道内口、膜部和尿道外口。三处扩大分别位于前列腺部、尿道球部和尿道舟状窝。两个弯曲:一为**耻骨下弯**,在耻骨联合的下方,凹向前上方,位于前列腺部、膜部和海绵体部的起始段,此弯恒定无变化;另一个弯曲为**耻骨前弯**,在耻骨联合前下方,凹向后下方,位于海绵体部,如将阴茎向上提起,此弯曲可以消失。临床上向男性尿道插入导尿管或器械时,便采取这种位置。

第二节　女性生殖系统

女性生殖系统包括内生殖器和外生殖器。内生殖器包括卵巢、输卵管、子宫和阴道,附属腺(前庭大腺)。卵巢具有产生女性生殖细胞(卵子)和分泌女性激素的功能。卵巢排出的卵子经腹膜腔进入输卵管,若与精子相遇而受精,受精卵边卵裂边移至子宫。达到子宫时已形成胚泡,即在子宫内着床、发育成胎儿。分娩时,胎儿从子宫经阴道娩出。外生殖器统称女阴。乳房与女性生殖密切相关,故也在本节中讲述。

一、卵巢

（一）卵巢的位置和形态

卵巢(ovary)左、右各一,位于盆腔内,贴于盆腔侧壁的卵巢窝内(图6-7)。卵巢呈扁卵圆形,可分内外侧两面、前后两缘和上下两端。外侧面与盆腔相贴;内侧面与小肠相邻。前缘有血管、神经等出入;后缘游离。卵巢的上端与输卵管伞相接触,并借**卵巢悬韧带**(suspensory ligament of ovary)连于骨盆上口;下端借**卵巢固有韧带**(proper ligament of ovary)连于子宫角上。

卵巢的形态、大小随年龄变化很大。幼女的卵巢较小，表面光滑。性成熟期体积最大,此后经多次排卵,表面因瘢痕而凸凹不平。35～40 岁时,卵巢开始缩小,50 岁左右则随月经的停止而逐渐萎缩。

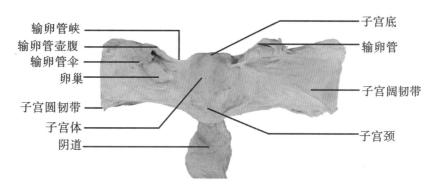

图 6-7　女性内生殖器

（二）微细结构

卵巢是一个实质性器官,其表面被覆一层单层上皮,上皮的深面为薄层的致密结缔组织,称**白膜**。卵巢分外周的皮质和中央的髓质,皮质内含有大量不同发育阶段的卵泡（follicle）,按其结构变化特点,一般把卵泡的发育分为原始卵泡、生长卵泡和成熟卵泡三个阶段。**髓质**主要由结缔组织、神经、血管和淋巴管组成。

1. **原始卵泡**（primordial follicle）　新生儿两侧的卵巢内有 100 万～200 万个原始卵泡,其后的数量随年龄的增长而减少。原始卵泡体积小,数量多,位于卵巢皮质的浅层（图 6-8）。由中央的一个初级卵母细胞及其周围一层扁平的卵泡细胞组成。

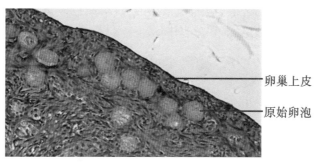

图 6-8　卵巢原始卵泡

2. **生长卵泡**（growing follicle）　从青春期开始,在卵泡刺激素的作用下部分原始卵泡开始发育,成为生长卵泡（图 6-9）。生长卵泡又可分为初级卵泡和次级卵泡两个阶段。

（1）**初级卵泡**（primary follicle）　从原始卵泡开始生长发育到出现卵泡腔之前称为初级卵泡,又称早期生长卵泡。其主要变化有:①初级卵母细胞体积增大。②卵泡细胞增殖为多层,又称颗粒细胞。③在初级卵母细胞表面和卵泡细胞之间出现一层较厚的嗜酸性均质状膜,即**透明带**（zona pellucida）,它是初级卵母细胞和卵泡细胞共同分泌的物质构成的。④初级卵泡周围的结缔组织逐渐分化成**卵泡膜**。

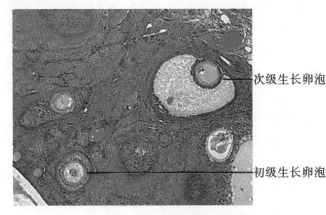

次级生长卵泡

初级生长卵泡

图6-9　不同发育阶段的生长卵泡

（2）**次级卵泡**（secondary follicle）　由初级卵泡分化发育而成,其特点是卵泡中出现卵泡腔。其主要变化如下:①当卵泡细胞增至 6 ~ 12 层时,在颗粒细胞之间逐渐出现一些大小不等的小腔隙,并逐渐融合成一个大腔,称**卵泡腔**（follicular antrum）,腔内充满着卵泡液,内含有雌激素和营养物质等,对卵泡的发育成熟有重要影响。②随着卵泡腔的不断扩大,初级卵母细胞及周围的颗粒细胞被挤到卵泡腔的一侧,并突入卵泡腔内形成**卵丘**（cumulus oophorus）。③紧靠透明带表面的一层卵泡细胞增大并呈放射状排列,称**放射冠**（corona radiata）。

3.**成熟卵泡**（mature follicle）　在卵泡刺激素作用的基础上,经黄体生成素的进一步刺激,次级卵泡发育成为成熟卵泡（图6-10）。成熟卵泡结构与次级卵泡基本相似,但体积显著增大,并向卵巢表面突出。在排卵前36 ~ 48 小时,初级卵母细胞完成第一次成熟分裂,产生一个次级卵母细胞和一个体积很小的极体,染色体减半。随后次级卵母细胞很快进入第二次成熟分裂,并停滞在分裂中期。

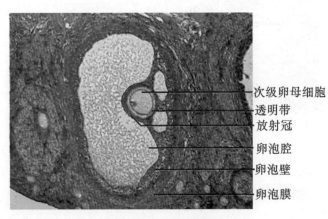

次级卵母细胞
透明带
放射冠
卵泡腔
卵泡壁
卵泡膜

图6-10　成熟卵泡

排卵（ovulation）:成熟卵泡发育到一定阶段,明显突出卵巢表面,卵泡液激增,内压升高,最后破裂,次级卵母细胞及其外周的透明带和放射冠随卵泡液一起排出卵巢进入腹膜腔,这一过程称**排卵**。排出的次级卵母细胞如在 24 小时内未受精,即退化消失。如受精,则很快完成第二次成熟分裂,形成一个成熟卵子和一个极体。

4.**黄体的形成与退化** 排卵后,残留在卵巢内的颗粒层和卵泡膜向卵泡内塌陷,在黄体生成素的作用下,逐渐分化成具有内分泌功能的细胞团,因其新鲜时呈黄色,故称为**黄体**(corpus)(图 6-11)。黄体形成后,其大小、持续时间的长短取决于排出的卵细胞是否受精。如果卵细胞未受精,黄体维持 2 周(14 天)退化,称为**月经黄体**。如果排出的卵细胞受精,则黄体继续发育增大,称为**妊娠黄体**。妊娠黄体可维持 6 个月。黄体退化后由结缔组织代替,形成瘢痕,称为**白体**。

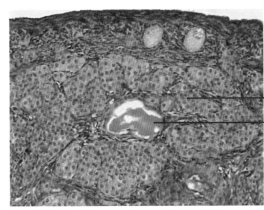

图 6-11 黄体

(三)卵巢的内分泌功能

1.**雌激素** 在卵泡发育和黄体形成过程中,卵泡细胞和黄体细胞可分泌雌激素。该激素能促进女性生殖器官的发育,激发和维持女性的第二性征。

2.**孕酮** 由黄体细胞产生,在雌激素的作用基础上,进一步的刺激子宫内膜增生及子宫腺的分泌,使子宫内膜有利于胚泡的着床。

3.**雄激素** 由卵巢门处的细胞产生。如卵巢门处细胞增生或发生肿瘤,患者可出现男性化特征。

二、输卵管

输卵管(uterine tube)是一对输送卵子、精子和孕卵的弯曲管道,长约 10～12 cm。连于子宫底的两侧,包裹在子宫阔韧带上缘内。其外侧端游离,以**输卵管腹腔口**(abdominal orifice of uterine) 开口于腹膜腔;内侧端连于子宫以**输卵管子宫口**(uterus orifice of uterine)开口于子宫腔。故女性腹膜腔经输卵管、子宫、阴道可与外界相通。输卵管由内侧向外侧分为四部分:

1.**子宫部** 为贯穿子宫壁的一段,以输卵管子宫口开口于子宫腔。

2.**输卵管峡** 紧接子宫底外侧,短而细,壁较厚,水平向外移行为输卵管壶腹。输卵管结扎术常在此进行。

3.**输卵管壶腹**　管径粗而较长,约占输卵管全长的 2/3,行程弯曲。精、卵通常在此处受精。若形成的胚泡未能移入子宫而在输卵管内发育,则为**输卵管妊娠**。

4.**输卵管漏斗**　为输卵管外侧端的膨大部分,呈漏斗状。漏斗中央有输卵管腹腔口开口于腹膜腔,卵巢排出的卵由此进入输卵管。漏斗末端的边缘形成许多细长突起,称**输卵管伞**,盖在卵巢的表面,手术时常以此作为识别输卵管的标志。

三、子宫

(一)子宫的形态和分部

　　子宫(uterus)为一壁厚、腔小的肌性器官,胎儿在此发育成长。成年未产妇的了宫呈前后稍扁的倒置梨形,长约 7~8 cm,最宽径约 4 cm,厚约 2~3 cm。可分为底、体、颈三部分:**子宫底**(fundus of uterus)为两端输卵管子宫口以上的圆凸部分。**子宫颈**(neck of uterus)为子宫下端呈细圆柱状的部分,其下 1/3 伸入阴道内,称**子宫颈阴道部**(vaginal part of cervix),上 2/3 位于阴道的上方,称**子宫颈阴道上部**(supravaginal part of cervix),子宫颈为炎症和肿瘤的好发部位。子宫底与子宫颈之间的部分为**子宫体**(body of uterus)。子宫体与子宫颈之间较为窄细,称**子宫峡**(isthmus of uterus),长约 1 cm。妊娠时,此部随子宫的增大而逐渐延长,临产前可达 7~11 cm,产科常经此做剖宫产术。

　　子宫内腔较为窄小,分上、下两部:上部称**子宫腔**(cavity of uterus)位于子宫体内,呈倒三角形,两侧角有输卵管的开口。子宫颈的内腔,称**子宫颈管**(canal of cervix of uterus),呈梭形,上口与子宫腔相通;下口称**子宫口**(orifice of uterus)与阴道相通。未产妇的子宫口呈圆形,经产妇的子宫口则呈横裂状。

(二)子宫的位置和固定装置

1.**子宫的位置**　子宫位于小骨盆腔的中央,在膀胱和直肠的直接,呈前倾前屈位(图6-12)。前倾是指子宫与阴道相比向前倾斜,其长轴与阴道的长轴形成向前开房的钝角;前屈是指子宫体相对于子宫颈向前弯曲成钝角。子宫两侧的输卵管和卵巢,临床上称之为**子宫附件**。

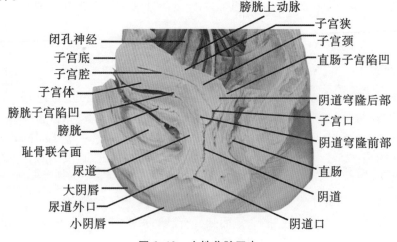

图6-12　女性盆腔正中

2. 子宫的固定装置

（1）**子宫阔韧带**（broad ligament of uterus） 为子宫两侧的双层腹膜，由子宫前、后面的腹膜向两侧延伸至盆壁而形成。此韧带可限制子宫向两侧移动。子宫阔韧带的上缘游离，内有输卵管。前层覆盖子宫圆韧带，后层包裹卵巢。两层间还夹有子宫动脉、静脉、神经、淋巴管和结缔组织等。

（2）**子宫圆韧带**（round ligament of uterus） 呈圆柱状，由平滑肌和结缔组织构成。其上端起于输卵管与子宫连接处的稍下方，在子宫阔韧带两层间行向前外侧，穿经腹股沟管，止于阴阜和大阴唇皮下，全长 12 ～ 14 cm，是维持子宫前倾的主要结构。

（3）**子宫主韧带**（cardinal ligament of uterus） 位于子宫阔韧带的下方，由致密结缔组织和平滑肌构成，较为强韧。此韧带将子宫颈连于骨盆的侧壁，有防止子宫脱垂的作用。

（4）**骶子宫韧带**（sacrouterine ligament） 有结缔组织和平滑肌构成。此韧带起于子宫颈的后面，向后绕过直肠的两侧，止于骶骨的前面。骶子宫韧带向后上牵引子宫颈，并与子宫圆韧带共同维持子宫的前倾前屈位。

以上述韧带固定为主，辅以尿生殖膈、阴道和盆底肌的承托等，使子宫保持其正常位置。如上述装置薄弱，即可导致子宫脱垂。

（三）子宫壁的微细结构

子宫壁由内向外依次为内膜、肌层和外膜（图 6-13）。

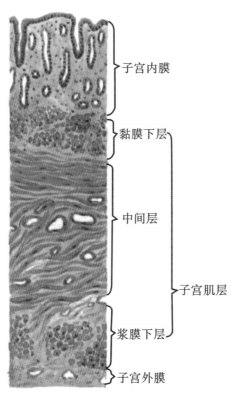

图 6-13 **子宫壁微细结构**

1. 内膜　由单层柱状上皮和固有层组成。依据功能特点,子宫内膜可分为浅表的功能层(functional layer)和深部的基底层(basal layer),功能层较厚,可发生周期性脱落和出血,约占子宫内膜的2/3,而基底层较薄而致密,无周期性剥脱变化,但有修复内膜的功能,约占子宫内膜的1/3。

(1)**上皮**　为单层柱状上皮,由分泌细胞和少量纤毛细胞组成,以分泌细胞为主。

(2)**固有层**　由结缔组织构成,其内有大量低分化的基底细胞和子宫腺。子宫动脉进入子宫壁后,发出短而直的小动脉,营养基底层,其主干进入功能层后呈螺旋状走形,称**螺旋动脉**(coiled artery)。螺旋动脉可随月经周期而变化。

2. 肌层　有成束或成片的平滑肌构成,分层不明显。在妊娠期,平滑肌纤维受卵巢激素的作用,可显著增长,肌层增厚。结缔组织中未分化的间充质细胞也可增殖分化为平滑肌纤维。分娩后,平滑肌纤维逐渐变小,部分肌纤维凋亡退化消失,子宫复原。

3. 外膜　子宫底部和体部外覆浆膜,其余外包纤维膜。

(四)子宫内膜的周期性变化

自青春期开始,子宫内膜在卵巢激素的作用下,出现周期性变化,表现为每隔28 d左右出现一次子宫内膜功能层剥脱、出血、修复和再生,称**月经周期**(menstrual cycle)。每个月经周期是从月经第1天至下次月经来潮的前1天止,根据子宫内膜的变化一般分为三期:月经期、增生期和分泌期(图6-14)。

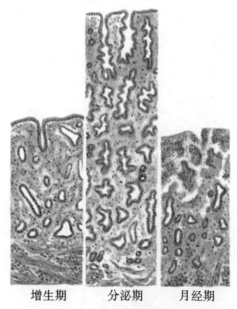

增生期　　　分泌期　　　月经期

图6-14　子宫内膜的周期性变化

1. 月经期　为月经周期的第1~4天。若卵巢排出的卵未受精,月经黄体退化,雌激素和孕酮的分泌减少,使子宫内膜中的螺旋动脉收缩,造成子宫内膜功能层缺血、坏死。之后,螺旋动脉短暂扩张,使毛细血管充血以致破裂,血液聚集于子宫内膜功能层,内膜表面崩溃,坏死的组织块和血液一起进入子宫腔,经阴道排出,即为月经。

2.增生期　为月经周期的第 5~14 天。此期正处于卵泡发育期,在雌激素作用下,使子宫内膜修复增生,子宫腺增长、弯曲,腺腔扩大;螺旋动脉也随之增长弯曲,至增生期末,随着卵巢的排卵,子宫内膜转入分泌期。

3.分泌期　为月经周期的第 15~28 天。此期卵巢排卵后,正处于黄体形成期,黄体分泌孕酮和雌激素,刺激子宫内膜更进一步增厚,子宫腺更长、更弯曲,腺腔内充满分泌物;螺旋动脉更长、更弯曲,固有层基质细胞更多,呈现生理性水肿。

如果排出的卵受精,且发育成的胚泡植入,内膜将继续增厚,一部分基质细胞增生肥大,胞质内充满糖原颗粒和脂滴,转化为蜕膜细胞;另一部分基质细胞体积较小,胞质颗粒内含松弛素。如果排出的卵未受精,或发育成的胚泡未植入,卵巢内的黄体退化,孕酮和雌激素减少,子宫内膜又将萎缩、剥脱,进入下一个月经周期。

四、阴道

阴道(vagina)为前后略扁的肌性管道,连接子宫和外生殖器,是导入精液、排出月经和娩出胎儿的管道。阴道的上端较宽,包绕子宫颈阴道部,二者间的环形凹陷,称**阴道穹**(fornix of vagina)。阴道穹分为前、后部和两侧部,以阴道穹后部最深,并与直肠子宫陷凹紧密相邻,二者间仅隔以阴道后壁和腹膜。当直肠子宫陷凹有积液时,可经阴道穹后部进行穿刺或引流。阴道下端以**阴道口**(vaginal orifice)开口于阴道前庭,口的周围有**处女膜**(hymen)附着。处女膜破裂后阴道口周缘留有处女膜痕。

阴道前壁较短与膀胱和尿道相邻;后壁较长,与直肠相邻。若临近部位损伤波及阴道,可导致尿道阴道瘘或直肠阴道瘘。

五、女阴

女阴(female pudendum)即女性外生殖器,包括阴阜、大阴唇、小阴唇、阴道前庭、阴蒂、前庭球和前庭大腺等。**阴阜**(mons pubis)为耻骨联合前面的皮肤隆起,深面有较多的脂肪组织。**大阴唇**(greater lip of pudendum)是一对纵长隆起的富有色素和生有阴毛的皮肤皱襞。**小阴唇**(lesser lip of pudendum)是位于大阴唇内侧的一对较薄的皮肤皱襞,表面光滑无阴毛。**阴道前庭**(vaginal vestibule)是位于两侧小阴唇之间的裂隙,其前部有较小的尿道外口,后部有较大的阴道口。**阴蒂**(clitoris)位于尿道外口的前方,由两个阴蒂海绵体组成,露于表面的为阴蒂头,富有神经末梢,感觉敏锐。**前庭球**(bulb of vestibule)相当于男性的尿道海绵体,呈蹄铁形,分为二个外侧部和中间部。**前庭大腺**(greater vestibular gland)形如豌豆,位于阴道口的两侧,前庭球的后端,分泌物有润滑阴道口的作用。

六、乳房

乳房(mamma)(图 6-15)为哺乳动物特有的结构。人的乳房为成对器官,男性的不发达。女性乳房于青春期后开始发育生长,妊娠和哺乳期的乳房有分泌活动。

1.位置　乳房位于胸前部,胸大肌及其筋膜的表面,上起自第 2~3 肋,下至第 6~7

肋,内侧至胸骨旁线,外侧可达腋中线。乳头平第4肋间隙或第5肋。

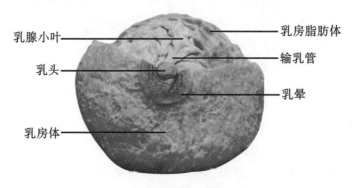

乳腺小叶 —————————　　　　————————— 乳房脂肪体

　　　　　　　　　　　　　　————————— 输乳管

乳头 —————————　　　　

　　　　　　　　　　　　　　————————— 乳晕

乳房体 —————————

图6-15　女性乳房

2. 形态　成年女性未产妇的乳房呈球形,紧张而富有弹性。乳房中央有**乳头**（mammary papilla）,其顶端有输乳管的开口。乳头周围有颜色较深的环形区域,称**乳晕**（areola of breast）。乳头和乳晕的皮肤较薄弱,易于损伤,哺乳期尤应注意。妊娠后期和哺乳期,乳房因乳腺增生而明显增大。停止哺乳后,乳房因乳腺萎缩而变小,老年妇女,乳房萎缩更加明显。

3. 结构　乳房由皮肤、乳腺、脂肪组织和纤维组织构成。脂肪组织主要位于皮下。纤维组织主要包绕乳腺,并有纤维隔嵌入乳腺叶之间,将乳腺分为 15～20 个**乳腺叶**（lobes of mammary gland）。每一乳腺叶有一排泄管,称**输乳管**（lactiferous ducts）,其末端变细开口于乳头。由于乳腺叶和输乳管围绕乳头呈放射状排列,乳房手术时应尽量做放射状切口,以减少对乳腺叶和输乳管的损伤。乳房皮肤与乳腺深面的胸筋膜之间,连有许多纤维组织小束,称**乳房悬韧带**（suspensory ligaments of breast）或 Cooper 韧带,对乳房起固定作用。乳癌早期,乳房悬韧带可受侵犯而缩短,牵拉表面皮肤产生一些凹陷。

临床护理应用：乳腺癌

　　乳腺癌是女性最常见的恶性肿瘤之一,临床表现:乳房肿块,最常见;也可表现为乳头凹陷;乳头瘙痒、脱屑、糜烂、溃疡、结痂等湿疹样改变,常为乳腺佩吉特病（Paget病）的临床表现。如果肿瘤侵犯皮肤的 Cooper 韧带,可形成"酒窝征";肿瘤细胞堵塞皮下毛细淋巴管,造成皮肤水肿,而毛囊处凹陷形成"橘皮征";当皮肤广泛受侵时,可在表皮形成多数坚硬小结节或小条索,甚至融合成片。乳腺癌会出现同侧腋窝淋巴结肿大,晚期乳腺癌可向对侧腋窝淋巴结转移引起肿大;另外有些情况下还可触到同侧和或对侧锁骨上淋巴结肿大。乳腺癌的治疗手段包括手术治疗、放射治疗、化学治疗、内分泌治疗和分子靶向治疗。

七、会阴

会阴（perineum）有狭义和广义之分。临床上，常将肛门与外生殖器之间的区域称为会阴，即狭义的会阴。女性分娩时应注意保护此区，以免造成会阴撕裂。广义的会阴是指盆膈以下封闭小骨盆下口的全部软组织。其境界呈菱形，与骨盆下口一致：其前方为耻骨联合下缘，后方为尾骨尖，两侧界为耻骨下支、坐骨支、坐骨结节和骶结节韧带。通过两侧坐骨结节前缘的连线，可将会阴分为前后两部：前部为**尿生殖三角**（尿生殖区），男性有尿道通过，女性有尿道和阴道通过；后部为**肛门三角**（肛区），有肛管通过。会阴的结构，除男、女外生殖器外，主要是肌肉和筋膜。

（商丘医学高等专科学校　蒋建平　司运辉）

第七章

腹膜

🌿 **学习要点**

> 腹膜的概念及结构特点及功能;腹膜腔与腹腔的区别及意义;腹膜与腹、盆腔脏器的被覆关系和腹腔脏器的分类;腹膜形成的主要结构及其功能意义。

🐾 **护理案例**

> 患者,男性,39 岁,5 年前胃镜确诊为"胃溃疡",6 小时前突感腹部剧烈疼痛,疼痛持续性,并迅速波及全腹入院。护士检查体温 38.7 ℃,心率 108 次/min,呼吸 36 次/min,血压 88/57 mmmHg。腹部膨隆,全腹压痛、肌紧张,肠鸣音消失。血常规:白细胞计数 $13.9 \times 10^9/L$,中性粒细胞 0.86,血红蛋白 125 g/L。②腹部 X 射线:膈下见游离气体。诊断:胃溃疡合并胃穿孔,急性化脓性腹膜炎。
>
> 问题:什么是腹膜,分为几部分? 急性化脓性腹膜炎患者应采取什么体位? 为什么?

一、概述

腹膜(peritoneum)是衬贴于腹、盆壁内面和覆盖于腹盆腔各脏器的表面的浆膜,由间皮和少量的结缔组织构成,薄而光滑。其中,衬贴于腹、盆壁内面的腹膜称**壁腹膜** (parietal peritoneum),覆盖于脏器表面的腹膜称为**脏腹膜**(visceral peritoneum)。壁腹膜和脏腹膜互相移行,形成一个不规则的潜在间隙,称为**腹膜腔**(peritoneal cavity)(图 7-1)。

腹腔与腹膜腔是两个完全不同的概念。**腹腔**是指小骨盆上口以上由腹壁和膈围成的腔。而腹膜腔则是壁腹膜和脏腹膜之间的潜在间隙。实际上,腹腔内的脏器均位于腹膜腔之外。男性腹膜腔完全密闭,与外界不通;女性腹膜腔可经输卵管、子宫和阴道通外界,故女性生殖道感染可扩散至腹膜腔,发生盆腔炎和腹膜炎。

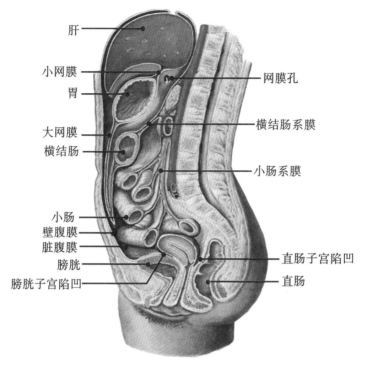

图 7-1 腹膜腔矢状切面模式图(女性)

腹膜对脏器具有支持、固定、保护和防御功能。正常情况下,腹膜可分泌少量浆液,以湿润脏器并减少脏器之间或脏器与腹壁之间的摩擦。另外,腹膜还具有很强的吸收能力,使腹膜分泌的浆液不断更新,保持动态平衡。腹膜各部的吸收能力有所不同,一般认为,腹上部的腹膜吸收能力较强,而下部的吸收能力则较差。因此,腹膜炎和腹腔手术后的患者多采取半卧位,以减少对腹膜渗出液和毒素的吸收。

二、腹膜与腹盆腔脏器的关系

脏腹膜构成多个脏器的外膜,但各脏器表面的被覆情况不全一样。根据腹膜包被脏器的程度不同,可将腹、盆腔脏器分为三类(图 7-2)。

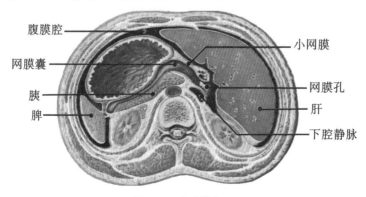

图 7-2 腹腔横断面

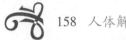

（一）腹膜内位器官

腹膜内位器官是指脏器表面均被腹膜包被的器官。如胃、十二指肠上部、空肠、回肠、盲肠、阑尾、横结肠、乙状结肠、脾、卵巢和输卵管等。腹膜内位器官一般活动性较大。

（二）腹膜间位器官

腹膜间位器官是指脏器表面大部分被腹膜包被的器官。如肝、胆囊、升结肠、降结肠、直肠上部、膀胱和子宫等。

（三）腹膜外位器官

腹膜外位器官亦称腹膜后位器官，是指仅有一面被覆腹膜的器官。如十二指肠的降部和水平部、胰、肾上腺、肾、输尿管及直肠下部等。

了解脏器被覆腹膜的情况，有重要的临床意义。腹膜内位器官的手术，如胃大部切除、阑尾切除术等，必须经腹膜腔才能进行。而腹膜外位器官，如肾、输尿管的手术则可在腹膜腔外进行。这样，可以避免腹膜腔感染和术后脏器的粘连。

三、腹膜形成的结构

壁腹膜与脏腹膜相互移行，脏腹膜从一个器官移行到另一个器官，其移行部分常形成一些结构，如网膜、系膜和韧带等。这些结构不仅对器官起连接和固定作用，也是血管、神经等出入器官的路径。

（一）网膜

网膜由双层腹膜构成，薄而透明，两层腹膜间夹有血管、神经、淋巴管和结缔组织等。包括大网膜、小网膜及网膜囊。

1. **大网膜**（greater omentum）　连于胃大弯与横结肠之间，形似围裙悬垂于小肠和结肠前面（图 7-3）。大网膜由四层腹膜构成，前两层起于胃大弯，是胃前、后面脏层腹膜的延续，当下垂至腹下部后返折向上形成后两层，再向后上包裹横结肠并与横结肠系膜相延续。大网膜的几层腹膜常融合为一体。其中从胃大弯至横结肠的前两层大网膜又称为胃结肠韧带。大网膜内含丰富的血管、脂肪等，其中含有许多巨噬细胞，有重要的防御功能。大网膜具有包围炎性病灶、防止炎症蔓延的作用，有"腹腔卫士"之称。

2. **小网膜**（lesser omentum）　是连于肝门至胃小弯和十二指肠上部之间的双层腹膜结构（图 7-4）。其中连于肝门与胃小弯的部分称肝胃韧带，两层间的胃小弯附近有胃左、右动脉。连于肝门与十二指肠之间的部分称肝十二指肠韧带，内含胆总管、肝固有动脉和肝门静脉。其右侧为游离缘，该缘的后方为网膜孔（omental foramen）（又称 Winslow 孔）。通过网膜孔可进入胃后方的网膜囊。

3. **网膜囊**（omental bursa）　是位于小网膜、胃后方与腹后壁之间扁窄的腹膜间隙。网膜囊的前壁为小网膜、胃后壁和大网膜的前两层；后壁为大网膜的后两层、横结肠及其系膜以及覆盖于胰、左肾和左肾上腺前面的腹后壁腹膜；上壁是肝和膈下面的腹膜；下壁是大网膜前两层和后两层的愈着处；左壁是胃脾韧带和脾肾韧带及脾；右壁上部有网膜孔，此孔是网膜囊与大腹膜腔的唯一通道，成人可容 1~2 指。手术时常经此孔探查胆道和网膜囊。

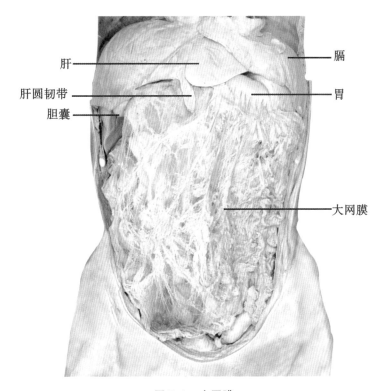

图 7-3 大网膜

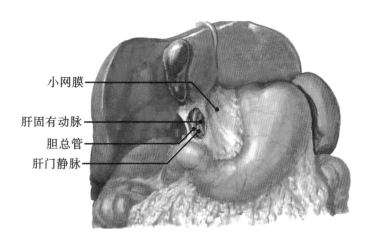

图 7-4 小网膜

（二）系膜

系膜（图 7-5）是壁、脏腹膜相互延续移行，形成许多将肠管连至腹后壁的双层腹膜结构。其内含有进出器官的血管、神经、淋巴管、淋巴结和脂肪等。

1. 肠系膜（mesentery）　是连接空、回肠与腹后壁之间的双层结构，整体呈褶扇状。其附于腹后壁的部分称**小肠系膜根**，起自第 2 腰椎左侧，斜向右下方，止于右侧骶髂关节的前方，长约 15 cm。因肠系膜长而宽阔，故空、回肠活动性较大，有利于食物的消化和吸收，但也是发生肠扭转的解剖学基础。系膜两层之间含有肠系膜上血管的分支和属支、淋巴管、神经、脂肪及大量的肠系膜淋巴结。

2. 阑尾系膜（mesoappendix）　是阑尾与小肠系膜下端之间的三角形腹膜皱襞，一边附着于阑尾全长，另一边游离。其游离缘内有阑尾血管、淋巴管、神经。行阑尾切除术时，应从系膜的游离缘进行血管结扎。

3. 横结肠系膜（transverse mesocolon）　是连接横结肠与腹后壁之间的双层腹膜结构。其根部自结肠右曲起始，向左经右肾中部、十二指肠降部和胰的前方，沿胰前缘到左肾中部，止于结肠左曲。系膜两层间含有横结肠血管、淋巴管、淋巴结和神经丛等。

4. 乙状结肠系膜（sigmoid mesocolon）　是乙状结肠与左髂窝之间的双层腹膜结构。其内含有乙状结肠血管、直肠上血管、淋巴管、淋巴结和神经丛等。该系膜较长，乙状结肠的活动性较大，故易发生乙状结肠扭转。

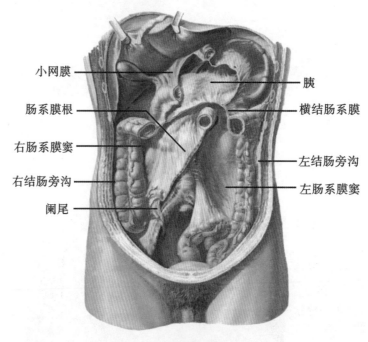

小网膜　　　　　　　　　　　　　　胰
肠系膜根　　　　　　　　　　　横结肠系膜
右肠系膜窦
右结肠旁沟　　　　　　　　　　左结肠旁沟
阑尾　　　　　　　　　　　　左肠系膜窦

图 7-5　腹膜形成的结构

（三）韧带

韧带是连于腹、盆壁与脏器之间或连接相邻脏器之间的腹膜结构，对脏器起固定作用。

1. 肝的韧带　除肝胃韧带和肝十二指肠韧带外，还有肝镰状韧带和肝冠状韧带。

（1）**肝镰状韧带**　是位于膈穹隆与肝上面之间的呈矢状位的双层腹膜结构，偏前正中线右侧,其游离缘内含有肝圆韧带。

（2）**肝冠状韧带**　是膈下与肝上面的腹膜结构,呈冠状位,分前、后两层,之间为肝裸区,此区直接与膈相连。

2.**脾的韧带**　主要有**胃脾韧带**和**脾肾韧带**。胃脾韧带是自脾门至胃底的双层腹膜皱襞,其内有胃短血管和胃网膜左血管和胰的淋巴管和淋巴结等。脾肾韧带是自脾门连至左肾前面的双层腹膜结构,其内含有脾血管、淋巴管和胰尾等。

（四）隐窝与陷凹

1.**肝肾隐窝**（hepatorenal recess）　位于肝右叶下面与右肾和结肠右曲之间,仰卧时为腹膜腔的最低处,是液体易于聚积的部位。

2.**陷凹**（pouch）　主要位于盆腔内,是盆腔脏器表面的腹膜互相移行返折形成的凹窝。在男性,直肠与膀胱之间有深而较大的**直肠膀胱陷凹**（rectovesical pouch）。是男性腹膜腔的最低点。在女性,前面有一个位于膀胱与子宫之间的**膀胱子宫陷凹**（vesicouterine pouch）,浅而较小;后面有一个位于直肠与子宫之间的**直肠子宫陷凹**（rectouterine pouch）,较大而深,为女性腹膜腔的最低点,是液体易于聚积的部位。

（河南省解剖学技术院士工作站　程明亮）

第八章

脉管系统

学习要点

　　脉管系统的组成;体循环和肺循环的循环途径;心的位置、外形及心腔的形态结构;心传导系的组成和功能;左、右冠状动脉的走行及分布;心的体表投影和心包;主动脉的走行及分段;颈总动脉、锁骨下动脉、上肢的动脉、胸主动脉、腹主动脉、髂内动脉和髂外动脉的主要分支和分布;上、下腔静脉系的组成、位置、主要属支和收集范围;肝门静脉的组成及其与上、下腔静脉系的交通;上、下肢浅静脉的走行;淋巴干的组成、胸导管的起始、走行、收集范围及注入部位,右淋巴导管的收集范围注入部位。胸腺的位置、功能;淋巴结的形态、结构及主要淋巴结群;脾的位置、形态、微细结构与功能。

护理案例

　　患者,男,43岁。半年来剧烈运动时诱发胸骨后疼痛,休息数分钟可缓解。近三天来发作频繁,且上楼或步行时均可诱发,夜间也有发作。血压130/80 mmHg,心率60次/min。入院后经冠脉造影显示,前室间支Ⅱ度狭窄,诊断为冠状动脉粥样硬化性心脏病。

　　问题:心的结构如何? 心脏冠状动脉有哪些? 为什么会发生冠状动脉粥样硬化性心脏病? 患者如何护理?

第一节　概述

　　脉管系统包括心血管系统和淋巴系统,是体内一套封闭而连续的管道系统,主要功能是运输物质,即将消化系统吸收的营养物质和肺吸收的氧运送到全身器官的组织和细胞,同时将组织和细胞的代谢产物及二氧化碳运送到肾、肺、皮肤,排出体外。同时内分泌系统所分泌的激素亦由脉管系统输送。此外,淋巴系统还能产生多种免疫物质,参与机体的免疫应答。

一、心血管系统的组成

心血管系统(cardiovascular system)由心、动脉、毛细血管和静脉组成。心(heart)是心血管系统的动力器官,可分为右心房、右心室、左心房和左心室四个腔。心房接纳静脉,心室发出动脉。两心房之间为房间隔,两心室之间为室间隔,左右半心互不相通,同侧心房与心室之间经房室口相通。房室口和动脉口周围均由结缔组织构成的纤维环,环上附有瓣膜,分别称房室瓣和动脉瓣,可以顺血流开放,逆血流关闭,从而保证了血液在心内的定向流动。**动脉**(artery)是运送血液离心的血管,由心室发出,在行程中不断分支,管径逐渐变细,最后移行为毛细血管。**毛细血管**(capillary)是连接于动脉和静脉之间的微细血管。毛细血管呈细网状分布,数量多,管壁薄,通透性大,管内血流缓慢,是血液与组织液进行物质交换的场所。**静脉**(vein)是运送血液回心的血管,起于周围的毛细血管,在回心过程中不断接受属支,管径逐渐变粗,最后注入心房。

二、血液循环途径

血液由心室出发,流经动脉、毛细血管、静脉再返回心房,这种周而复始的循环流动称为血液循环。依循环途径不同,可分为体循环和肺循环两部分(图8-1)。

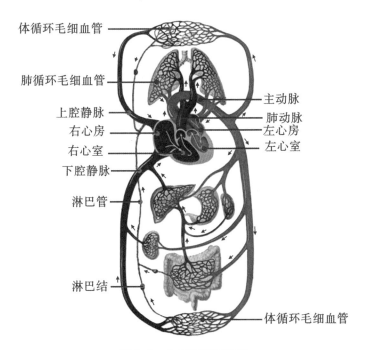

体循环毛细血管
肺循环毛细血管
上腔静脉
右心房
右心室
下腔静脉
淋巴管
淋巴结
主动脉
肺动脉
左心房
左心室
体循环毛细血管

图8-1　血液循环示意图

（一）体循环

当心室收缩时，血液从左心室射出，流经主动脉及其各级分支到达全身毛细血管网，血液在此与周围组织进行营养物质和气体交换，即向周围组织运送 O_2 和营养物质，同时回收 CO_2 和代谢产物至血液内。经过交换，鲜红色的动脉血变成暗红色的静脉血，再进入各级静脉及其属支，最终汇入上、下腔静脉和冠状窦返回右心房。体循环的特点是流程长、范围广，故又称大循环。其主要功能是以含氧高和营养物质丰富的血液营养全身各器官、组织和细胞，并将代谢产物运回心。

（二）肺循环

当心室收缩时，血液从右心室射出，流经肺动脉干及其各级分支到达肺泡周围毛细血管网，血液在此与肺泡进行气体交换，即吸入 O_2，放出 CO_2，暗红色静脉血变成鲜红色动脉血，再经肺静脉返回到左心房。肺循环的特点是流程短，血液只经过肺，故又称小循环。其主要功能是为血液加 O_2 并排出 CO_2。

三、血管吻合及侧支循环

人体的血管除经动脉-毛细血管-静脉相通连外，动脉与动脉之间，静脉与静脉之间，甚至动脉与静脉之间，可借血管支（吻合支或交通支）彼此连结，形成血管吻合（图8-2）。

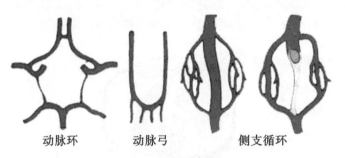

动脉环　　　动脉弓　　　侧支循环

图8-2　血管吻合与侧支循环

（一）动脉间吻合

两条动脉干之间可借交通支相连，如关节周围形成的动脉网、脑底动脉之间形成的大脑动脉环、手掌和足底动脉之间形成的动脉弓等，有缩短循环时间和调节血流量的作用。

（二）静脉间吻合

静脉间吻合非常丰富，除具有与动脉相似的吻合形式外，在浅静脉之间常吻合成静脉网（弓），在深静脉之间常吻合成静脉丛，以保证在脏器扩大或受压时血流通畅。

（三）侧支吻合

较大的血管干在行程中常发出与其平行的侧副管，并与同一主干远侧端发出的侧副管相吻合，形成侧支吻合。一旦主干阻塞时，侧副管逐渐增粗，血流可经扩大的侧支吻合到达阻塞部远侧的血管主干。这种通过侧支建立的循环称**侧支循环**（collateral circulation)。侧支循环的建立对保证器官在病理状态下的血液供应具有重要意义。

(四)动静脉吻合

小动脉和小静脉之间可借血管支直接相连,形成动静脉吻合。这种吻合具有缩短循环途径,调节局部血流量和体温的作用。

第二节 心

一、心的位置和外形

(一)心的位置

心位于胸腔前下部,中纵隔内,外裹心包,向左下方倾斜,约2/3位于身体正中矢状面的左侧,1/3位于正中矢状面的右侧(图8-3)。心的上方有出入心的大血管;下方邻膈;两侧借纵隔胸膜与肺相邻;后方为左主支气管、食管、左迷走神经、胸主动脉等结构;前方大部分被肺和胸膜所覆盖,只有一小部分与胸骨下份和左侧第3~6肋软骨相邻,临床上心内注射常在胸骨左缘第4肋间进针,将药物注射到右心室内。

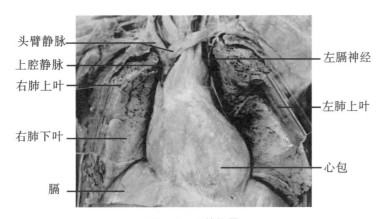

图8-3 心的位置

(二)心的外形

心形似倒置的、前后稍扁的圆锥体,略大于本人拳头,可分一尖、一底、两面、三缘和三沟(图8-4,图8-5)。

心尖:朝向左前下方,由左心室构成,与左胸前壁贴近,其体表投影在左侧第5肋间隙锁骨中线内侧1~2 cm处,可触摸到心尖的搏动。

心底:朝向右后上方,大部分由左心房、小部分由右心房构成,与出入心的大血管相连。

两面:前面又称胸肋面,与胸骨及肋软骨相邻,大部分由右心房和右心室构成,小部分由左心耳和左心室构成。下面又称膈面,较平坦,隔心包与膈相邻,由左、右心室构成。

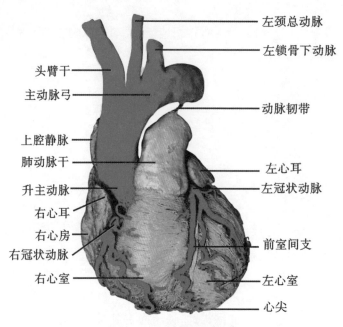

图 8-4 心的外形前面观

左颈总动脉
左锁骨下动脉
头臂干
主动脉弓
动脉韧带
上腔静脉
肺动脉干
升主动脉
右心耳
右心房
右冠状动脉
右心室
左心耳
左冠状动脉
前室间支
左心室
心尖

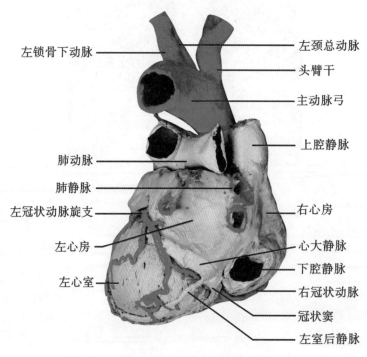

图 8-5 心的外形后面观

左锁骨下动脉
左颈总动脉
头臂干
主动脉弓
上腔静脉
肺动脉
肺静脉
左冠状动脉旋支
右心房
左心房
心大静脉
下腔静脉
左心室
右冠状动脉
冠状窦
左室后静脉

三缘:下缘近水平位,由右心室和心尖构成。右缘垂直,主要由右心房构成。左缘圆钝向左下倾斜,主要由左心耳和左心室构成。

三沟:**冠状沟**(coronary sulcus)是靠近心底处的一条近似完整的环行沟,呈冠状位,前方被肺动脉干所中断,前方被肺动脉干所中断,呈冠状位,该沟为右上方的心房和左下方的心室的表面的分界标志。**前室间沟**(anterior interventricular groove)为胸肋面自冠状沟向心尖延伸的浅沟。**后室间沟**(posterior interventricular groove)为膈面自冠状沟向心尖延伸的浅沟。前、后室间沟是左、右心室在心表面的分界标志。两沟在心尖右侧的汇合处略凹陷,称心尖切迹。后室间沟与冠状构的交汇处称房室交点。所有沟内均有血管走行并被脂肪组织覆盖。

二、心腔结构

(一)右心房

右心房(right atrium)位于心的右上部(图8-6),壁薄而腔大,其向左前方突出的部分称**右心耳**(right auricle),内面有许多并行排列的隆起,称梳状肌。右心房共有三个入口和一个出口。在右心房上方有上腔静脉口;下方有下腔静脉口;下腔静脉口与右房室口之间有冠状窦口,它们分别导入上半身、下半身和心壁本身的静脉血。出口为**右房室口**(right atrioventricular orifice),位于右心房的前下方,通向右心室。在右心房后内侧壁的房间隔下部有一卵圆形浅窝称**卵圆窝**(fossa ovalis),此处较薄,为胎儿时期卵圆孔的遗迹。卵圆孔多在出生后一岁左右闭锁,若未闭合,则是先天性心脏病的一种即房间隔缺损。

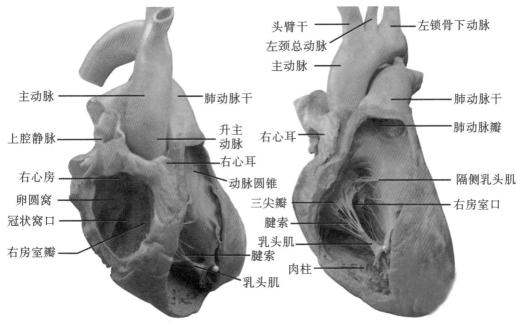

图8-6　右心房、右心室内部结构

(二)右心室

右心室(right ventricle)位于右心房的前下方,构成心胸肋面的大部分,有一个入口和一个出口。入口是右房室口,口周围的纤维环上附有三片瓣膜,称**三尖瓣**(tricuspid valve),可分为前尖、后尖和隔侧尖。瓣膜尖朝向右心室腔,瓣的游离缘借数条腱索与心室壁上的乳头肌相连。右房室口周围的纤维环、三尖瓣、腱索和乳头肌在功能上是一个整体,称三尖瓣复合体,当心室收缩时,三尖瓣相互靠拢,紧密封闭房室口。由于乳头肌收缩,通过腱索牵拉瓣膜,使瓣膜不致翻向心房,防止血液逆流入心房,保证血液的单向流动。右心房的出口为肺动脉口,通向肺动脉干。肺动脉口周围的纤维环上附有三个袋口向上的半月形瓣膜,称**肺动脉瓣**(pulmonary valve)。心室收缩时,血液冲开肺动脉瓣流入肺动脉干;心室舒张时,肺动脉干内血液回流的压力使瓣膜相互贴紧而封闭肺动脉口,阻止血液逆流入右心室。位于右房室口与肺动脉口之间的室壁上一弓形隆起称**室上嵴**(crista supraventricularis),以室上嵴为界可将右心室分为右下方的流入道和左上方的流出道两部分,流出道向上逐渐变细,形似圆锥,称动脉圆锥(conus arteriosus)。

(三)左心房

左心房(left atrium)(图8-7)位于右心房的左后方,构成心底的大部分,左心房向左前方突出的部分称左心耳(left auricle),内有与右心耳内面相似的梳状肌。梳状肌发达,凸向腔面,致使腔面不平,当心房血流淤滞时,较易形成血栓。左心房有四个入口和一个出口。入口位于左心房后部两侧,分别是左、右肺静脉口,将肺静脉的血液导入左心房。出口是**左房室口**(left atrioventricular orifice),通向左心室。

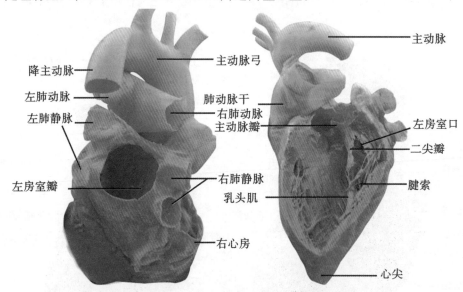

图8-7　左心房和左心室内部结构

(四)左心室

左心室(left ventricle)构成心尖及心的左缘,有一个入口和一个出口。入口即左房室口,口周围的纤维环上附有两片瓣膜,称**二尖瓣**(mitral valve),分别为前尖瓣和后尖瓣,以前尖为界可将左心室分为后方的流入道和前方流出道两部分。瓣膜尖朝向左心室腔,瓣的游离缘借数条腱索与心室壁上的乳头肌相连。纤维环、二尖瓣、腱索和乳头肌在功能上是一个整体,称二尖瓣复合体。出口为主动脉口,通向主动脉。主动脉口周围的纤维环上也附有三个袋口向上的半月形瓣膜,称**主动脉瓣**(aortic valve),每个瓣膜与主动脉壁之间形成的窦腔称主动脉窦,在左、右主动脉窦的动脉壁上分别有左、右冠状动脉的开口。

三、心壁及心间隔的结构

(一)心壁的组织结构

心壁自内向外依次由心内膜、心肌膜和心外膜构成(图8-8)。

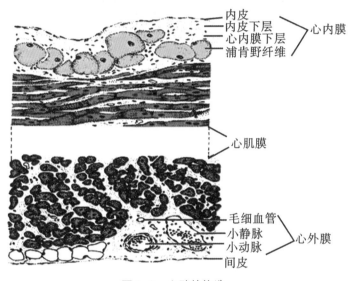

图 8-8　心壁的构造

1. **心内膜**(endocardium)　衬覆于心腔的最内面,包括内皮、内皮下层和心内膜下层三层结构。内皮与血管的内皮相连续,表面光滑利于血液的流动。内皮下层位于内皮基膜的外面,由致密结缔组织构成。心内膜下层由疏松结缔组织构成,内含血管、神经、淋巴管及心传导系统的分支。心的瓣膜是由心内膜向心腔内折叠而成。

2. **心肌膜**(myocardium)　主要由心肌构成。心房肌较薄,心室肌较厚,而以左心室肌最厚。心肌纤维分为三层,其走行方向为浅层斜行、中层环行、深层纵行。心房肌和心室肌不相连续,因此心房、心室可分别收缩。

3. **心外膜**(epicardium)　为心壁外面的一层浆膜,并构成浆膜性心包的脏层。

(二)心间隔

1. **房间隔**(interatrial septum)　位于左、右心房之间,由两层心内膜中间夹心房肌和结缔组织构成,其右心房面中下部有卵圆窝,是房间隔最薄弱处。

2. **室间隔**(interventricular septum)　位于左、右心室之间,分为膜部和肌部(图8-9)。后上部紧靠主动脉口下方,由两层心内膜夹结缔组织构成,缺乏肌质而较薄,是室间隔缺损的好发部位;肌部由两层心内膜和心肌构成,较厚。

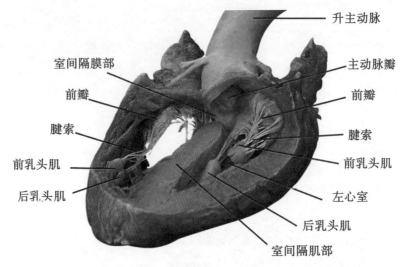

图 8-9　室间隔及瓣膜

升主动脉

室间隔膜部

前瓣

腱索

前乳头肌

后乳头肌

主动脉瓣

前瓣

腱索

前乳头肌

左心室

后乳头肌

室间隔肌部

四、心的传导系统

心的传导系统由特殊分化的心肌纤维构成,具有产生和传导兴奋,控制心的正常节律性活动。心的传导系统包括窦房结、房室结、房室束及其分支(图 8-10)等。

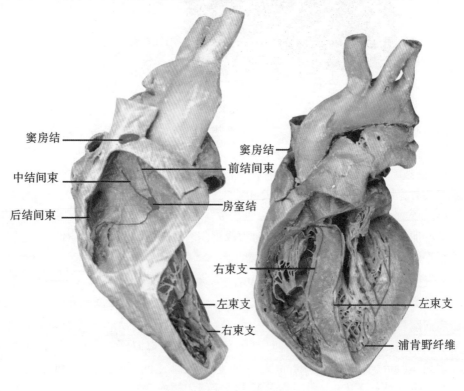

窦房结

中结间束

后结间束

窦房结

前结间束

房室结

右束支

左束支

右束支

左束支

浦肯野纤维

图 8-10　心的传导系统

（一）窦房结

窦房结（sinuatrial node）是心的正常起搏点，位于上腔静脉与右心耳交界处的心外膜深面，呈长椭圆形。窦房结产生的冲动可直接传递给左右心房，并通过结间束传递给房室结。

（二）房室结

房室结（atrioventricular node）位于冠状窦口与右房室口之间的心内膜深面，呈扁椭圆形。其主要功能是将窦房结传来的冲动通过房室束及其分支传向心室肌。

（三）房室束及其分支

1. **房室束**（atrioventricular bundle） 又称希氏（His）束，从房室结前端向前行，沿室间隔膜部下行至肌部上缘分为左、右两束支。

2. **左束支**（left bundle branch） 呈扁带状，沿室间隔左侧心内膜深面走行，约在室间隔上、中 1/3 交界处分为两支，分别至前、后乳头肌根部分散交织于浦肯野（Purkinje）纤维。分布于左心室壁及室间隔。

3. **右束支**（right bundle branch） 呈现单一圆索状，沿室间隔右侧心内膜深面下行，分支分布于右心室壁。

4. **Purkinje 纤维网** 左右束支的分支在心内膜深面交织成 Purkinje 纤维网，最后与一般心肌纤维相连结。功能是将心房传来的兴奋迅速传播到整个心室。

正常情况下，窦房结产生的冲动首先传递至心房肌，引起心房肌的收缩。同时经房室结、房室束及左、右束支传递，最后由浦肯野纤维传至心室肌。由于在传递过程中有短暂延搁，当引起心室肌收缩时心房肌已经舒张。心的传导系统任何部位出现病变均会引起心律失常。

五、心的血管

心的动脉供应来自左、右冠状动脉，而回流的静脉，大部分经冠状窦口汇入右心房，只有极少部分直接流入左、右心房或左、右心室。

（一）心的动脉

1. **右冠状动脉**（right coronary artery） 起于主动脉右窦，在右心耳与肺动脉干根之间入冠状沟，向右行绕过心右缘，至房室交点处分为后室间支和左室后支（图 8-11）。右冠状动脉的分布范围包括：右心房、右心室、室间隔后 1/3 部及部分左心室膈面、窦房结和房室结。如右冠状动脉发生阻塞，可发生后壁心肌梗死和房室传导阻滞。主要分支有：

（1）后室间支 沿后室间沟走行分支分布于后室间沟两侧的心室壁和室间隔后 1/3 部。

（2）左室后支 分布于左心室后壁。

（3）窦房结支 分布于窦房结和心房壁。

（4）动脉圆锥支 分布于动脉圆锥上部。

（5）右缘支 分布于心下缘附近心壁。

（6）右室前支　分布于右心室前壁。

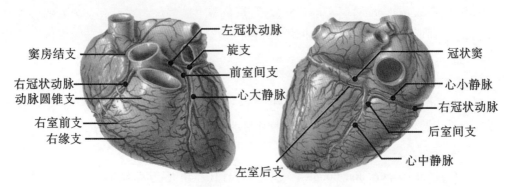

图 8-11　心的血管

2. 左冠状动脉（left coronary artery）　起于主动脉左窦，在左心耳与肺动脉干根部之间穿出沿冠状沟向左行，随即分为前室间支和旋支。

（1）**前室间支**　沿前室间沟下行，绕过心迹切迹终于后室间沟下部，并与右冠状动脉的后室间支吻合。分布于左心室前壁、右心室前壁一小部分和室间隔前 2/3。如前室间支发生阻塞，可发生左心室前壁和室间隔前部心肌梗死，并可发生束支传导阻滞。

（2）**旋支**　沿冠状沟向后行至心的膈面。分支分布于左心房、左心室左侧面和膈面及窦房结。旋支闭塞常引起左室侧壁及膈壁心肌梗死。

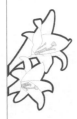

临床护理应用：冠心病冬季的日常护理

　　冠心病是冠状动脉粥样硬化性心脏病的简称，它是由于冠状动脉发生了粥样硬化，使管腔狭窄甚至闭塞，从而导致了心肌的血流量减少，供氧不足。出现一系列缺血性表现，如胸闷、憋气、心绞痛、心肌梗死甚至猝死等。冠心病患者对寒冷的刺激很敏感，寒冷可使小血管收缩、痉挛，血流速度减慢，加重心脏负担，间接地引起冠心病发作。因此，冠心病患者在冬季应注意以下几个问题。①根据气温变化，随时调整着装保暖御寒。②尝试用冷水洗脸、温水擦澡，以提高皮肤的抗寒能力。③增强御寒能力的锻炼。当天气晴朗时，有意识地增加室外活动，以提高机体御寒能力，降低对寒冷的敏感性。④尽量避免室内外温差的刺激，不要骤然离开温暖的房间，进入寒冷的露天空间。

（二）心的静脉

1. 冠状窦（coronary sinus）　接收绝大部分静脉回流。位于冠状沟后部，左心房和左心室之间，其右端开口于右心房。**心大静脉**在前室间沟内与左冠状动脉的前室间支伴行，注入冠状窦左端。**心中静脉**与右冠状动脉的后室间支伴行，注入冠状窦右端。**心小静脉**在冠状沟内与右冠状动脉主干伴行，向左注入冠状窦右端。

2.**心前静脉**　起于右心室前壁跨过冠状沟注入右心房。

3.**心最小静脉**　是位于心壁内的小静脉,直接开口于各心腔(主要是右心房)。

六、心包

心包(pericardium)(图8-12)是包裹心和出入心大血管根部的纤维浆膜囊,分内、外两层。外层为纤维性心包,内层为浆膜性心包。**纤维心包**(fibrous pericardium)由坚韧的结缔组织构成,上方与大血管外膜相续,下方附着于膈的中心腱,可防止心过度扩张,以保持血容量的相对恒定,还可起屏障保护作用,有效防止邻近部位的感染波及心。**浆膜心包**(serous pericardium)薄而光滑,分脏、壁两层。脏层即心外膜。壁层衬于纤维心包内面,与纤维心包紧密相贴。脏、壁两层在大血管根部相互移行,形成潜在的腔隙称**心包腔**(pericardial cavity),内含少量浆液,起润滑作用,可减少心跳动时的摩擦。由于纤维性心包伸缩性小,当心包腔内大量积液时,不易向外扩张,以致压迫心,影响心的正常功能活动。

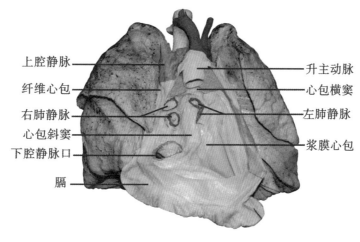

上腔静脉　　　　　　　　　　　　　　　　升主动脉
纤维心包　　　　　　　　　　　　　　　　心包横窦
右肺静脉　　　　　　　　　　　　　　　　左肺静脉
心包斜窦　　　　　　　　　　　　　　　　浆膜心包
下腔静脉口
膈

图8-12　心包

七、心的体表投影

心在胸前壁的体表投影可用下列四点、四弧来确定(图8-13)。①左上点:在左侧第2肋软骨下缘,距胸骨左缘约1.2 cm处。②右上点:在右侧第3肋软骨上缘,距胸骨右缘约1 cm处。③右下点:在右侧第6胸肋关节处。④左下点:在左侧第5肋间隙,左锁骨中线内侧1~2 cm处(距前正中线7~9 cm处)。将四点以弧形连线相连即为心的体表投影。左、右上点连线为心上界;左、右下点连线为心下界;右上、下点连线为心右界,略向右凸;左上、下点连线为心左界,略向左凸。了解心在胸前壁的投影,对临床叩诊时判断心界是否扩大具有实用意义。

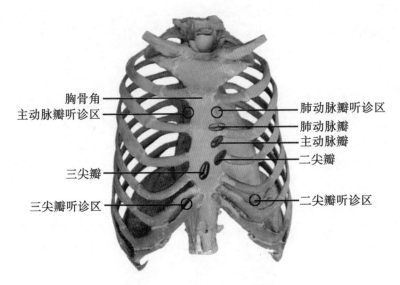

胸骨角
主动脉瓣听诊区
　　　　　　　　　　　　　　　　　肺动脉瓣听诊区
　　　　　　　　　　　　　　　　　肺动脉瓣
　　　　　　　　　　　　　　　　　主动脉瓣
　　　　　　　　　　　　　　　　　二尖瓣
三尖瓣
三尖瓣听诊区
　　　　　　　　　　　　　　　　　二尖瓣听诊区

图 8-13　心及心瓣膜的体表投影

临床护理应用：胸外心脏按压术

　　胸外心脏按压术适用于各种创伤、电击、溺水、窒息、心脏疾病或药物过敏等引起的心搏骤停。操作要点：患者仰卧在硬板上或地上，如系软床应加垫木板，术者立于患者一侧，一手掌根部放在患者胸骨中、下 1/3 交界处，伸直手指，另一手重叠于上，两臂伸直，依靠术者身体重力向脊柱方向作垂直而有节律的按压。每次按压使胸骨向下压陷 3～4 cm，随后放松，使胸骨复原，以利心脏舒张。按压频率成人每分钟 60～80 次，按压时须配合人工呼吸，直至心跳和呼吸恢复为止。

第三节　血管

一、血管的结构特点

　　血管分动脉、静脉和毛细血管三类。根据管径的粗细，动脉和静脉都可分为大、中、小、微 4 级。大动脉是指接近心的动脉，管径最粗，如主动脉和肺动脉等；管径在 0.3～1 mm 的动脉属于小动脉，而接近毛细血管，管径在 0.3 mm 以下的动脉称微动脉；除大动脉外，凡管径在 1 mm 以上的动脉属中动脉，如肱动脉、桡动脉和尺动脉等。大静脉的管径大于 10 mm，如上腔静脉、下腔静脉和头臂静脉等；管径小于 2 mm 的静脉属小静脉，其中与毛细血管相连的小静脉又称微静脉；在大、小静脉之间的静脉属中静脉。

（一）动脉

动脉管壁由内向外依次分为内膜、中膜和外膜三层（图8-14～图8-16）。

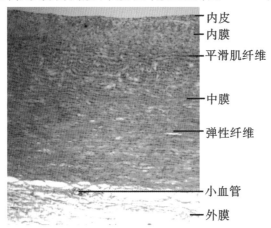

内皮
内膜
平滑肌纤维

中膜

弹性纤维

小血管

外膜

图8-14　大动脉的微细结构

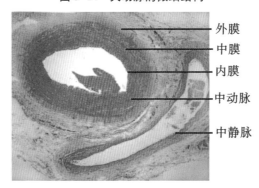

外膜
中膜
内膜
中动脉

中静脉

图8-15　中动脉和中静脉的微细结构

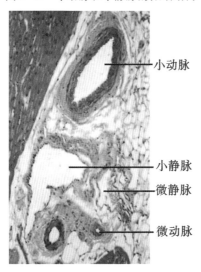

小动脉

小静脉
微静脉

微动脉

图8-16　小动脉和小静脉的微细结构

1. **内膜** 最薄,由内皮、内皮下层和内弹性膜构成。内皮衬于血管腔面,光滑,有利于血液的流动。内皮下层是薄层结缔组织。内弹性膜为弹性纤维组成的膜,在切片上呈波浪状,可作为内膜与中膜的分界。中动脉的内弹性膜最明显,其余动脉则不明显。

2. **中膜** 中膜较厚,由平滑肌、弹性膜和弹性纤维构成。大动脉的中膜主要由 40 ~ 70 层弹性膜构成,也有少量平滑肌纤维和胶原纤维等结构,故又称弹性动脉。当心室射血时,大动脉管壁扩张,心室舒张时,管壁回缩,从而推动血液不断向前流动。中、小动脉的中膜主要由平滑肌构成,又称肌性动脉。中动脉的平滑肌较发达,由 10 ~ 40 层环行排列的平滑肌组成,通过平滑肌的收缩和舒张,改变其管径大小,调节分部到身体各部的血流量。小动脉的平滑肌较薄弱,仅有 3 ~ 4 层平滑肌。由于小动脉管径小,平滑肌的收缩和舒张,可直接影响外周血流的阻力从而影响血压,故小动脉也常被称为外周阻力血管。

3. **外膜** 外膜较薄,由疏松结缔组织构成,其中有弹性纤维、胶原纤维、血管、神经和淋巴管等。大动脉的外膜内还含有营养自身的小血管。

（二）静脉

静脉管壁由内向外也分为内膜、中膜和外膜三层,但三层界线不明显。静脉壁的平滑肌和弹性纤维均不及动脉丰富,结缔组织成分较多。

1. **内膜** 最薄,由内皮和少量结缔组织构成。内膜常向静脉管腔折叠突出,形成静脉瓣(venous valves),有防止血液逆流的作用。

2. **中膜** 较薄,由数层稀疏的平滑肌构成。

3. **外膜** 最厚,由结缔组织构成,内含血管、神经、淋巴管。大静脉的外膜含有较多的纵形平滑肌。

同等的动脉和静脉相比有较大的差距:动脉管壁厚,弹性大,管腔断面呈圆形,管壁可随心的舒缩而明显地搏动。静脉管壁薄,弹性小,管腔大而不规则,腔内有静脉瓣。

（三）毛细血管

毛细血管分布广泛,管径细,管壁结构简单,仅由一层内皮及外周的基膜构成。它们的分支多而且互相吻合成网,毛细血管内血流缓慢,有利于血液与周围组织进行物质交换。毛细血管的疏密程度与各器官组织代谢率密切相关,如心、肝、肺、肾和黏膜等代谢旺盛,毛细血管网较密;而肌腱、韧带等代谢率较低,则毛细血管稀疏。根据其电镜下的结构特点,可分为连续毛细血管、有孔毛细血管和血窦三类(图 8-17)。

1. **连续毛细血管**(continuous capillary) 由连续的内皮细胞围成,细胞间隙为 10 ~ 20 nm,细胞间有紧密连接,基膜完整。连续毛细血管主要以吞饮及胞吐方式完成血液与组织液间的物质交换。主要分布于结缔组织、肌组织、肺和中枢神经系统等处。

2. **有孔毛细血管**(fenestrated capillary) 内皮细胞不含核的部分极薄,且有许多贯穿细胞内外的窗孔,窗孔被隔膜封闭。有孔毛细血管主要通过内皮细胞的窗孔完成血管内外的物质交换。主要分布于胃肠黏膜、内分泌腺和肾血管球等处。

3. **血窦**(sinusoid) 又称窦状毛细血管(sinusoid capillary)。其结构特点是腔大、不规则,内皮细胞间有较大的间隙,细胞有窗孔,基膜不完整或缺如。血窦的物质交换主要通过内皮细胞的窗孔及细胞间隙完成。其主要分布于肝、脾、骨髓和某些内分泌腺。

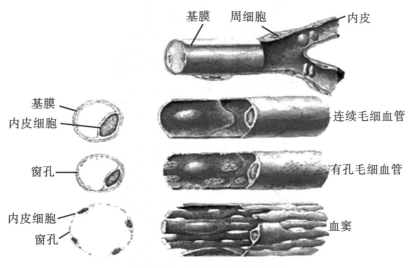

图8-17 毛细血管电镜结构

二、肺循环的血管

(一)肺循环的动脉

肺动脉干(pulmonary trunk)起于右心室的动脉圆锥,在升主动脉的前方向左后上方斜行,至主动脉弓的下方分为左、右肺动脉。**左肺动脉**(left pulmonary artery)较短,水平向左行至左肺门处,分两支进入左肺上、下叶。**右肺动脉**(right pulmonary artery)较长,水平向右行至右肺门处,分三支进入右肺上、中、下叶。

在肺动脉干分叉处与主动脉弓下缘之间有一结缔组织索,称**动脉韧带**(arterial ligament),是胚胎时期动脉导管闭锁后的遗迹。如动脉导管在出生后6个月仍未闭锁,则称动脉导管未闭,是常见的先天性心脏病之一,可结扎予以治疗。

(二)肺循环的静脉

肺静脉(pulmonary veins)起自肺泡周围的毛细血管网,在肺内逐级吻合至左、右肺门处分别形成左肺上、下静脉和右肺上、下静脉出肺,穿过心包注入左心房。肺静脉内为含氧较高的鲜红色动脉血。

三、体循环的动脉

体循环的动脉(图8-18)是从心运送血液到全身各部的血管,主要的分布特点:①头颈、四肢和躯干一般都有动脉主干分布,左、右基本对称。②躯干的动脉有壁支和脏支之分,壁支一般有明显的节段性。③动脉多居身体的屈侧、深部或安全隐蔽处,常与静脉、神经等伴行,外包结缔组织形成血管神经束。④动脉往往以最短的距离到达所营养的器官。⑤动脉的粗细、支数多少、配布形式与器官的形态、大小和功能密切相关。

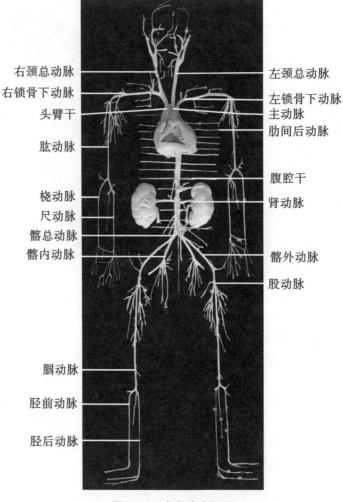

右颈总动脉
右锁骨下动脉
头臂干

肱动脉

桡动脉
尺动脉
髂总动脉
髂内动脉

左颈总动脉
左锁骨下动脉
主动脉
肋间后动脉

腹腔干
肾动脉

髂外动脉
股动脉

腘动脉

胫前动脉

胫后动脉

图 8-18　全身动脉概观

（一）主动脉

主动脉（aorta）（图 8-19）是体循环的动脉主干,由左心室发出,向右上方斜行至第 2 胸肋关节后方,再弯向左后,至第 4 胸椎体下缘处转折向下,沿脊柱左前方下行,穿膈的主动脉裂孔入腹腔,至第 4 腰椎下缘处分为左、右髂总动脉。以胸骨角至第 4 胸椎体下缘平面为界,将主动脉分为**升主动脉**（ascending aorta）、**主动脉弓**（aortic arch）和**降主动脉**。

1. 升主动脉　自左心室起始后,在肺动脉干与上腔静脉之间行向右前上方,至右侧第 2 胸肋关节后方移行为主动脉弓。升主动脉根部发出左、右冠状动脉。

2. 主动脉弓　主动脉弓是升主动脉的延续,呈弓形弯向左后方,至第 4 胸椎体下缘移行为降主动脉。主动脉弓壁内有压力感受器,具有调节血压的作用。主动脉弓下方近动脉韧带处有 2~3 个栗粒状小体,称**主动脉小球**（aortic glomera）,是化学感受器,参与调节呼吸。主动脉弓的凸侧向上发出三个分支,自右前向左后依次是**头臂干、左颈总动脉**和**左锁骨下动脉**。头臂干向右上方行至右胸锁关节后方分为右颈总动脉和右锁骨下动脉。左、右颈总动脉是头颈部的动脉主干,左、右锁骨下动脉则主要是上肢的动脉主干。

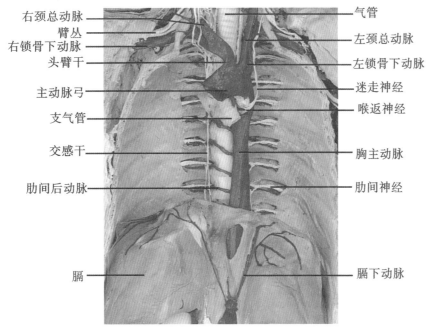

图 8-19 主动脉及分支

3. **降主动脉** 降主动脉又以主动脉裂孔为界分为胸主动脉(thoracic aorta)和腹主动脉(abdominal aorta)(图 8-20),胸主动脉是胸部的动脉主干,腹主动脉是腹部的动脉主干。降主动脉在第 4 腰椎体下缘水平由分出**左、右髂总动脉**(common iliac artery),后者在骶髂关节前方分为**髂内动脉**(internal iliaca artery)和**髂外动脉**(external iliaca artery)。髂内动脉是盆部的动脉主干,髂外动脉则主要是下肢的动脉主干。

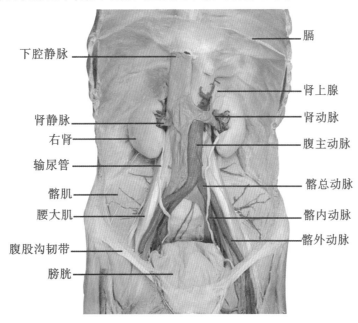

图 8-20 腹主动脉的分支

（二）头颈部动脉

颈总动脉（common carotid artery）是头颈部的动脉主干。右侧起自头臂干，左侧起自主动脉弓。两侧均在胸锁关节的后方沿气管、喉和食管的外侧上行，至甲状软骨上缘水平分为颈内动脉和颈外动脉。在颈总动脉分叉处有颈动脉窦和颈动脉小球。

颈动脉窦（carotid sinus）是颈总动脉末端和颈内动脉起始部的膨大部分，壁内有压力感受器。当血压升高时，可反射性地引起心跳减慢、血管扩张、血压下降。

颈动脉小球（carotid glomus）是位于颈内、外动脉分叉处后方的扁椭圆形小体，属化学感受器。能感受血液中氧和二氧化碳浓度的变化。当二氧化碳浓度升高时，可反射性的促使呼吸加快，以排出过多的二氧化碳。

颈总动脉的主要分支有：

1. 颈内动脉（internal carotid artery）　由颈总动脉发出后，垂直上升到颅底，经颈动脉管入颅腔，分支分布于脑和视器。

2. 颈外动脉（external carotid artery）　上行穿腮腺实质达下颌颈高度分为上颌动脉和颞浅动脉两个终支（图8-21）。其主要分支有：

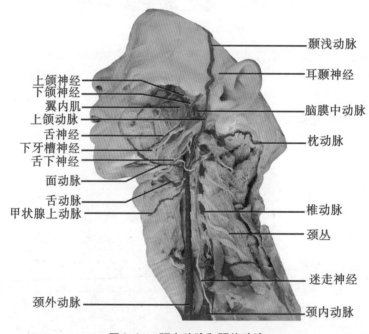

图8-21　颈内动脉和颈外动脉

（1）**甲状腺上动脉**　起自颈外动脉的起始处，行向前下方，分布于甲状腺上部和喉。

（2）**舌动脉**　在甲状腺上动脉的稍上方发自颈外动脉，分布于舌、舌下腺和腭扁桃体。

（3）**面动脉**　在舌动脉稍上方发出，经下颌下腺深面，在咬肌前缘绕过下颌骨下缘至面部，经口角和鼻翼的外侧上行至眼内眦，改称为内眦动脉。面动脉沿途分布于面部软组织、下颌下腺和腭扁桃体等处。在下颌骨下缘和咬肌前缘交界处,可摸到面动脉的搏动。面部出血时,可在该处压迫止血。

（4）**颞浅动脉** 经外耳门前方上行,越过颧弓根上行至颅顶。分布于腮腺和颞、顶、额部软组织。在外耳门前方、颧弓根部可摸到颞浅动脉的搏动,当头前外侧部出血时,可在该处压迫止血。

（5）**上颌动脉** 起始后经下颌支的深面进入颞下窝,其中分布于硬脑膜的分支称脑膜中动脉,穿棘孔入颅腔,在翼点内面走行。当翼点骨折时,易损伤该血管,引起硬膜外血肿。

（三）锁骨下动脉及上肢动脉

1. **锁骨下动脉**（subclavian artery） 右侧起自头臂干,左侧起自主动脉弓,两侧均向外呈弓形经胸膜顶前方,出胸廓上口至颈根部,穿斜角肌间隙,至第1肋外缘延续为腋动脉（图8-22）。当上肢出血时,可在锁骨中点上方将锁骨下动脉压向第1肋进行止血。

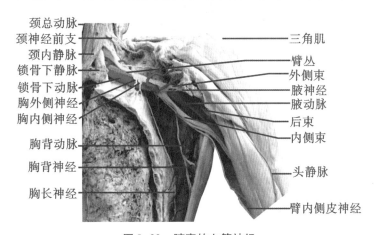

图8-22 腋窝的血管神经

（1）**椎动脉** 由锁骨下动脉上壁发出,向上依次穿第6～1颈椎横突孔,经枕骨大孔入颅腔,分布于脑和脊髓。

（2）**胸廓内动脉** 起于锁骨下动脉下壁,向下经第1～7肋软骨后面,约距胸骨外侧缘1.5 cm垂直下降,穿膈后进入腹直肌鞘,移行为腹壁上动脉。沿途分布于胸前壁、乳房、心包和腹直肌等处。

（3）**甲状颈干** 为一短干,起自锁骨下动脉,分为数支至颈部和肩部。其主要分支为甲状腺下动脉,分布于甲状腺下部和喉等处。

分布于甲状腺的动脉有甲状腺上动脉和甲状腺下动脉,它们分别来自颈外动脉和锁骨下动脉的甲状颈干。气管切开时要注意此动脉的出现,以免损伤。

2. **腋动脉**（axillary artery） 是上肢的动脉主干,行于腋窝深部,出腋窝移行为肱动脉。其主要分支有:胸肩峰动脉、胸外侧动脉、肩胛下动脉和旋肱后动脉等,主要分布于肩部、胸前外侧壁和乳房等处。

3. **肱动脉**（brachial artery） 为腋动脉的直接延续（图8-23）,沿肱二头肌内侧缘下行至肘窝分为桡动脉和尺动脉。在肘窝内上方,可触到肱动脉的搏动,是测量血压时听诊的部位。当前臂和手部大出血时,可在臂中部将肱动脉压向肱骨进行止血。肱动脉的主要分支是肱深动脉,与桡神经伴行,分支布于肱三头肌和肱骨。

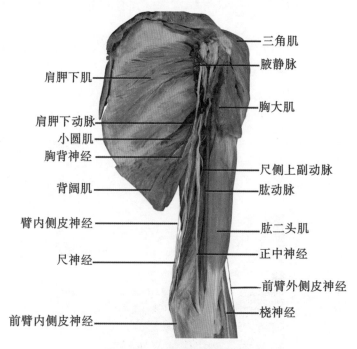

图8-23　上臂的血管和神经

4. 桡动脉(radial artery)　由肱动脉分出后,在前臂肌前群的桡侧下行,经腕部到达手掌(图8-24)。桡动脉下端在桡骨茎突的前内侧位置表浅,可触到其搏动,是诊脉的常用部位。桡动脉的主要分支有拇主要动脉和掌浅支。

5. 尺动脉(ulnar artery)　由肱动脉分出后,在前臂肌前群的尺侧下行,经腕部到达手掌。尺动脉的主要分支有骨间总动脉和掌深支。

临床护理应用:测量血压

　　测量血压最常用的方法为间接测量法,即广泛采用的袖带加压法,此法需要血压计和听诊器。测量部位一般选择患者右上肢,采取仰卧位或坐位,将袖袋绑在受试者的上臂。在肘窝稍上方,肱二头肌腱内侧可摸到肱动脉搏动,将听诊器胸件置于此处,轻压听诊器胸件与皮肤密接。然后打气到阻断肱动脉血流为止,缓缓放出袖袋内的空气,利用放在肱动脉上的听诊器,可以听到当袖袋压刚好小于肱动脉血压血流冲过被压扁动脉时产生的湍流引起的振动声来测定心脏收缩期的最高压力,称为收缩压。继续放气,声响加大,当此声变得低沉而长时所测得的血压读数,相当于心脏舒张时的最低血压,称为舒张压。当放气到袖袋内压低于舒张压时,血流平稳地流过无阻碍的血管,声响消失。

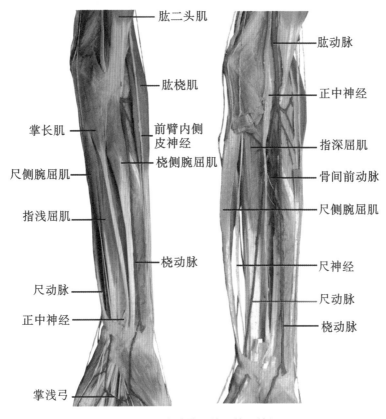

图 8-24　前臂前面的血管和神经

6. 掌浅弓和掌深弓

（1）**掌浅弓**　由尺动脉末端和桡动脉的掌浅支吻合而成（图 8-25），位于掌腱膜和指屈肌腱之间。其最凸处相当于自然握拳时中指所指的位置，在处理手外伤时，应注意保护。掌浅弓发出小指尺掌侧动脉和 3 条指掌侧总动脉，其分支指掌侧固有动脉，沿手指掌面的两侧行向指尖，分布于手掌和第 2~5 指相对缘，手指出血时可在手指两侧压迫止血。

（2）**掌深弓**　由桡动脉末端和尺动脉的掌深支吻合而成，位于指屈肌腱的深面。由弓发出 3 条掌心动脉，分别与相应的指掌侧总动脉吻合。

（四）胸部动脉

胸主动脉（thoracic aorta）是胸部的动脉主干，发出壁支和脏支。胸主动脉发出的壁支主要为第 3~11 对肋间后动脉和肋下动脉。第 1、2 肋间后动脉来自锁骨下动脉。肋间后动脉走行在肋间隙内，主干沿肋骨下缘的肋沟内前行，在肋角处，肋间后动脉发出分支沿下位肋上缘前行；肋下动脉走在第 12 肋的下缘。肋间后动脉和肋下动脉分支分布于脊髓、背部、胸壁和腹壁的上部等处。临床上，根据肋间血管的走行，在胸壁侧部作胸膜穿刺时，经两个肋间进针，而在胸壁后部穿刺时，则应在肋骨上缘进针，以免损伤肋间血管。脏支细小，主要有支气管支、食管支和心包支，分布于气管、支气管、食管和心包。

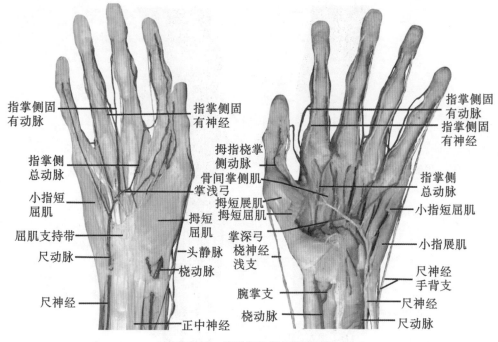

图 8-25　掌浅弓和掌深弓标本

（五）腹部动脉

腹主动脉是腹部的动脉主干,沿脊柱的左前方下行,其右侧有下腔静脉伴行,前方有肝左叶、胰、十二指肠水平部和小肠系膜根越过。腹主动脉的分支亦有脏支和壁支之分。壁支有 4 对腰动脉和一对膈下动脉。脏支分成对脏支和不成对脏支两种。成对脏支有肾上腺中动脉、肾动脉和睾丸动脉（女性为卵巢动脉）,不成对脏支有腹腔干、肠系膜上动脉和肠系膜下动脉。

1.**腹腔干**（celiac trunk ）　为一粗短动脉干,在主动脉裂孔稍下方由腹主动脉前壁发出,立即分为胃左动脉、脾动脉和肝总动脉（图 8-26,图 8-27）。它们分支分布于肝、胆囊、胰、脾、胃、十二指肠和食管腹段。

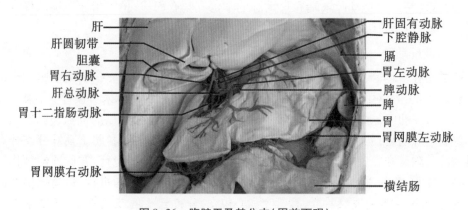

图 8-26　腹腔干及其分支（胃前面观）

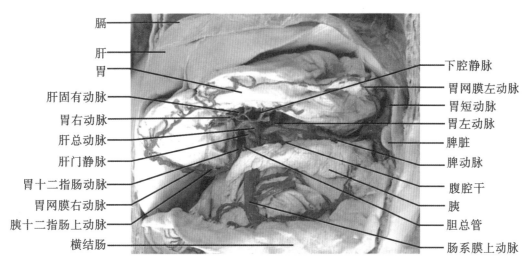

图 8-27 腹腔干及其分支(胃后面观)

（1）**胃左动脉**（left gastric artery） 行向左上方至胃的贲门部，在小网膜两层之间沿胃小弯向右行，与胃右动脉吻合。分布于食管腹段及胃小弯附近的胃壁。

（2）**脾动脉**（splenic artery） 沿胰上缘左行达脾门，分数支入脾。沿途发出胰支，分布于胰体和胰尾；发出胃短动脉，分布于胃底；发出胃网膜左动脉，沿胃大弯自左向右行，与胃网膜右动脉吻合，布于胃大弯附近的胃壁和大网膜。

（3）**肝总动脉**（common hepatic artery） 向右前行，至十二指肠上部上缘分为肝固有动脉和胃十二指肠动脉。①**肝固有动脉**（proper hepatic artery）：在肝十二指肠韧带内上行达肝门，分为左、右支进入肝。右支在入肝前发出**胆囊动脉**（cystic artery）：布于胆囊。肝固有动脉起始处还发出胃右动脉，沿胃小弯向左与胃左动脉吻合，布于胃小弯附近的胃壁。②**胃十二指肠动脉**：在幽门后下缘分为胃网膜右动脉和胰十二指肠上动脉。胃网膜右动脉沿胃大弯左行，与胃网膜左动脉吻合，分布于胃大弯附近的胃壁和大网膜。胰十二指肠上动脉，分布于胰头和十二指肠。

2. 肠系膜上动脉（superior mesenteric artery） 在腹腔干的稍下方（相当于第一腰椎水平）由腹主动脉前壁发出，在胰头后方下行，向前越过十二指肠水平部入肠系膜根（图 8-28），呈弓状向右髂窝下行。发出分支分布于小肠以及结肠左曲以前的大肠。其主要分支有：

（1）**空肠动脉和回肠动脉** 有 12～16 支，走行在肠系膜内，分布于空肠和回肠。空、回肠动脉在肠系膜内分支彼此吻合成血管弓，最多可达 3～5 级。

（2）**回结肠动脉** 走向回盲部，分布于回肠末端、盲肠和升结肠，回结肠动脉发出阑尾动脉，分布于阑尾。

（3）**右结肠动脉** 在回结肠动脉的上方发出，分布于升结肠，并与中结肠动脉和回结肠动脉的分支吻合。

（4）**中结肠动脉** 发出后入横结肠系膜，布于横结肠。

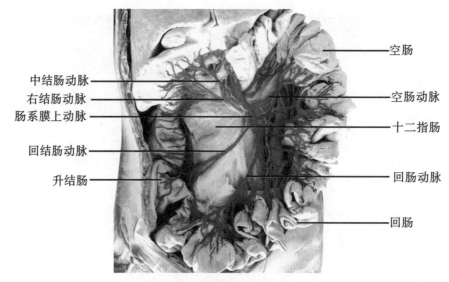

图 8-28 肠系膜上动脉及其分支

3. 肠系膜下动脉（inferior mesenteric artery） 平第 3 腰椎高度发自腹主动脉前壁,在腹后壁腹膜后面行向左下方,分支分布于降结肠、乙状结肠和直肠上部(图 8-29)。

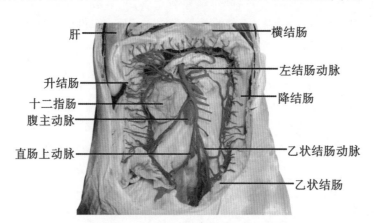

图 8-29 肠系膜下动脉及其分支

（1）**左结肠动脉** 布于降结肠,并与中结肠动脉和乙状结肠动脉吻合。

（2）**乙状结肠动脉** 进入乙状结肠系膜内,分布于乙状结肠。

（3）**直肠上动脉** 是肠系膜下动脉的直接延续,布于直肠上部,并与乙状结肠动脉和直肠下动脉吻合。

4. 肾上腺中动脉 在平对第 1 腰椎处起自腹主动脉侧壁,横行向外分布于肾上腺中部。

5. 肾动脉（renal artery） 在平对第 1、2 腰椎体之间起自腹主动脉侧壁,横行向外经肾门入肾。

6.睾丸动脉 细长,在肾动脉稍下方由腹主动脉前壁发出,沿腰大肌前面斜向外下,经腹股沟管入阴囊,分布于睾丸。在女性为卵巢动脉,分布于卵巢和输卵管。

（六）髂总动脉及盆部动脉

髂总动脉(common iliac artery)在第4腰椎体下缘水平由腹主动脉分出,沿腰大肌内侧向外下方走行,至骶髂关节前方分为髂内动脉和髂外动脉。**髂内动脉**(internal iliac artery)(图8-30)为一短干,沿盆腔侧壁下行,发出壁支和脏支,分布于盆壁和盆腔脏器。

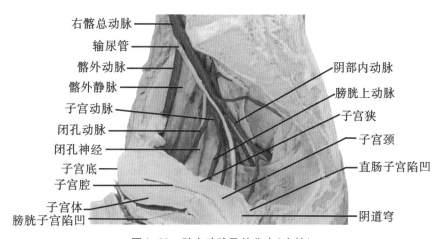

图8-30 髂内动脉及其分支(女性)

1.**壁支**

(1)**闭孔动脉** 沿骨盆侧壁行向前下,穿闭孔出盆腔至大腿内侧,分布于大腿内侧肌群及髋关节。

(2)**臀上动脉**和**臀下动脉** 分别经梨状肌上、下缘穿出至臀部,分支营养臀肌和髋关节。

2.**脏支**

(1)**膀胱下动脉** 沿盆腔侧壁下行,分布于膀胱底、精囊腺和前列腺。女性分布于膀胱和阴道。

(2)**直肠下动脉** 分布于直肠下部,并与直肠上动脉和肛动脉(来自阴部内动脉)吻合。

(3)**子宫动脉** 走行于子宫阔韧带内,在子宫颈外侧2 cm处越过输尿管的前方,沿子宫颈上行,分布于阴道、子宫、输卵管和卵巢等处。在子宫切除术结扎子宫动脉时,应尽量靠近子宫,以免损伤输尿管。

(4)**阴部内动脉** 自梨状肌下缘出盆腔,再经坐骨小孔至坐骨肛门窝,发出肛动脉、会阴动脉、阴茎(阴蒂)动脉等分支,分布于肛门、会阴部和外生殖器。

（七）髂外动脉及下肢动脉

1.**髂外动脉**(external iliac artery) 沿腰大肌内侧缘下行,经腹股沟韧带中点深面至股前部,移行为股动脉。其主要分支为腹壁下动脉,经腹股沟管深环内侧上行入腹直肌鞘,分布于腹直肌,并与腹壁上动脉吻合。

2.**股动脉**(femoral artery)　为髂外动脉的延续,在股三角内下行(图 8-31),穿过收肌管至腘窝,移行为腘动脉。在腹股沟韧带中点下方可触及股动脉的搏动,当下肢出血时,可在此处向后压向耻骨止血。

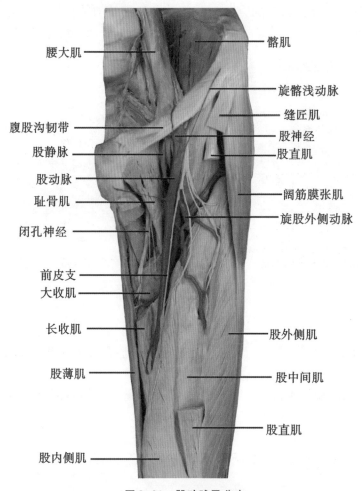

腰大肌　髂肌

旋髂浅动脉

腹股沟韧带　缝匠肌

股静脉　股神经

股动脉　股直肌

耻骨肌　阔筋膜张肌

闭孔神经　旋股外侧动脉

前皮支

大收肌

长收肌　股外侧肌

股薄肌　股中间肌

股直肌

股内侧肌

图 8-31　股动脉及分支

3.**腘动脉**(popliteal artery)　行于腘窝深部,至腘窝下缘处分为胫前动脉(图 8-32)和胫后动脉。腘动脉的分支分布于膝关节和邻近诸肌。

4.**胫后动脉**(posterior tibial artery)　自腘动脉发出后,沿小腿后面浅、深肌之间下行,经内踝后方至足底分为足底内侧动脉和足底外侧动脉(图 8-33)。胫后动脉分支营养小腿后群肌和外侧群肌,足底内、外侧动脉分布于足底和足趾。

5.**胫前动脉**(anterior tibial artery)　自腘动脉发出后,向前穿小腿骨间膜至小腿前面,在小腿前群肌之间下行至踝关节前方移行为足背动脉。胫前动脉分支布于小腿前群肌。

6.**足背动脉**　位置表浅,在踝关节前方,内、外踝连线中点可触及其搏动。足背动脉分支布于足背和足趾。足背部出血时可在该处向深部压迫足背动脉进行止血。

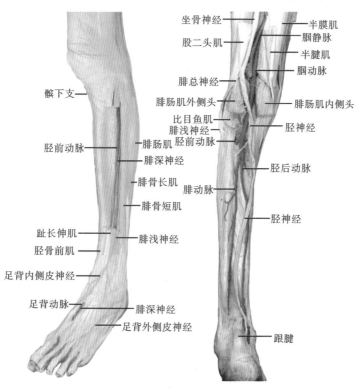

坐骨神经
股二头肌
腓总神经
腓肠肌外侧头
比目鱼肌
腓浅神经
胫前动脉
腓肠肌
腓深神经
腓骨长肌
腓骨短肌
趾长伸肌
胫骨前肌
足背内侧皮神经
足背动脉
腓深神经
足背外侧皮神经
腓浅神经
髌下支
胫前动脉

半膜肌
腘静脉
半腱肌
腘动脉
腓肠肌内侧头
胫神经
胫后动脉
腓动脉
胫神经
跟腱

图 8-32　小腿动脉

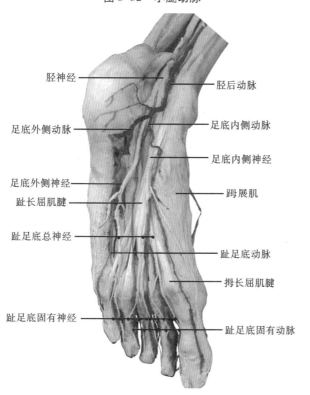

胫神经
足底外侧动脉
足底外侧神经
趾长屈肌腱
趾足底总神经
趾足底固有神经

胫后动脉
足底内侧动脉
足底内侧神经
踇展肌
趾足底动脉
拇长屈肌腱
趾足底固有动脉

图 8-33　足底动脉

四、体循环的静脉

体循环的静脉数量多,行程长,分布广,与动脉相比,静脉具有以下特点:①体循环的静脉分浅、深两类。浅静脉又称皮下静脉,位于浅筋膜内,数目较多,不与动脉伴行,最终注入深静脉。临床常经浅静脉注射、输液或采血。深静脉又称伴行静脉,位于深筋膜的深面或体腔内,多与同名动脉伴行。其导血范围与伴行动脉的分布范围大体一致。②静脉的吻合比较丰富。浅静脉多吻合成静脉网(弓),深静脉在某些器官周围吻合成静脉丛,如食管静脉丛、直肠静脉丛、手背静脉网等。③常有静脉瓣,静脉瓣由内膜凸入管腔折叠形成,有防止血液逆流的作用。四肢静脉瓣较多,躯干较大的静脉较少或无。④静脉管壁薄,弹性小,管腔大,压力较低,血流缓慢。静脉不仅比相应动脉的管腔大,而且数量也较多。血液总容量是动脉的两倍以上,从而使回心的血量得以与心的输出量保持平衡。

体循环的静脉包括上腔静脉系、下腔静脉系(包括肝门静脉系)(图8-34)和心静脉系。

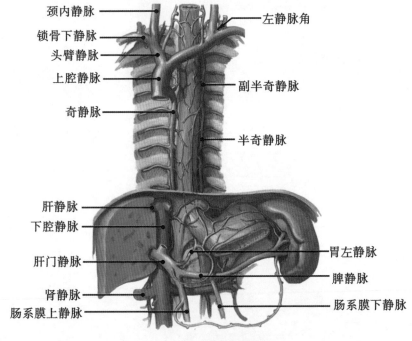

图8-34　上、下腔静脉及其属支

(一)上腔静脉系

上腔静脉系的主干是**上腔静脉**(superior vena cava),主要收集头颈部、上肢、胸壁和部分胸腔器官的静脉血。

上腔静脉是一条短而粗的静脉干,由左、右头臂静脉在右侧第一胸肋关节后方汇合而成,沿升主动脉右侧垂直下行,注入右心房。

头臂静脉(brachiocephalic vein)左、右各一,由同侧的颈内静脉和锁骨下静脉在胸锁关节后方汇合而成,汇合处的夹角称静脉角(venous angle),有淋巴导管注入。

1. 头颈部的静脉

(1)**颈内静脉**(internal jugular vein) 为颈部最大的静脉干(图8-35)。上端在颈静脉孔处与颅内的乙状窦相延续,伴颈内动脉、颈总动脉下行至胸锁关节后方,与锁骨下静脉汇合成头臂静脉。颈内静脉与颈总动脉、迷走神经一起被周围结缔组织形成的颈动脉鞘包绕,由于颈动脉鞘与颈内静脉管壁连接紧密,使静脉管腔经常处于开放状态,有利于头颈部静脉血液的回流。但当颈内静脉损伤破裂时,管腔不易回缩、塌陷,有导致空气进入形成栓塞的危险。

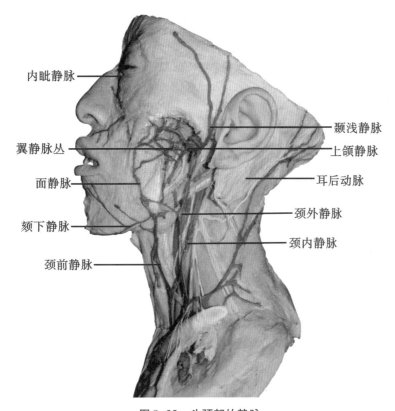

图8-35 头颈部的静脉

颈内静脉的属支有颅内支和颅外支。颅内支汇集了脑、脑膜、视器、前庭蜗器及颅骨的静脉血,最终注入颈内静脉。颅外支汇集了面部、颈部的静脉血,主要的颅外属支有面静脉和下颌后静脉。

面静脉(facial vein):起自内眦静脉,与面动脉伴行,至下颌角下方与下颌后静脉的前支汇合后注入颈内静脉。面静脉收集面前部软组织的静脉血。面静脉在口角平面以上没有静脉瓣,且可通过内眦静脉经眶内的眼静脉与颅内海绵窦交通(图8-36),因此,当口角以上面部感染时,若处理不当如挤压时,细菌和脓栓可经以上交通途径进入颅内海绵窦,造成颅内感染。临床上常将鼻根至两侧口角之间的三角区称为"危险三角"。

下颌后静脉(retromandibular vein):主要起自颅顶的颞浅静脉,在腮腺下端分为前、后两支,前支注入面静脉,后支注入颈外静脉。下颌后静脉收集颅顶和面部深面区域的静脉血。

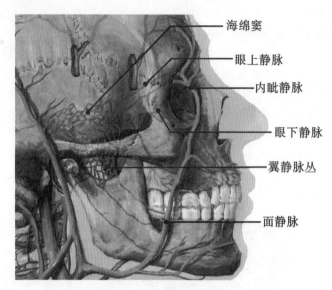

　　图 8-36　面静脉及其交通

　　(2)**颈外静脉**(external jugular vein)　是颈部最大的浅静脉,在耳下方由下颌后静脉的后支、耳后静脉及枕静脉汇合而成。颈外静脉沿胸锁乳突肌表面下行至锁骨上方穿深筋膜注入锁骨下静脉。主要收集耳郭、枕部及颈前区浅层的静脉血。颈外静脉位置表浅而恒定,管径较大,临床上儿科常在此作静脉穿刺。

　　2. 锁骨下静脉及上肢的静脉

　　(1)**锁骨下静脉**(subclavian vein)　是腋静脉的直接延续,位于颈根部,在胸锁关节的后方与颈内静脉汇合成头臂静脉。由于该静脉管腔大、位置恒定,临床上常作为静脉穿刺、心血管造影及长期留置导管的穿刺部位。

　　(2)**上肢的深静脉**　与同名动脉伴行,收集同名动脉分布区域的静脉血,经腋静脉续于锁骨下静脉。

　　(3)**上肢的浅静脉**　主要有头静脉、贵要静脉和肘正中静脉(图 8-37),是临床上采血和输液的常选部位。①**头静脉**起于手背静脉网的桡侧,转至前臂前面,沿肱二头肌外侧上行至肩部,穿深筋膜注入腋静脉。②**贵要静脉**起于手背静脉网的尺侧,转至前臂尺侧,沿肱二头肌内侧上行至臂中部,穿深筋膜注入肱静脉。③**肘正中静脉**为一短粗的静脉干,在肘窝处连接头静脉和贵要静脉。

　　3. 胸部的静脉

　　(1)**奇静脉**(azygos vein)　起自右腰升静脉,穿膈后沿脊柱右侧上行至第 4 胸椎高度,绕右肺根上方呈弓形向前注入上腔静脉。奇静脉沿途收集右侧肋间后静脉、食管静脉、支气管静脉及半奇静脉的血液。**半奇静脉**(hemiazygos vein)起自左腰升静脉,穿膈后沿脊柱左侧上行至第 8～9 胸椎高度越过脊柱前方注入奇静脉。**副半奇静脉**(accessory hemiazygos vein)沿脊柱左侧下行注入半奇静脉。半奇静脉和副半奇静脉主要收集左侧肋间后静脉血液。

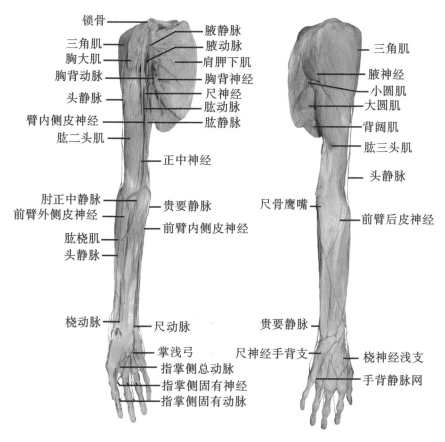

图 8-37 上肢的浅静脉

（2）**椎静脉丛**（vertebral venous plexus） 包括椎内静脉丛和椎外静脉丛，它们分别布于椎管内、外，纵贯脊柱全长。主要收集脊髓、椎骨及其附近肌的静脉血。椎静脉丛的血液分别注入腰静脉、肋间后静脉等处。椎静脉丛还向上、向下分别与硬脑膜窦和盆腔静脉丛相交通。

（二）下腔静脉系

下腔静脉系由下腔静脉及其属支组成，主要收集下肢、盆部和腹部的静脉血，其主干是下腔静脉。

下腔静脉（inferior vena cava）在第 5 腰椎水平由左、右髂总静脉汇合而成，沿腹主动脉右侧上行，穿膈的腔静脉孔入胸腔，注入右心房。

1. 下肢的静脉

（1）**下肢的深静脉** 与同名动脉伴行，收集同名动脉分布区域的静脉血，经股静脉续于髂外静脉。

（2）**下肢的浅静脉** 主要有大隐静脉和小隐静脉（图 8-38），由于行程长、静脉瓣多，因此易发生静脉曲张。①**大隐静脉**起自足背静脉弓的内侧，经内踝前方沿小腿、大腿前内侧上行，注入股静脉。大隐静脉主要有 5 条属支，即腹壁浅静脉、阴部外静脉、旋髂浅静脉、股内侧浅静脉和股外侧浅静脉。大隐静脉沿途收集足、小腿内侧及大腿前内侧的静脉血。大隐静脉在内踝前方位置恒定且表浅,是临床上静脉穿刺的常选部位。②**小隐静脉**起自足背静脉弓的外侧,经外踝后方沿小腿后面上行至腘窝,穿深筋膜注入腘静脉。

临床护理应用:静脉穿刺术

　　静脉穿刺术通常分浅静脉穿刺术和深静脉穿刺术。浅静脉穿刺的目的主要是用于采血、输血、输液和注射药物等。浅静脉穿刺常选的静脉有手背静脉、贵要静脉、头静脉、肘正中静脉、足背静脉、小隐静脉、大隐静脉、小儿头皮静脉、颈外静脉等。浅静脉穿刺虽选用部位不同,但穿经的层次基本相同,即皮肤、皮下组织和静脉壁。深静脉穿刺术适用于外周静脉穿刺困难需长期输液治疗或大量、快速扩容通道的建立、胃肠外营养治疗、药物治疗、血液透析、血浆置换术等临床治疗,也适用于心导管检查明确诊断。常用的深静脉穿刺术有中心静脉穿刺置管术、颈内静脉穿刺术、锁骨下静脉穿刺术、股静脉穿刺术等。

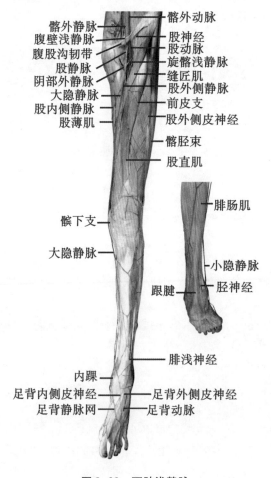

图 8-38　下肢浅静脉

2. 盆部的静脉

（1）**髂内静脉**（internal iliac vein） 短而粗，与髂内动脉伴行，在骶髂关节前方与髂外静脉汇合成髂总静脉。髂内静脉的属支收集同名动脉分布区的静脉血。其中脏支是由膀胱静脉丛、直肠静脉丛、子宫静脉丛等汇合而成。直肠静脉丛（图8-39）的上部、中部、下部分别汇入直肠上静脉、直肠下静脉和肛静脉。

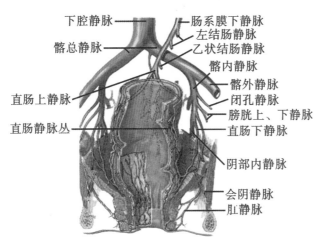

图8-39 直肠和肛管的静脉

（2）**髂外静脉**（external iliac vein） 是股静脉的延续，与同名动脉伴行，收集下肢及腹前壁下部的静脉血。

（3）**髂总静脉**（common iliac vein） 由髂内静脉和髂外静脉在骶髂关节的前方汇合而成。

3. 腹部的静脉

（1）**肾上腺静脉** 左、右各一，左侧注入左肾静脉，右侧注入下腔静脉。

（2）**肾静脉** 在肾门处由3~5条静脉汇合而成，在肾动脉前方行向内侧注入下腔静脉。

（3）**睾丸静脉** 起自睾丸和附睾，在精索内形成蔓状静脉丛，逐渐汇合成睾丸静脉。左睾丸静脉以直角汇入左肾静脉，右睾丸静脉直接汇入下腔静脉。故睾丸静脉曲张多见于左侧。该静脉在女性为卵巢静脉，起自卵巢，汇入部位与男性相同。

（4）**肝静脉** 位于肝内，2~3条，收集肝血窦回流的静脉血，在肝的后缘处注入下腔静脉。

（5）**肝门静脉系** 由肝门静脉（图8-40）及其属支组成。

肝门静脉（hepatic portal vein）在胰头后方由脾静脉和肠系膜上静脉汇合而成，向右上行达肝门处分左、右两支进入肝，在肝内反复分支最后汇入肝血窦，与来自肝固有动脉的血液混合后逐级汇入肝静脉，最后注入下腔静脉。肝门静脉的结构特点为：①为一粗短的主干，长约6~8 cm。②起止两端均为毛细血管。③主干及其属支内均无瓣膜，故在肝门静脉高压时，血液可逆流。肝门静脉的主要功能是：将消化管道吸收的物质运输至肝，在肝内进行合成、分解、解毒、贮存，为肝的功能性血管。

肝门静脉的主要属支有：脾静脉、肠系膜上静脉、肠系膜下静脉、胃左静脉、附脐静脉、胃右静脉和胆囊静脉。肝门静脉通过属支收集腹腔内除肝以外不成对器官的静脉血。

肝门静脉系与上、下腔静脉系之间有丰富的吻合（图8-41）。

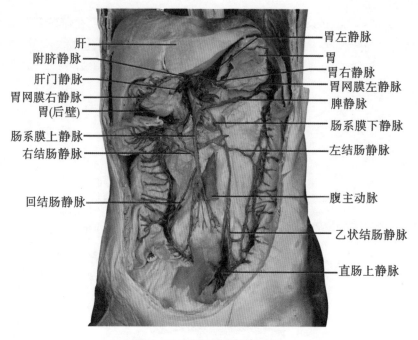

图 8-40　肝门静脉及其属支

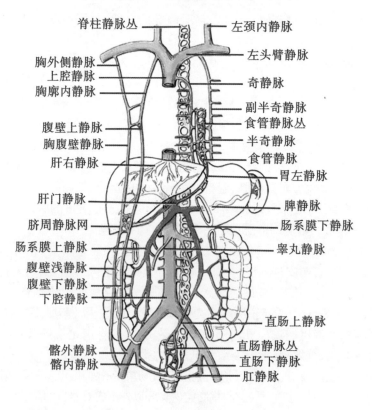

图 8-41　肝门静脉系与上、下腔静脉系之间的吻合（模式图）

　　肝门静脉系与上、下腔静脉系之间主要通过 3 个静脉丛进行交通：①**食管静脉丛**（esophagus venous plexus），食管静脉丛向下与肝门静脉的属支胃左静脉交通，向上与上腔静脉的属支奇静脉相交通，构成了肝门静脉系与上腔静脉系之间的吻合。②**直肠静脉丛**（rectal venous plexus），直肠静脉丛向上与肠系膜下静脉的属支直肠上静脉交通，向下与髂内静脉的属支直肠下静脉和肛静脉交通，构成了肝门静脉系与下腔静脉系之间的吻合。③**脐周静脉网**（paraumbilical venous plexus），肝门静脉的属支附脐静脉通过脐周静脉网向上与上腔静脉系的腹壁上静脉、胸腹壁静脉交通，向下与下腔静脉系的腹壁下静脉、腹壁浅静脉交通，构成了肝门静脉系与上、下腔静脉系之间的吻合。

　　正常生理状况下，肝门静脉系与上、下腔静脉系之间的吻合支细小，血流量很少，血液主要靠正常途径回流到所属静脉系。当肝硬化或肿瘤等原因造成肝门静脉回流受阻时，血液可通过肝门静脉系与上、下腔静脉系之间的吻合途径建立侧支循环，分别经上、下腔静脉回流入心。由于血流量突然增多，可导致吻合部位的细小静脉变得粗大弯曲，出现静脉曲张。一旦食管静脉丛和直肠静脉丛曲张、破裂，便会引起呕血和便血。

第四节　淋巴管道

　　淋巴管道包括毛细淋巴管、淋巴管、淋巴干和淋巴导管。淋巴管道和淋巴组织、淋巴器官一起组成**淋巴系统**（lymphatic system）（图 8-42），淋巴系统不仅能协助静脉进行体液回流，而且淋巴器官和淋巴组织还具有产生淋巴细胞、过滤淋巴液和进行免疫应答的功能。

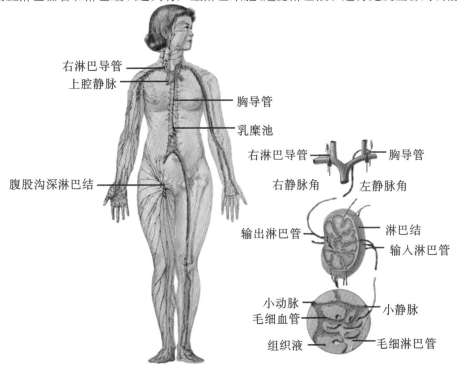

图 8-42　淋巴系统模式图

一、毛细淋巴管

毛细淋巴管（lymphatic capillary）以盲端起始于组织间隙,彼此吻合成网,管径粗细不均,比毛细血管略粗。管壁由内皮构成,无基膜,内皮细胞间呈叠瓦状邻接。其通透性大于毛细血管,一些大分子物质如蛋白质、细菌、癌细胞、异物等较易进入毛细淋巴管。毛细淋巴管分布广泛,除脑、脊髓、骨髓、角膜、晶状体、牙釉质、上皮、软骨等处外,毛细淋巴管几乎遍布全身。

二、淋巴管

淋巴管（lymphatic vessel）由毛细淋巴管汇合而成。结构与静脉相似,管壁薄,瓣膜更多,外观呈串珠状。当淋巴管局部阻塞时,其远侧的管腔扩大造成瓣膜关闭不全,可造成淋巴逆流。淋巴管分浅、深两种,浅淋巴管位于皮下,多与浅静脉伴行,深淋巴管多与深部血管伴行,淋巴管之间有丰富的吻合。

三、淋巴干

淋巴干（lymphatic trunk）（图8-43）由淋巴管汇合而成,共有9条,每条淋巴干均收集一定范围内的淋巴。分别是左、右颈干收集头颈部左、右侧的淋巴;左、右锁骨下干收集左、右侧上肢和脐以上胸腹壁浅层的淋巴;左、右支气管纵隔干收集胸腔器官和脐以上胸、腹壁深层的淋巴;左、右腰干收集下肢、盆部、腹后壁及腹腔成对脏器的淋巴;肠干收集腹腔内消化器官的淋巴。

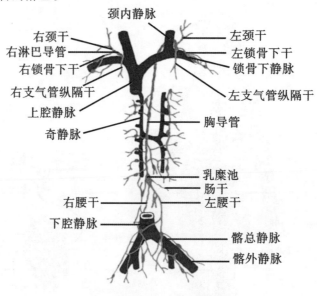

图8-43　淋巴干及淋巴导管

四、淋巴导管

全身9条淋巴干最后汇合成2条淋巴导管,即胸导管和右淋巴导管,分别注入左、右静脉角。

1. 胸导管（thoracic duct） 是全身最粗大的淋巴管道,起始于乳糜池。乳糜池是由左、右腰干和肠干在第1腰椎前方汇合而成。胸导管向上穿膈的主动脉裂孔进入胸腔,沿脊柱前方上行出胸廓上口至颈根部,接收左颈干、左锁骨下干和左支气管纵隔干后注入左静脉角。胸导管收集下半身和左侧上半身的淋巴。

2. 右淋巴导管（right lymphatic duct） 位于右颈根部,为一短干,由右颈干、右锁骨下干和右支气管纵隔干汇合而成,注入右静脉角。右淋巴导管收集右侧上半身的淋巴。

第五节 淋巴器官

淋巴器官又称免疫器官,是指实现免疫功能的器官,在人体内主要包括胸腺、骨髓、淋巴结、脾和扁桃体等,因为这些器官的重要成分是淋巴组织。淋巴器官的功能是产生淋巴细胞、滤过淋巴液和血液、参与免疫反应,是免疫功能的重要结构基础。

免疫器官根据其发生和作用的不同,可分为两类。一是中枢性免疫器官,包括胸腺和骨髓,是造血干细胞增殖、分化成 T 或 B 淋巴细胞,并向周围免疫器官输送淋巴细胞的场所。二是周围免疫器官,主要包括淋巴结和脾,它的增殖往往需要外来抗原的刺激。随着人体的生长发育,周围免疫器官的功能逐步完善,中枢性免疫器官逐渐萎缩退化。

一、胸腺

(一)胸腺的位置和形态

胸腺(thymus)为锥体形,位于胸腔上纵隔的前部(图 8-44),分为不对称的左、右叶。胸腺有明显年龄变化,新生儿的胸腺为 10 ~ 15 g,是一生中其相对体积最大时期。随着年龄增长,胸腺继续发育,至青春期为 25 ~ 40 g,以后则逐渐退化,其中的胸腺组织大多被脂肪组织所替代。

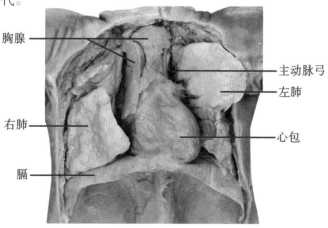

图 8-44 胸腺

（二）胸腺的微细结构

胸腺表面有结缔组织被膜。结缔组织深入胸腺实质形成胸腺隔,把胸腺分成许多不完全分隔的小叶,小叶周边为皮质,小叶深部为髓质(图8-45,图8-46)。

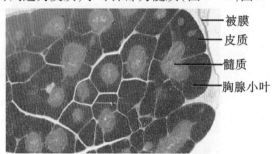

被膜
皮质
髓质
胸腺小叶

图8-45　胸腺小叶(低倍)

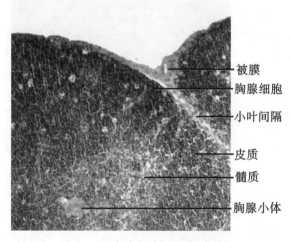

被膜
胸腺细胞
小叶间隔
皮质
髓质
胸腺小体

图8-46　胸腺皮质与髓质(高倍)

1.**皮质**(cortex)　主要由淋巴细胞和上皮性网状细胞构成。上皮性网状细胞呈星状、多突,相邻细胞的胞突彼此接触,并以桥粒相连接,形成细胞网,在网状细胞之间充满密集的淋巴细胞。胸腺的淋巴细胞又称**胸腺细胞**,靠近皮质最浅层的细胞较大,为较原始的淋巴细胞。皮质中层为中等大小的淋巴细胞。皮质深层为小淋巴细胞。从浅层到深层是造血干细胞增殖分化为T淋巴细胞过程。

2.**髓质**(medulla)　髓质中淋巴细胞少,多为小淋巴细胞。髓质内有散在的胸腺小体,多为圆形,大小不等。它们由胸腺上皮细胞呈同心圆状包绕排列而成。胸腺小体的功能尚不明确。

3.**血—胸腺屏障**(blood-thymus barrier)　是血液与胸腺实质之间的屏障结构。它可以阻止血液内的大分子物质进入胸腺从而使胸腺细胞免受外来抗原物质的刺激。主要由连续性毛细血管内皮、内皮基膜、血管周间隙、上皮基膜和毛细血管外一层连续的上皮性网状细胞组成。

（三）胸腺的功能

1.**胸腺产生并向周围淋巴器官输送T淋巴细胞**　造血干细胞经血流迁入胸腺后,先在皮质增殖分化成淋巴细胞。增殖后的淋巴细胞大部分在皮质内死亡,小部分细胞继续发育,进入髓质,成为接近成熟的 T 淋巴细胞。这些细胞穿过毛细血管的管壁,循血流再迁移至周围淋巴器官(脾、淋巴结)的特定区域,在那里增殖并参与细胞免疫反应。当周围淋巴器官中的 T 淋巴细胞能够完成细胞免疫功能时,即在成年后胸腺逐渐退化。

2. 胸腺产生并分泌胸腺素 胸腺素由网状上皮细胞合成和分泌,是一种蛋白质类物质,能促使 T 淋巴细胞增殖、发育成熟并提高细胞免疫能力。

二、淋巴结

淋巴结(lymph nodes)为大小不一的圆形或椭圆形小体,新鲜时呈灰红色。淋巴结一侧隆凸,另一侧凹陷,称**淋巴结门**,与凹侧相连的淋巴管称**输出淋巴管**(efferent lymphatic vessel)。输出淋巴管比输入淋巴管少。一个淋巴结的输出淋巴管可成为下一个淋巴结的输入淋巴管。

淋巴结的数目较多,有浅、深之分。多数沿血管周围分布,群集于身体凹窝或隐蔽之处(图 8-47)。如腋窝、腹股沟、肺门或胸、腹腔大血管附近,常按部位或血管命名。

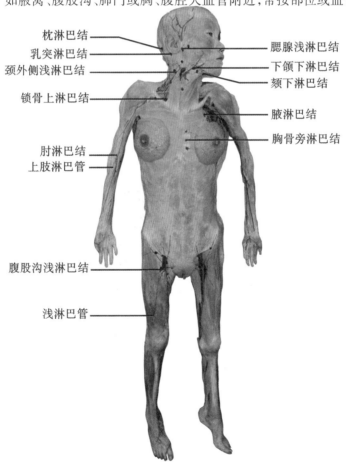

枕淋巴结
乳突淋巴结
颈外侧浅淋巴结
锁骨上淋巴结
肘淋巴结
上肢淋巴管
腹股沟浅淋巴结
浅淋巴管

腮腺浅淋巴结
下颌下淋巴结
颏下淋巴结
腋淋巴结
胸骨旁淋巴结

图 8-47　全身浅表淋巴结

当身体某部位发生病变时,细菌、毒素等即可以沿着淋巴管到达局部淋巴结。因此,了解局部淋巴结位置、收纳淋巴的范围及其淋巴导流方向,具有十分重要的临床意义。

（一）全身主要淋巴结的分布与淋巴引流

1.**头颈部的淋巴结**　头颈部的淋巴结多呈环行和纵行分布于头颈交界处,颈部的淋巴结分为颈前淋巴结和颈外侧淋巴结。颈前淋巴结沿颈中部器官（舌骨、喉甲状腺、气管等）排列,收集这些器官的淋巴,输出管注入颈外侧淋巴结。颈外侧淋巴结分为**颈外侧浅淋巴结**（submandibular lymph nodes）（沿颈外静脉排列）和**颈外侧深淋巴结**（deep lateral cervical lymph nodes）（沿颈内静脉排列）。颈外侧浅淋巴结的输出管注入颈外侧深淋巴结。颈外深淋巴结数目较多,下部位于锁骨上窝,所以又称锁骨上淋巴结。

2.**上肢的淋巴结**　上肢的淋巴结包括肘淋巴结和腋淋巴结（axillary lymph nodes）。

（1）**肘淋巴结**　又名滑车上淋巴结,1~2个,位于内上髁上方。注入腋淋巴结。

（2）**腋淋巴结**　位于腋窝内,约15~20个,可分为外侧群、前群、后群、中央群和尖群等五群。**外侧群**在腋窝外侧壁,位于腋血管远侧段周围,收集除注入尖群以外的上肢浅、深淋巴管,其输出管注入中央群、尖群和锁骨上淋巴结。**前群**在前锯肌表面胸小肌下缘沿胸外侧血管排列,收集胸壁、腹前外侧壁上部和乳房外侧部的淋巴;**后群**在腋窝后壁,沿肩胛下血管分布收集项、背部的淋巴管;**中央群**位于腋窝中央的脂肪组织内,收集腋淋巴结外侧群、前群及后群的输出管,而其输出管至腋尖群;**尖群**位于锁骨下方、胸小肌上部和深面,紧靠腋血管近侧段周围,也称锁骨下淋巴结,收集中央群和乳房上部的输出管;尖群的输出管大部分汇合成锁骨下干,只有少部分注入锁骨上淋巴结（图8-48）。

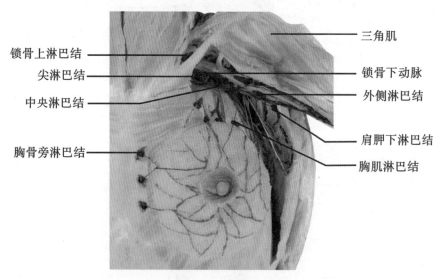

图8-48　腋淋巴结

3.**胸部的淋巴结**　胸前壁及胸后壁绝大部分浅淋巴管都汇入腋淋巴结群。胸腔脏器的淋巴结（图8-49）有纵隔前淋巴结（位于胸腔大血管和心包的前方）、纵隔后淋巴结（位于食管和胸主动脉前方）和支气管肺门淋巴结。左、右气管旁淋巴结和纵隔前淋巴结的输出管分别汇合成左、右支气管纵隔干,而后注入胸导管或右淋巴导管。

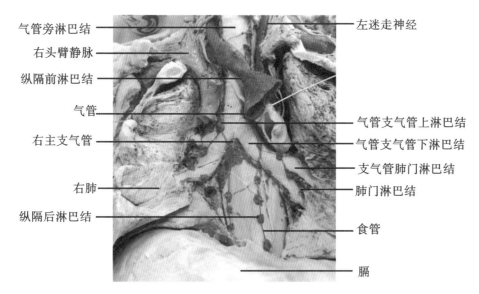

气管旁淋巴结

右头臂静脉

纵隔前淋巴结

气管

右主支气管

右肺

纵隔后淋巴结

左迷走神经

气管支气管上淋巴结

气管支气管下淋巴结

支气管肺门淋巴结

肺门淋巴结

食管

膈

图 8-49　胸腔脏器的淋巴结

4. **腹部的淋巴结**　腹部的淋巴结由腹壁的淋巴结和腹腔脏器的淋巴结组成。**腰淋巴结**(lumbar lymph nodes)位于腹主动脉和下腔静脉周围,接受腹后壁的淋巴管和腹腔成对器官的淋巴管以及髂总淋巴结的输出管。腰淋巴结的输出管形成左、右腰干(图8-50)。腹腔不成对器官的淋巴管分别注入位于腹腔干以及肠系膜上、下动脉周围的淋巴结。

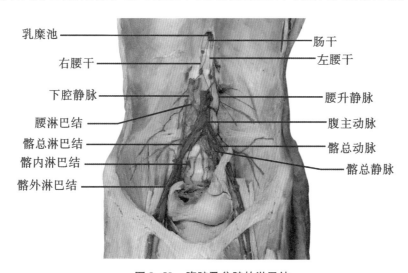

乳糜池

右腰干

下腔静脉

腰淋巴结

髂总淋巴结

髂内淋巴结

髂外淋巴结

肠干

左腰干

腰升静脉

腹主动脉

髂总动脉

髂总静脉

图 8-50　腹腔及盆腔的淋巴结

5. **盆部的淋巴结**　盆部的淋巴结包括髂总淋巴结、髂内淋巴结、髂外淋巴结和骶淋巴结。髂内、外淋巴结分别位于髂内外动脉及其分支周围,收集盆内器官、会阴、腹股沟区、腹前壁下部、大腿后面和臀部的淋巴,其输出管汇入髂总动脉周围的髂总淋巴结。

6. **下肢的淋巴结**　下肢的淋巴结主要有腘淋巴结、腹股沟浅淋巴结和腹股沟深淋巴结。

(1)**腘淋巴结**　位于腘窝脂肪组织中,收纳足外侧及小腿后外侧部的浅淋巴管、足和小腿的深淋巴管,其输出管注入腹股沟深淋巴结。

（2）**腹股沟浅淋巴结**（superficial inguinal lymph nodes）　位于腹股沟韧带下方,阔筋膜浅面,分上、下两组。上组淋巴结有5~6个,位于腹股沟韧带下方,与韧带平行排列,接受腹壁下部、臀部、会阴部和外生殖器的浅淋巴管。下组的4~5个淋巴结,沿大隐静脉上端纵行排列。收纳除足外侧及小腿后外侧部以外的整个下肢浅淋巴管。腹股沟浅淋巴结的输出管一部分入腹股沟深淋巴结。

（3）**腹股沟深淋巴结**（deep inguinal lymph nodes）　3~5个,位于阔筋膜深面,股静脉内侧。收纳腹股沟浅淋巴结的输出管及下肢深淋巴管。其输出管归入髂外淋巴结。

（二）淋巴结的微细结构

淋巴结表面有被膜,由致密结缔组织构成。被膜中有输入淋巴管穿入,通入到被膜下方的淋巴窦。被膜的结缔组织通过淋巴结门伸入淋巴结内形成许多小梁,其粗细不等,彼此相连,形成淋巴结的支架。淋巴结的实质主要由淋巴组织和淋巴窦构成。周围部淋巴组织较致密,染色深,称皮质;中央部分较疏松,着色浅,称髓质（图8-51）。

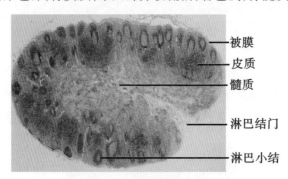

图8-51　淋巴结（低倍）

1.**皮质**　主要由淋巴小结、弥散淋巴组织和淋巴窦组成。在皮质浅层排列着许多淋巴小结,间以弥散淋巴组织。淋巴小结又称**淋巴滤泡**,是淋巴细胞密集构成的球形结构。小结中央染色较浅可见细胞分裂现象故又称**生发中心**（图8-52）。生发中心主要含有B淋巴细胞和巨噬细胞。

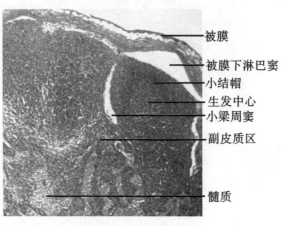

图8-52　淋巴结（高倍）

淋巴小结之间和皮质深层是弥散淋巴组织。由胸腺迁来的 T 淋巴细胞在这里生长增殖因而把这些区域称为胸腺依赖区,也称副皮质区。

2. 髓质　淋巴结的中心部分称为髓质,由密集成索状的淋巴组织——淋巴索(髓索)及其间的髓窦组成。淋巴索彼此连成网状,在淋巴索与淋巴索之间,淋巴索与小梁之间的不规则的网状间隙,称**髓质淋巴窦**。淋巴索的成分主要为 B 淋巴细胞、浆细胞和巨噬细胞。

(三)淋巴结的功能

1. 滤过淋巴液　全身皮肤和黏膜中的毛细淋巴管容易带入病菌、毒素等。它们流经淋巴结时运行缓慢,巨噬细胞可将淋巴液中的病菌、毒素及异物颗粒吞噬、清除。

2. 产生淋巴细胞　B 淋巴细胞在病菌、抗原异物的刺激下形成浆细胞。T 淋巴细胞在抗原刺激下,增殖发育成效应 T 淋巴细胞。

3. 参与免疫反应　在抗原异物的刺激作用下,产生效应 T 淋巴细胞,完成细胞免疫功能。而 B 淋巴细胞转化为浆细胞产生抗体,进行体液免疫。

三、脾

(一)脾的位置和形态

脾(spleen)位于左季肋区深部,胃底与膈之间,恰与第 9~11 肋相对,长轴与第 10 肋一致(图 8-53)。正常情况下在左肋弓下不能触及脾脏。活体脾,质软而脆,色泽暗红,略呈椭圆形,受暴力打击易发生脾破裂。

据其形态脾可分为膈、脏两面,前、后两端和上、下两缘。膈面平滑隆凸,朝向外上,与膈腹腔面相对。脏面凹陷,近中央处为脾门,是血管神经出入之处。脏面前下方与胃底相贴;后下方与左肾和左肾上腺邻靠;下方与胰尾和结肠脾曲接触。上缘锐利,下部有 2~3 个切迹,称脾切迹。脾肿大时,可作为触诊脾的标志。后端钝圆,向后内。下端宽阔,向前外。脾为腹膜内位器官,周围借韧带与相邻器官相连。

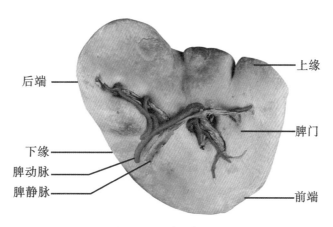

图 8-53　脾(脏面)

(二)脾的微细结构

脾有致密结缔组织构成的被膜,其中含有少量的平滑肌纤维,表面覆有间皮。被膜的结缔组织和平滑肌纤维伸入脾内,形成小梁。小梁互相连接成网,构成脾的支架。脾的实质主要由淋巴组织构成。新鲜脾脏的切面大部分呈暗红色,称为红髓,其中散布着许多1～2 mm大小的灰白色小结节,称为白髓(图8-54)。

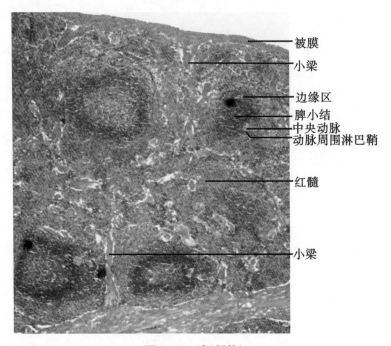

图8-54　脾(低倍)

1. 红髓　红髓充满白髓之间,由脾窦和脾索构成。由于含有许多红细胞故呈红色。脾窦又称脾血窦,位于脾索之间,呈不规则腔隙。窦壁由长杆状的内皮细胞和不连续的基膜组成。有利于血细胞从脾索进入脾窦。在窦壁内外贴附着许多巨噬细胞具有很强的吞噬能力。

2. 白髓　分为动脉周围淋巴鞘和脾小结两部分。动脉周围淋巴鞘呈长筒状,鞘内网状组织中有大量小淋巴细胞、巨噬细胞和一些浆细胞。紧靠中央动脉周围的主要是T淋巴细胞,构成脾脏的胸腺依赖区。

脾小结即脾内的淋巴小结,位于淋巴鞘内的一侧。淋巴小结主要由B淋巴细胞密集而成,也有生发中心,偏于生发中心的一侧有1～2条小动脉,称为中央动脉。

3. 边缘区　边缘区是指白髓周边向红髓移行的区域。这里有丰富的巨噬细胞、血管及淋巴细胞,结构疏松。边缘区是血液进入红髓和白髓的门户,具有很强的吞噬滤过作用。毛细血管直接与血窦相连。血窦再汇集成小静脉,进入小梁成为小梁静脉。然后再汇合为脾静脉出脾。

（三）脾的血液循环

脾动脉由脾门入脾后，分支进入小梁，并随小梁的分支而分支，称小梁动脉。小梁动脉发分支进入白髓称中央动脉。中央动脉除发分支营养白髓外，还有分支进入边缘区，其本干及其分支进入红髓，最后形成动脉毛细血管，大部分动脉毛细血管开口于脾索。因此，脾索中有大量的血细胞，血细胞可穿过窦壁进入血窦。

（四）脾的功能

1. **滤血**　以吞噬清除血液中的病菌、异物及衰老、死亡的血细胞。

2. **造血**　人类脾脏在胚胎发育的一段时间内，具有产生各种血细胞及血小板的功能。出生后还保持着产生淋巴细胞的作用。但当机体需要时脾脏还能恢复其制造多种血细胞的功能，称之为髓外造血。

3. **储血**　脾有储存血细胞的功能，主要是红细胞和血小板。当机体急需时，脾脏被膜收缩，可将贮存的血细胞释放入血循环。

4. **参与免疫反应**　典型表现为 T 淋巴细胞进行的细胞免疫；B 淋巴细胞进行的体液免疫。

四、扁桃体

在舌根和咽部的一些上皮下分布有几群淋巴组织，叫作扁桃体。其中主要有腭扁桃体（图 8-55）。腭扁桃体有一对，位于舌腭弓与咽腭弓之间，卵圆形，表面有隐窝。扁桃体外表面是黏膜上皮，深面底部有结缔组织被膜包裹。黏膜上皮是复层鳞状上皮，上皮向扁桃体内部凹陷，形成 10～20 个隐窝。上皮下及隐窝周围密集分布着淋巴小结及弥散淋巴组织。淋巴细胞的细胞主要是 B 淋巴细胞。

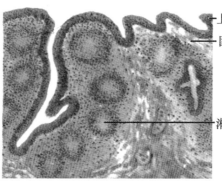

图 8-55　腭扁桃体

扁桃体的功能主要是产生淋巴细胞和抗体。咽部是饮食和气体之必经之路，接触细菌的机会较多。咽部丰富的淋巴组织和扁桃体对机体有着重要的保护作用。

（嘉应学院　刘　钦）

第九章

感觉器

学习要点

　　眼球壁的组成及各部的结构特点;眼的屈光系统;房水的形成及其循环路径;眼球外肌的名称、位置及作用;外耳道的位置、分部和弯曲;鼓膜的位置、形态和分部;鼓室的位置和鼓室六个壁的名称;咽鼓管的位置和开口;内耳的位置、分部及位、听感受器的名称和位置;声波的传导路径;幼儿咽鼓管的形态特点;皮肤的微细结构。

护理案例

　　患儿,女,6 岁,一周前因咳嗽、发热、呕吐,在卫生站服药。一天前开始出现耳部剧烈疼痛,吞咽及咳嗽时耳痛加剧,哭闹不安,拒食。

　　体格检查:体温 38.6 ℃,耳部压痛,有脓液自右侧外耳道排出。

　　分析提示:中耳炎,咽喉炎,咽鼓管,鼓膜,鼓膜穿孔,鼓室

　　问题:中耳位于何处,化脓性中耳炎会向哪些方向蔓延?

　　感觉器(sensory organs)是由**感受器**(recepter)及其附属结构组成。它能接受机体内、外环境的特定刺激,并将刺激转化为神经冲动,通过感觉神经,传导到大脑皮质的特定区域而产生相应感觉。如视器、前庭蜗器等。

第一节　视器

　　视器(visual organ)又称**眼**(eye),由眼球(图 9-1)和眼副器两部分组成。其功能是接受可见光的刺激,将感受的光波刺激转变为神经冲动,经视觉传导通路到大脑视觉区产生视觉。

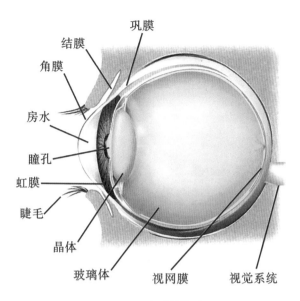

巩膜

结膜

角膜

房水

瞳孔

虹膜

睫毛

晶体

玻璃体　视网膜　视觉系统

图 9-1　眼球的构造

一、眼球

眼球(eyeball)由眼球壁及眼球内容物组成。眼球位于眶内,近似球形,后面借视神经连于间脑的视交叉。眼球前面角膜的正中点称前极,后面巩膜正中点称后极,前、后极的连线称**眼轴**(axis oculi)。经瞳孔中央到视网膜黄斑中央凹的连线与视线方向一致,称**视轴**(axis optica)。

（一）眼球壁

眼球壁从外向内依次分为外膜、中膜和内膜三层。

1. **外膜**　又称**纤维膜**(fibrous tunic),由致密结缔组织构成,厚而坚韧,具有支持和保护眼球内容物的作用。外膜又分为角膜和巩膜两部分。

（1）**角膜**(cornea)　占眼球外膜的前 1/6,无色透明,曲度较大,外凸内凹,富有弹性,具有屈光作用。角膜内无血管,营养靠房水和角膜外侧部的血管渗透供给。角膜有丰富的感觉神经末梢,所以感觉十分灵敏。

角膜的组织结构由前向后分为五层(图 9-2)。①**角膜上皮**(corneal epithelium)为未角化的复层扁平上皮,损伤后修复较快,约一周可更新一次。②**前界膜**(anterior limiting lamina)为一层均质透明的薄膜,损伤后不能再生。③**角膜基质**(corneal stroma)又称固有层,其厚度约占角膜全层的 90%,由粗细均匀的胶原原纤维排列成层。④**后界膜**(posterior limiting lamina)较前界膜薄,均质透明。⑤**角膜内皮**(corneal endothelium)为单层扁平上皮,能合成分泌蛋白质,参与后界膜的形成和更新。

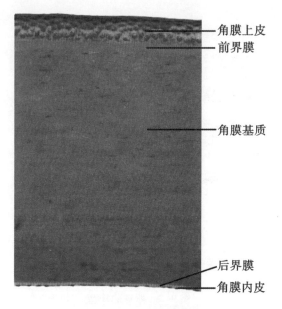

- 角膜上皮
- 前界膜
- 角膜基质
- 后界膜
- 角膜内皮

图9-2 角膜光镜结构模式图

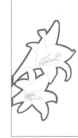

临床护理应用:角膜移植

眼的构造好比一部光学照相机,视网膜、视神经与大脑视觉中枢的功能就像胶卷,虹膜像是光圈,角膜就像是相机的镜头。角膜如果变得混浊,就好比照相机的镜头磨损了,会影响到相机的影像。角膜移植就是用正常的眼角膜替换患者现有病变的角膜,使患眼复明或控制角膜病变,达到增进视力或治疗某些角膜疾患的眼科治疗方法。一些引起患者严重视力受损甚至是失明的角膜疾病,通过进行角膜移植的方法可以完全治愈。

---

　(2)**巩膜**(sclera)　占外膜的后5/6,厚而坚韧,呈乳白色,不透明。巩膜与角膜交界处的深面有一环形小管,称**巩膜静脉窦**(sinus venous sclerae)(图9-3),是房水流归静脉的通道。

　2. **中膜**　也称**血管膜**或**色素膜**,由疏松结缔组织构成,富含血管和色素细胞,呈棕黑色。中膜从前向后又分为虹膜、睫状体和脉络膜三部分。

　(1)**虹膜**(iris)　位于角膜后方,呈冠状位圆盘状,中央有圆形的孔,称**瞳孔**(pupil)。在活体上透过角膜可看到虹膜和瞳孔,是光线进入眼球的通路。虹膜内含两种排列方向不同的平滑肌。环绕瞳孔排列的,称**瞳孔括约肌**(sphincter pupillae),收缩时可缩小瞳孔;自瞳孔向周围呈辐射状排列的,称**瞳孔开大肌**(dilator pupillae),收缩时可开大瞳孔。瞳孔的缩小与开大可调节进入眼内的光线。虹膜的颜色取决于色素的多少,有种族差别。

　(2)**睫状体**(ciliary body)　是位于虹膜与脉络膜之间的肥厚部分,其前部有向内突出呈辐射状排列的皱襞,称**睫状突**(ciliary processes);后部平坦,称睫状环。睫状突借睫状小带与晶状体相连。睫状体内含放射状排列的平滑肌,称**睫状肌**(ciliary muscle),该肌收缩与舒张可使睫状小带松弛与紧张,从而改变晶状体曲度,调节屈光能力。睫状体还可产生房水。

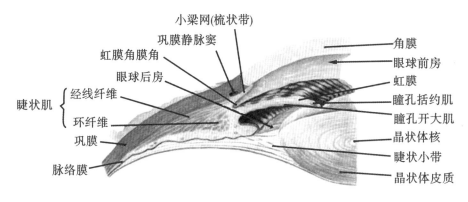

图9-3 眼球壁横切

（3）**脉络膜**（choroid） 为中膜的后部,贴于巩膜内面,占中膜的2/3,光滑有弹性。此膜富含黑色素细胞和血管,呈棕黑色,具有吸收眼内分散光线和营养眼球的作用。

3. **内膜** 即视网膜(retina)。

（1）**视网膜盲部** 贴在虹膜和睫状体内面,无感光作用。

（2）**视网膜视部** 贴在脉络膜内面,具有感光作用。在视网膜后部偏鼻侧,可见一圆盘状隆起,称**视神经盘**(optic disc),又称**视神经乳头**(optic disc)。此处有视网膜中央动、静脉通过,无感光作用,故称生理性**盲点**。在视神经盘颞侧稍下约3.5 mm处有一黄色小区,称**黄斑**(macula lutea)。其中央凹陷,称**中央凹**(central fovea),此处视网膜最薄,无血管,只有视锥细胞和色素上皮细胞,是视觉最敏锐、最精确,辨色能力最强的部位(图9-4)。

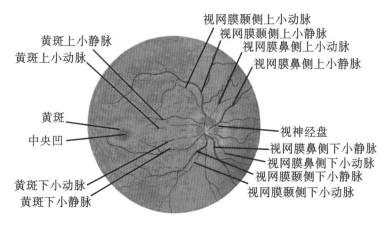

图9-4 右侧眼底

视网膜视部由外层的色素上皮层和内层的神经层构成,神经层自外向内依次是感光细胞、双极细胞和节细胞(图9-5)。①色素上皮层(pigment epithelium)位于视网膜的最外层,与感光细胞之间缺乏连接结构,因此成为视网膜剥离的好发部位。色素上皮细胞胞体及突起内有许多黑色素颗粒,可以调节感光细胞所感受的光强度。还能吞噬、消化视杆细胞脱落的膜盘,贮存维生素A,参与视紫红质再生的功能。②感光细胞有视杆细胞和视锥细胞两种。**视杆细胞**(rod cell)呈细长杆状,含有感光物质**视紫红质**(rhodopsin),能感受暗光或弱光。视紫红质的合成需要维生素A的参与,因此维生素A缺乏时,对弱光的敏感度降低,引起**夜盲症**。**视锥细胞**(cone cell)的结构与视杆细胞大同小异,所含感光物质称**视色素**(visual pigment),能感受强光和辨别颜色。人类视网膜内有含红、绿、蓝色三种视色素的视锥细胞,如果缺少一种或多种类型的视锥细胞,则形成相应颜色的**色盲**。③双极细胞是连接感光细胞和节细胞的中间神经元。④节细胞位于视网膜的最内层,为多极神经元。其树突与一个或多个双极细胞的轴突形成突触,其轴突向视盘集中,形成视神经,向后方穿视神经管入颅,连于间脑的视交叉。

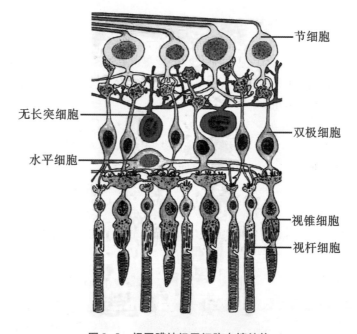

图9-5　视网膜神经层细胞电镜结构

（二）眼球内容物

　　眼球内容物包括房水、晶状体和玻璃体。它们与角膜共同构成眼的屈光系统,具有屈光作用。

1.眼房和房水

（1）**眼房**(chambers of eyeball)　是位于角膜后方和晶状体前方的不规则腔隙。眼房被虹膜分隔为两部分:虹膜与角膜之间的腔隙称前房,虹膜与晶状体之间的腔隙称后房,两者借瞳孔相通。在眼球前房的周边,虹膜与角膜交界处的环形区域称**虹膜角膜角**,又称**前房角**。此角与巩膜静脉窦相邻,其间隔以网状小梁组织。

(2)**房水**(aqueous) 为无色透明的液体,充满于眼房内。房水由睫状体产生,经眼球后房、瞳孔到眼球前房,再经虹膜角膜角渗入巩膜静脉窦,最后汇入眼静脉。

房水的正常循环有维持眼内压,输送营养物质以营养角膜和晶状体的功能。若房水回流受阻,则引起眼内压增高,导致视力减退甚至失明,临床上称**青光眼**。

2.**晶状体**(lens) 位于虹膜与玻璃体之间,具有弹性,为无血管和神经的透明体(图9-6)。晶状体表面包有薄而透明的晶状体囊,周缘借睫状小带连于睫状体。晶状体的曲度可随睫状肌的舒缩而改变。看近物时,睫状肌收缩,睫状突向前内移动,睫状小带松弛,晶状体因本身的弹性回缩而变厚,屈光能力增强;看远物时,睫状肌舒张,睫状突向后外退缩,睫状小带被拉紧,牵拉晶状体变薄,屈光能力减弱。晶状体的上述调节能使所看物像恰好聚焦到视网膜上。老年人因晶状体弹性减弱,看近物时模糊,看远物时较清晰,俗称"老花眼"。因代谢和外伤等原因,晶状体发生混浊而影响视力,称**白内障**。

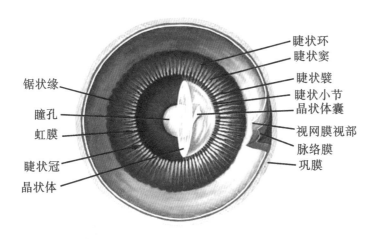

图9-6 虹膜、睫状体及晶状体

3.**玻璃体**(vitreous body) 玻璃体为充满于晶状体与视网膜之间的无色透明的胶状物,表面被覆着玻璃体膜,具有屈光和支持视网膜的作用。若支持作用减弱,可导致视网膜剥离,若玻璃体浑浊,可影响视力,临床称飞蝇感或**飞蚊症**。

二、眼副器

眼副器(accessory organs of eye)包括眼睑、结膜、泪器、眼球外肌等,对眼球具有保护、支持和运动的作用。

(一)眼睑

眼睑(palpebrae)位于眼球的前部,有保护眼球的作用。眼睑分为上睑和下睑,上、下睑之间的裂隙称睑裂。睑裂的两侧成锐角,分别称**内眦和外眦**。眼睑的游离缘称睑缘。近内眦处,上、下缘各有一小孔称**泪点**(lacrimal punctum),是上、下泪小管的入口。

眼睑由浅入深依次是皮肤、皮下组织、肌层、睑板和睑结膜。

1. **皮肤** 薄而柔软。睑缘处生有睫毛。睫毛根部的皮脂腺称**睑缘腺**,开口于睫毛毛囊,发炎时肿胀称**睑腺炎**,又称**麦粒肿**。

2. **皮下组织** 为薄层疏松结缔组织,是容易发生水肿的部位。

3. **肌层** 主要为骨骼肌,包括眼轮匝肌和上睑提肌。

4. **睑板**(tarsal) 由致密结缔组织构成,硬如软骨,是眼睑的支架。睑板内有许多平行排列的分支管泡状皮脂腺,称**睑板腺**(tarsal glands),导管开口于睑缘,分泌物有润滑睑缘和保护角膜的作用。若睑板腺导管阻塞,分泌物在睑板腺内潴留,可形成睑板腺囊肿,又称**霰粒肿**。

5. **睑结膜**(conjunctiva) 为薄层黏膜。黏膜上皮为复层柱状上皮,有杯状细胞,上皮下固有层为薄层结缔组织。睑结膜反折覆盖于巩膜表面称球结膜。

（二）结膜

结膜(conjunctiva)为一层富含血管的透明薄膜(图9-7),分为两部分:衬于眼睑内面的部分称**睑结膜**(palpebral conjunctiva);覆盖在巩膜前面的部分称**球结膜**(bulbar conjunctiva)。上、下睑结膜与球结膜互相移行,其反折处分别形成结膜上穹和结膜下穹。闭眼时全部结膜围成一个囊状腔隙,称**结膜囊**(conjunctival sac),此囊通过睑裂与外界相通,临床上滴眼药即滴入此囊内。

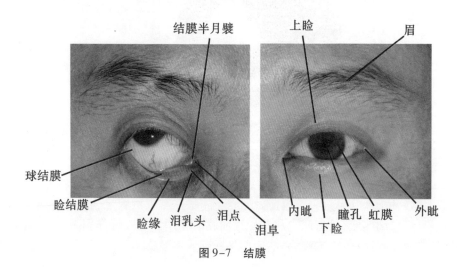

图9-7 结膜

（三）泪器

泪器(lacrimal apparatus)由泪腺和泪道组成(图9-8)。

1. **泪腺**(lacrimal gland) 位于眶的泪腺窝内,不断分泌泪液,借眨眼动作涂于眼球表面,以湿润角膜和保护眼球。

2. **泪道** 包括**泪点**(lacrimal punctum)、**泪小管**(lacrimal ductule)、**泪囊**(lacrimal sac)和**鼻泪管**(nasolacrimal duct)。泪小管起于上、下睑缘的泪点,两管汇合开口于泪囊。泪囊位于泪囊窝内,其上部为盲端,下端延续为鼻泪管。鼻泪管下端开口于下鼻道。

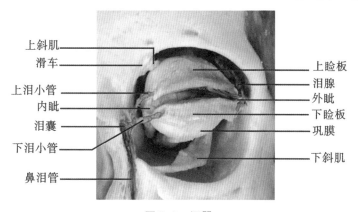

上斜肌
滑车
上泪小管
内眦
泪囊
下泪小管
鼻泪管

上睑板
泪腺
外眦
下睑板
巩膜
下斜肌

图9-8 泪器

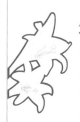

临床护理应用:泪道冲洗术

泪道冲洗术是将液体注入泪道疏通其不同部位阻塞的操作技术,既可检查泪道有无狭窄和阻塞,又可作为治疗方法,清除泪囊内积存的分泌物。操作的解剖学要点是:在内眦处将针头插入下泪点。嘱患者眼球外展,充分暴露泪点。操作者用左手将患者下睑内1/3处皮肤向外下方牵拉,将针头先垂直插入下泪点1.5~2 mm,转向水平方向,朝内眦部顺泪小管方向推进5~6 mm,到达骨壁后稍后退1~2 mm,缓慢注入生理盐水。若鼻泪管通畅,则生理盐水即由鼻腔流出;如鼻泪管部分狭窄,则仅有少许生理盐水由鼻腔流出,大部分由上泪点溢出;如泪小管阻塞,则生理盐水由原泪点返回。冲洗前注意针头不要顶住泪囊的内侧壁,以免推液时不易流出,误认为泪道阻塞;进针要顺泪小管方向缓慢推进,以免刺破泪小管壁造成假道。

(四) 眼球外肌

眼球外肌(extraocular muscles),均为骨骼肌,共有7条(图9-9)。**上睑提肌**(levator palpebrae superioris)能提上睑,其余6条为眼球运动肌,包括内直肌、外直肌、上直肌、下直肌、上斜肌和下斜肌。它们的作用如下:内直肌使瞳孔转向内方;外直肌使瞳孔转向外方;上直肌使瞳孔转向内上方;下直肌使瞳孔转向内下方;上斜肌使瞳孔转向外下方;下斜肌使瞳孔转向外上方。眼球的正常运动,是所有眼肌协同作用的结果。

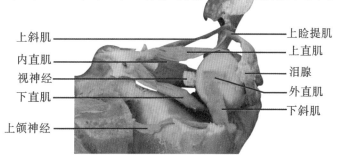

上斜肌
内直肌
视神经
下直肌
上颌神经

上睑提肌
上直肌
泪腺
外直肌
下斜肌

图9-9 眼球外肌

三、眼的血管

(一)眼的动脉

眼的动脉分布于视器的动脉主要为**眼动脉**(ophthalmic artery)。眼动脉起于颈内动脉,与视神经一起经视神经管入眶,分支营养眼球壁、眼球外肌、泪腺和眼睑等。其中最重要的分支是视网膜中央动脉。**视网膜中央动脉**(central artery of retina)是供应视网膜内层的唯一动脉,它从眼动脉发出后先行于视神经下方,后穿入视神经鞘,从视神经盘穿出分为4支,即**视网膜鼻侧上、下小动脉**和**视网膜颞侧上、下小动脉**。临床常用眼底镜观察这些动脉,帮助诊断某些疾病(如高血压病)。

(二)眼的静脉

眼的静脉主要是视网膜中央静脉和涡静脉。视网膜中央静脉与同名动脉伴行,收集视网膜回流的血液。涡静脉位于眼球中膜外层,有4~6条,收集虹膜、睫状体和脉络膜的静脉血,穿出巩膜后注入眼上、下静脉。眼的静脉与面静脉间有吻合,且无静脉瓣,面部感染可经此侵入颅内。

第二节　前庭蜗器

前庭蜗器(vestibulocochlear organ),俗称**耳**(ear),又称**位听器**(图9-10)。按部位分为外耳、中耳和内耳三部分。外耳和中耳是收集和传导声波的结构,内耳包括前庭器(位觉器)和听器。位觉器感受头部的位置变化;听器感受声波刺激。

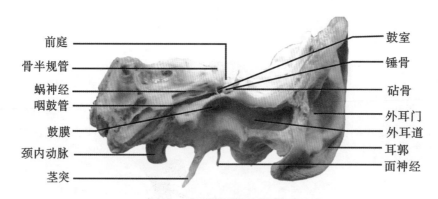

图9-10　前庭蜗器全貌

一、外耳

外耳(external ear)包括耳郭、外耳道和鼓膜。

(一)耳郭

耳郭(auricle)大部分以弹性软骨为支架,表面覆以皮肤,血管和神经丰富,有收集声波的作用。耳郭下部无软骨的部分称**耳垂**(auricular lobule),是临床采血的常用部位。耳郭中部的深窝内有外耳门,外耳门前外方的突起称耳屏。

（二）外耳道

外耳道(external acoustic meatus)是从外耳门到鼓膜的弯曲管道,长约2.5 cm,其外侧1/3为软骨部,朝向内后上;内侧2/3为骨部,朝向内前下。因软骨部可被牵动,检查鼓膜时应将耳郭拉向后上,外耳道被拉直才能看到鼓膜。儿童外耳道较短且平直,检查时应拉耳郭向后下方。外耳道皮肤与软骨膜和骨膜结合紧密,缺乏皮下组织,故外耳道发生疖肿时,疼痛剧烈。外耳道皮肤内有**耵聍腺**(ceruminous gland)可分泌耵聍,有保护作用,积存过多可影响听力。

（三）鼓膜

鼓膜(tympanic membrane)位于外耳道底与中耳鼓室之间,外面向前、下、外倾斜,为椭圆形的浅漏斗状半透明薄膜,中心向内凹陷部称**鼓膜脐**(umbo of tympanic membrane),其上1/4部称松弛部;下3/4部为紧张部。在活体鼓膜前下部有一个三角形反光区称**光锥**(cone of light),光锥消失是鼓膜内陷的标志(图9-11)。

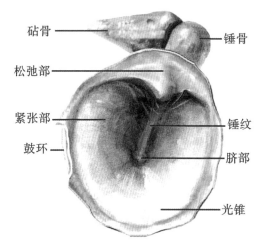

图9-11 鼓膜(右侧外面)

二、中耳

中耳(middle ear)包括鼓室、咽鼓管和乳突小房等。

（一）鼓室

鼓室(tympanic cavity)是颞骨岩部内一个不规则的含气小腔,位于鼓膜与内耳之间。大致分为:

1.**上壁** 即鼓室盖,借薄骨板与颅中窝相邻。中耳炎时若破坏此壁,浓液可蔓延到颅内。

2.**下壁** 为颈静脉壁,分隔鼓室与颈内静脉起始部,鼓室手术时易损伤颈内动脉引起出血。

3. **前壁**　为颈动脉壁,即颈动脉管的后壁,其上部有咽鼓管的鼓口。

4. **后壁**　为乳突壁,上部有乳突窦的开口,向后通乳突小房。鼓室的炎症可向后蔓延至乳突小房引起乳突炎。

5. **外侧壁**　即鼓膜壁,主要由鼓膜构成,中耳炎时脓液可破坏鼓膜,造成鼓膜穿孔。

6. **内侧壁**　称迷路壁,由内耳迷路的外侧面构成,此壁后上部有一卵圆形的**前庭窗**(fenestra vestibuli),后下部有一圆形的**蜗窗**(fenestra cochleae)。前庭窗后上方有面神经管突,内藏面神经。因此中耳的炎症或手术易伤及面神经。

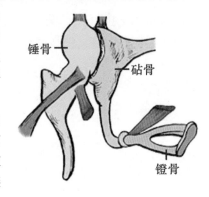

图9-12　听小骨

鼓室内有三块**听小骨**(auditory ossicles),由外向内依次为**锤骨**(malleus)、**砧骨**(incus)和**镫骨**(stapes),它们以关节相连成听骨链(图9-12)。锤骨下部附于鼓膜,镫骨底封闭前庭窗,当声波冲击鼓膜时,借听骨链的运动使镫骨底做内外运动,将声波传至内耳。

(二)咽鼓管

咽鼓管(pharyngotympanic tube)为连通咽与鼓室之间的管道,分为外侧的骨部和内侧的软骨部,管的外端开口于咽腔鼻部,即咽鼓管咽口。此管的作用是使鼓室的气压与外界的大气压相等,以维持鼓膜内外气压的平衡,保证鼓膜的正常振动。小儿咽鼓管较成人的短粗,且接近水平位。所以,咽部的感染易沿此管侵入鼓室,起中耳炎。

(三)乳突小房

乳突小房(mastoid cells)为颞骨乳突内的许多含气小腔,内衬黏膜。其前部借乳突窦开口于鼓室后壁,因此中耳炎可向后蔓延,形成乳突炎。

临床护理应用:化脓性中耳炎

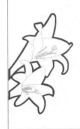

化脓性中耳炎是中耳黏膜的化脓性炎症,常见的致病菌主要是肺炎球菌、流感嗜血杆菌、金黄色葡萄球菌等。致病菌侵入中耳的途径可以因鼓膜外伤而感染,由咽鼓管途径感染最多见。化脓性中耳炎好发于儿童,原因在于幼儿的咽鼓管比较平直,且管腔较短,内径较宽。当小儿上吸道感染、游泳呛水和呛乳时,常以此途径感染中耳。化脓性中耳炎根据病程分为急性化脓性中耳炎和慢性化脓性中耳炎。急性化脓性中耳炎病程超过6~8周,病变侵及骨膜或深达骨质造成不可逆损伤称为慢性化脓性中耳炎。儿童期慢性化脓性中耳炎往往需要待患儿咽鼓管功能改善后手术治疗。

三、内耳

内耳(internal)又称**迷路**(labyrinth),位于颞骨岩部的骨质内,介于鼓室内侧壁和内耳底之间,形状不规则,构造复杂,由骨迷路和膜迷路组成(图9-13)。骨迷路(bony labyrinth)是骨质围成的小隧道;膜迷路位于骨迷路内,是封闭的膜性小管和小囊。骨迷路与膜迷路之间充满着外淋巴,膜迷路内充满着内淋巴,内、外淋巴互不交通,有营养内耳和传递声波的作用。

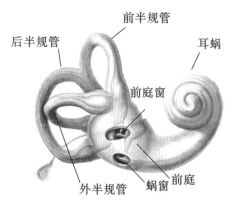

图9-13 骨迷路与膜迷路

（一）骨迷路

骨迷路由后外向前内分为骨半规管、前庭和耳蜗三部分。

1. **骨半规管**(bony semicircular canals) 为三个相互垂直的半环形小管。按其位置分别为前骨半规管、后骨半规管和外骨半规管,每个管都有一个膨大的壶腹脚和一个较小的单脚。前、后骨半规管的单脚合成一个总脚,因此三个骨半规管以五个孔开口于前庭。

2. **前庭**(vestibule) 位于骨迷路中部的腔隙,呈椭圆形腔隙,前庭的外侧壁上有前庭窗,内侧壁为内耳道底,前下方借一大孔与耳蜗相通,后上方以五个小孔与三个骨半规管相通。

3. **耳蜗**(cochlea) 形似蜗牛壳(图9-14),其底向后内,对内耳道底称蜗底,尖端向前外称蜗顶(capula of cochleae),耳蜗由蜗螺旋管(cochlear spiral canal)环绕蜗轴(modiolus)约两圈半构成。从蜗轴伸出骨螺旋板,此板与膜迷路的蜗管相连,从而将蜗螺旋管分成上、下两半,上半称前庭阶(scala vestibuli),下半称鼓阶(scala tympani)。前庭阶与鼓阶内充满外淋巴,两者在蜗顶处借蜗孔(helicotrema)相通。

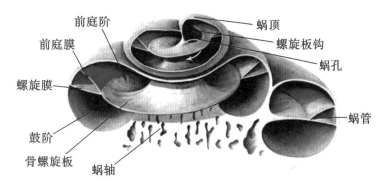

图9-14 耳蜗纵切示意图

（二）膜迷路

膜迷路（membranous labyrinth）在骨迷路内，分为膜半规管、椭圆囊和球囊、蜗管（图9-15）。

1. **膜半规管**（semicircular ducts）　是骨半规管内的膜迷路，形态与骨半规管相似，套在同名骨半规管内。膜半规管的一端膨大为膜壶腹，壶腹壁上有隆起的**壶腹嵴**（crista ampullaris），壶腹嵴感受头部旋转运动开始和终止时的刺激。

2. **椭圆囊和球囊**　椭圆囊（utricle）和球囊（saccule）均在前庭内，椭圆囊居后上方，与膜半规管的五个孔连通；球囊居前下方与蜗管连通。两囊内面壁上均有隆起的小斑，分别称为**椭圆囊斑**（macula

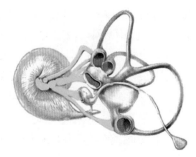

图9-15　膜迷路模式图

utriculi）和**球囊斑**（macula sacculi）。椭圆囊斑和球囊斑司位觉，统称为位觉斑。位觉斑感受直线加速和减速运动时的刺激，也感受头部静止时的位置觉。

3. **蜗管**（cochlear duct）　套在蜗螺旋管内。内缘接骨螺旋板，外壁贴于蜗管的骨壁上。它起自前庭，终于蜗顶，两端均为盲端。蜗管上壁为蜗管前庭壁（前庭膜），蜗管下壁为蜗管鼓壁（基底膜），在基底膜上有**螺旋器**（spiral organ），是听觉感受器。

四、声波的传导途径

声波的传导途径有两条，一是空气传导，二是骨传导。

1. **空气传导**　声波经外耳门、外耳道振动鼓膜，再经听骨链传至前庭窗，引起前庭阶和鼓阶的外淋巴波动，此部外淋巴的波动再引起蜗管的内淋巴和基底膜振动，刺激螺旋器产生神经冲动，经蜗神经传到中枢，最后到达大脑皮质的听区产生听觉。

2. **骨传导**　声波经颅骨和骨迷路导致内耳的内淋巴波动，刺激螺旋器产生神经冲动引起听觉。但传导速度慢，效果极微。

第三节　皮肤

皮肤（skin）覆盖体表，占体重的16%左右，是人体最大的器官。各处皮肤厚薄不一，手掌、足底等处较厚，阴囊、眼睑等处较薄。皮肤借皮下组织与深部的组织相连。

皮肤内有毛、指（趾）甲、皮脂腺和汗腺等表皮衍生的附属器。皮肤直接与外界环境接触，对人体有重要的保护作用，能阻挡异物和病原体侵入，并能防止体内组织液丢失。皮肤内有丰富的感觉神经末梢，能感受外界的多种刺激。此外，皮肤对调节体温也起重要作用。

一、皮肤的结构

皮肤由表皮和真皮组成(图9-16)。

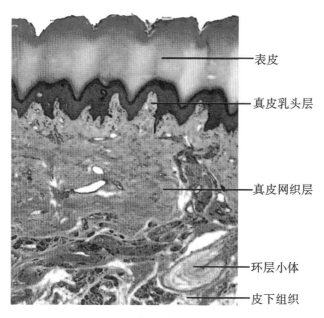

图9-16 手指皮肤低倍光镜结构

（一）表皮

表皮(epidermis)由角化的复层扁平上皮构成,基底面起伏不平,借基膜与真皮相连。身体各部的表皮厚薄不均,手掌、足跖部最厚。

表皮由两类细胞组成:一类是**角质形成细胞**(keratinocyte),数量多,是表皮的主要组成细胞;另一类是非角质形成细胞,数量少,散在分布于角质形成细胞之间。

1.角质形成细胞 表皮由多层角质形成细胞组成,由上皮的基底层至表层依次分为以下5层:基底层、棘层、颗粒层、透明层和角质层。表皮由基底层到角质层是角质形成细胞增殖、分化、向表面逐层推移和脱落的动态变化过程。角质层的细胞不断脱落,而深层的细胞不断增殖分化补充,以保持表皮的正常厚度。更新周期一般为3~4周。

2.非角质形成细胞 包括黑素细胞、郎格汉斯细胞等。**黑素细胞**(melanocyte)散在于基底细胞之间,内含黑色素,黑色素是决定皮肤颜色的主要成分,能吸收和散射紫外线,保护表皮深层幼稚细胞免受损伤。**郎格汉斯细胞**(Langerhans 细胞)主要分布于棘层,是一种免疫辅助细胞,参与机体的免疫应答。

（二）真皮

真皮(dermis)位于表皮深层,分为乳头层和网织层。

1.乳头层(papillary layer) 借基膜与表皮相连,并向表皮底部突出形成许多嵴状或乳头状隆起,含丰富的毛细血管、游离神经末梢和触觉小体。

2. 网织层(reticular layer) 位于乳头层下方,是真皮的主要部分。由不规则的致密结缔组织组成,内含粗大的、交织成网的胶原纤维束和弹性纤维束,使皮肤既具有韧性,又有弹性。此层还有较多的血管、淋巴管和神经。毛囊、皮脂腺、汗腺也可伸至网织层,并有较多环层小体。

皮下组织(hypodermis)常称为浅筋膜,是皮肤深面的疏松结缔组织和脂肪组织。

二、皮肤附属器

皮肤附属器包括毛、皮脂腺、汗腺、指(趾)甲等(图9-17)。

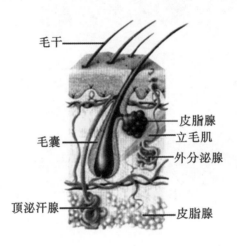

毛干

皮脂腺
立毛肌
外分泌腺

毛囊

顶泌汗腺
皮脂腺

图9-17 皮肤附属器

(一)毛

除手掌及足底外,**毛**(hair)广泛分布于全身表面。伸出皮肤外面的部分称**毛干**(hair shaft),埋在皮肤内的部分称**毛根**(hair root)。毛根周围包有上皮和结缔组织组成的**毛囊**(hair follicle)。毛和毛囊与皮肤表面呈钝角的一侧有一束斜行的平滑肌,称**立毛肌**(arrector pili muscle),其一端附于毛囊,另一端终止于真皮浅部。立毛肌收缩,可使毛发直立。

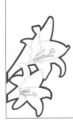

临床护理应用:皮内注射和皮下注射

由于皮肤具有一定的吸收功能,故临床可根据需要采用皮内注射和皮下注射药物的方法。皮内注射是把少量药物注入表皮与真皮乳头层之间,主要用于药物过敏试验,注射部位多选择前臂掌侧下段正中。皮下注射是少量药液注入皮下组织内,常用的注射部位一般在三角肌下缘,也可以在股外侧、腹部或者背部。

（二）皮脂腺

皮脂腺（sebaceous gland）为泡状腺，由 2～5 个腺泡（分泌部）和一个共同的短导管组成。除手掌、足跖外，其余部位的皮肤均有皮脂腺存在。

（三）汗腺

汗腺（sweat gland）几乎分布于人的全身皮肤，以手掌、足底和腋窝处最多。汗腺分泌汗液，有湿润皮肤、调节体温的作用。同时还排出一部分离子和含氮化合物，有助于调节水盐平衡和排泄代谢废物。

在人的腋窝、乳晕、脐周、会阴部、肛门周围、包皮、阴囊、阴阜和小阴唇等处还有一种大汗腺，其腺腔较大，为分支管状腺，导管开口于毛囊。分泌物为浓稠的乳状液，被细菌分解后产生异味，即通常所说的狐臭。大汗腺在青春期较发达，随年龄增长而逐渐退化。

（四）指（趾）甲

指（趾）甲（nail）位于手指和足趾远端的背面，是表皮的角质层增厚而成的板状结构。甲的前部露于体表，称为**甲体**（nail body）；后部埋于皮肤内，称为**甲根**（nail root）。甲根深部的上皮为**甲母质**（nail matrix），是甲体的生长点，拔甲时不可破坏。甲体两侧和甲根浅面的皮肤皱襞，称为**甲襞**（nail fold）。

（南阳理工学院国医学院　徐国昌）

第十章

神经系统

🎵 学习要点

神经系统的区分、常用术语;脊髓和脑的位置、外形、内部结构及功能;脑和脊髓的被膜、血管和脑脊液循环;传导路的组成;脊神经的组成、成分和组成各丛的脊神经前支、各丛的位置及主要神经的分支分布;脑神经的名称、性质、主要分支分布。内脏运动神经、内脏感觉神经的形态结构特征和分布。

🎵 护理案例

患者女,78岁。入院前4小时突然觉得头痛,同时发现左侧肢体乏力,左上肢不能持物,左下肢不能行走,恶心伴呕吐胃内容物数次,即急送医院就诊。头颅CT示右侧颞叶血肿。临床诊断:脑出血。

问题:脑位于何处? 脑包括那些部分? 脑出血为什么会引起偏瘫等临床症状?

第一节　概述

神经系统(nervous system)是由脑、脊髓及周围神经组成(图10-1),是机体内其主导作用的调节系统,通过调节机体各系统器官的活动,以维持机体与内、外界环境的相对平衡。

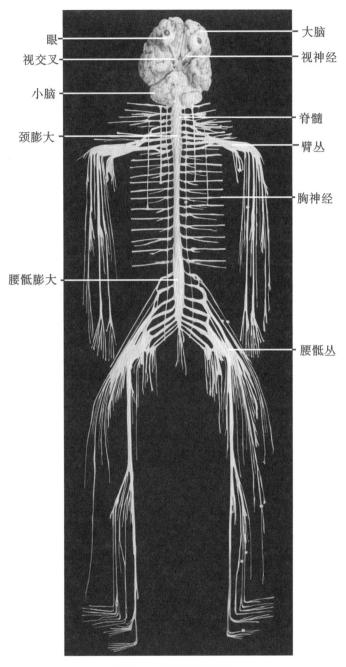

眼

视交叉

小脑

颈膨大

腰骶膨大

大脑

视神经

脊髓

臂丛

胸神经

腰骶丛

图 10-1　神经系统概观

一、神经系统的区分

　　神经系统分为中枢神经系统和周围神经系统。中枢神经系统包括脑和脊髓。周围神经系统分脑神经和脊神经,其中脑神经 12 对,脊神经 31 对。周围神经按分布对象又可分为躯体神经和内脏神经。周围神经有运动成分和感觉成分,分别称运动神经和感觉神经,感觉神经又称传入神经,运动神经又称传出神经。其中,内脏运动神经分布于心肌、平滑肌和腺体,不受主观意识控制,又称自主神经(旧称植物神经)。自主神经又分为**交感神经**和**副交感神经**。

二、神经系统的活动方式

神经系统的基本活动方式是反射。神经系统在调节机体的活动中接受内、外环境的刺激并做出适宜的反应,这种神经调节过程称反射。执行反射活动的形态学基础是反射弧。反射弧包括五个环节,即感受器→传入(感觉)神经→中枢→传出(运动)神经→效应器(图10-2)。如膝跳反射,其感受器位于髌韧带内,传入神经是股神经的感觉纤维,中枢在脊髓腰段,传出神经沿股神经达股四头肌。

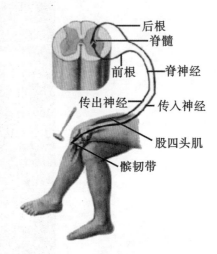

图10-2　反射弧示意图

三、神经系统的常用术语

1.灰质(grey matter)　中枢神经系统内,由神经元胞体和树突聚集而成,因色泽灰暗而称灰质。位于大脑和小脑表层的灰质,称皮质(cortex)。

2.白质(white matter)　中枢神经系统内,由神经纤维聚集而成,因多数纤维具有髓鞘而呈白色,称白质。位于大脑和小脑的白质,称髓质(medulla)。

3.神经核(nucleus)　中枢神经系统内,由功能相同的神经元胞体聚集而成的团块,称神经核。

4.神经节(ganglion)　在周围神经系统内,功能相同的神经元胞体聚集在一起形成的团块,称神经节。

5.纤维束(fasciculus)　在中枢神经系统内,起止和功能基本相同的神经纤维聚集在一起形成束状,称纤维束。

6.神经(nerve)　在周围神经系统内,神经纤维聚集而成的条索状结构,称神经。

7.网状结构(reticular formation)　中枢神经系统内,由灰质和白质混合而成,即神经纤维交织成网状,灰质团块散在其中的部位,称网状结构。

第二节　中枢神经系统

一、脊髓

(一)脊髓的位置与外形

脊髓(spinal cord)位于椎管内(图10-3)。上端在枕骨大孔处与延髓相续连,成人下端达第1腰椎体下缘平面（新生儿可达第3腰椎下缘平面），全长约45 cm，占椎管全长的2/3。

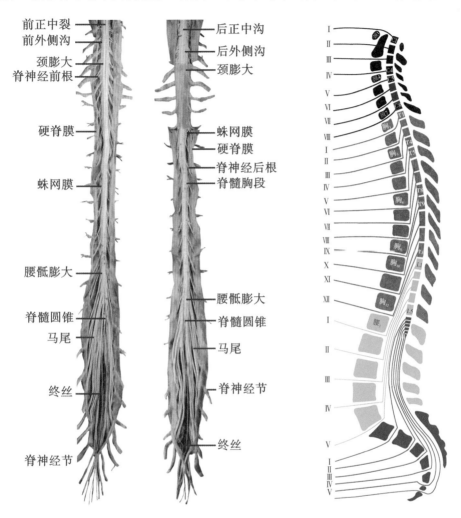

图 10-3　脊髓的外形及脊髓节段对应关系

脊髓呈前后稍扁的圆柱形，全长粗细不匀，呈现两个膨大。上方的膨大称**颈膨大**（cervical enlargement），下方的膨大称**腰骶膨大**（lumbosacral enlargement）。脊髓下端迅速变细呈圆锥状，称为**脊髓圆锥**（conus medullaris）。脊髓圆锥向下连结由软脊膜构成的细丝，称**终丝**（filum terminale），在第2骶椎水平为硬脊膜包裹，终于尾骨背面。

脊髓表面有6条纵沟。即前面的前正中裂，较深；后面的后正中沟，较浅。左、右前外侧沟和左、右后外侧沟。前、后外侧沟自上而下连有31对脊神经的前根和后根（图10-4）。每对脊神经所连的一段脊髓称一个脊髓节段。其中8个颈节，12个胸节，5个腰节，5个骶节和1个尾节。脊神经的前根由运动纤维组成，后根由感觉纤维组成，每侧的前、后根在椎间孔处合并成脊神经。在合并前的后根处有一膨大，称脊神经节（spinal ganglia），为假单极神经元的胞体集聚而成。

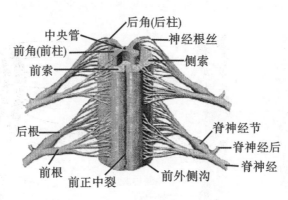

图 10-4 脊髓结构示意图

(二)脊髓节段及其与椎骨的对应关系

由于在胚胎三个月后,人体脊柱的生长速度比脊髓快,致使成人脊髓与脊柱的长度不相等,以致脊髓的节段与脊柱的节段并不完全对应。在成人,椎骨与脊髓的对应位置关系是:上颈髓($C_{1\sim4}$)大致与同序数椎骨相对应;下颈髓($C_{5\sim8}$)和上胸髓($T_{1\sim4}$)与同序数椎骨的上一节椎体平对;中胸髓($T_{5\sim8}$)约与同序数椎骨上方第2节椎体平对;下胸髓($T_{9\sim12}$)约与同序数椎骨上方第3节椎体平对;腰髓约平对第10至第12胸椎范围;骶髓和尾髓约平对第12胸椎及第一腰椎。腰、骶、尾部的脊神经前后根在通过相应的椎间孔离开脊柱以前,在椎管内向下行走一段距离形成马尾(cauda equina)。因此,成人椎管内在相当第1腰椎以下已无脊髓而只有马尾。为安全起见,临床上常选择第3、4或第4、5腰椎棘突之间进行蛛网膜下隙穿刺以引流脑脊液或注射麻醉药物。

(三)脊髓的内部结构

从横切面观察脊髓(图10-5),可见正中央有窄小的中央管(central canal),围绕中央管可见 H 形的灰质。每一侧灰质可见向前后方向伸出的**前角**(anterior horn)和**后角**(posterior horn),在胸髓和腰髓($L_{1\sim3}$)还可见向外伸出细小的**侧角**(lateral horn)。白质借脊髓的纵沟分为三个索。前正中裂与前外侧沟之间为**前索**(anterior funiculus),前、后外侧沟之间为**外侧索**(lateral funiculus),后外侧沟与后正中沟之间为**后索**(Posterior funiculus)。

1.灰质 脊髓灰质由大量大小形态不同的多极神经元所组成。这些细胞沿脊髓的纵轴排列,形成长度不一的神经柱。

(1)**前角**(anterior horn) 也称前柱,主要由运动神经元组成。

(2)**后角**(posterior horn) 也称后柱,主要由中间神经元组成,接受后根的传入纤维。

(3)**侧角**(lateral horn) 又称侧柱,仅见于胸1至腰3脊髓节段,是交感神经的低级中枢。在脊髓骶2~4节段,相当于侧角位置的部位,神经元组成核团,称为骶副交感核,是副交感神经在脊髓的中枢。

2.白质 脊髓的白质主要由三个索组成,每个索都由不同的上行或下行的纤维束所构成。在脊髓白质中上下行的纤维数量很多,这些纤维把脊髓内部各节段联系起来。**上行**

（感觉）纤维束主要有薄束、楔束和脊髓丘脑束等；下行（运动）纤维束主要有皮质脊髓束等。

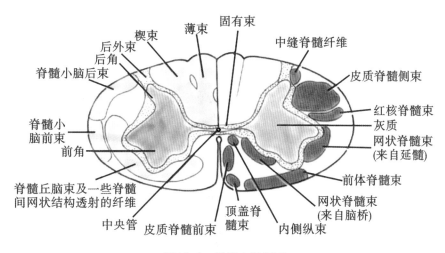

图 10-5　脊髓水平切面

（1）**薄束**（fasciculus gracilis）和**楔束**（fasciculus cuneatus）　占据白质后索，是同侧后根内侧部纤维的直接延续。薄束成自第 5 胸髓节以下脊神经节细胞的中枢突，楔束成自第 4 胸髓节以上的脊神经节细胞的中枢突。薄束和楔束分别止于延髓的薄束核和楔束核。薄束和楔束分别向脑部传导来自下肢和上肢的本体感觉（肌、腱、骨骼、关节的位置觉、运动觉和振动觉）以及精细触觉（如辨别两点距离和物体纹理粗细）。

（2）**脊髓丘脑束**（spinothalamic tract）　位于外侧索前半部和一部分前索白质。脊髓丘脑束起始于灰质后角，纤维在交叉到对侧在前索和外侧索内上行，经脑干，止于背侧丘脑。交叉到外侧索上行的纤维束称脊髓丘脑侧束，其功能是传导痛觉和温度觉冲动；交叉到对侧前索内上行的纤维束称脊髓丘脑前束，其功能是传导粗触觉冲动。

（3）**皮质脊髓束**（corticospinal tract）　起源于大脑皮质，在延髓下部的锥体大部分交叉到对侧脊髓侧索的后部下行，称**皮质脊髓侧束**（lateral corticospinal tract），沿途发出纤维止于同侧脊髓前角运动细胞。在延髓没有交叉的少数皮质脊髓束纤维下行于同侧脊髓前索，称**皮质脊髓前束**（anterior corticospinal tract）。此束一般不超过胸段，其纤维大部分逐节交叉后止于对侧的脊髓前角运动细胞，也有一些纤维不交叉止于同侧的前角运动细胞。皮质脊髓束的主要功能是完成大脑皮质对脊髓的直接控制，控制躯干、四肢骨骼肌的随意运动。

（四）脊髓的功能

1. 传导功能　脊髓是脑与躯干、四肢感受器和效应器联系的枢纽。脊髓内上、下行纤维束是实现传导功能的重要结构。

2. 反射功能　脊髓各节段均能单独或与邻近节段共同构成反射中枢。脊髓的反射功能，是对来自内、外刺激所产生的不随意性反应，如膝跳反射、屈肌反射等。脊髓内还有内脏反射的低级中枢，如排便、排尿反射中枢等，当脊髓受损时可引起排尿、排便等功能的障碍。

二、脑

脑（brain 或 encephalon）位于颅腔内，由端脑、间脑、脑干（包括中脑、脑桥、延髓）及小脑组成（图 10-6，图 10-7）。脑内的腔隙构成脑室系统。

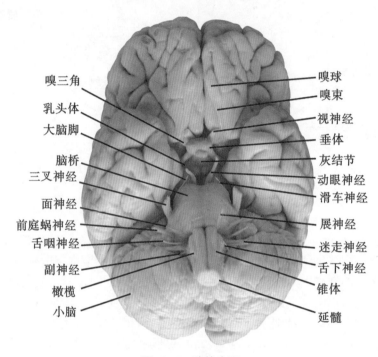

图 10-6　脑的底面

左侧标注（从上到下）：嗅三角、乳头体、大脑脚、脑桥、三叉神经、面神经、前庭蜗神经、舌咽神经、副神经、橄榄、小脑

右侧标注（从上到下）：嗅球、嗅束、视神经、垂体、灰结节、动眼神经、滑车神经、展神经、迷走神经、舌下神经、锥体、延髓

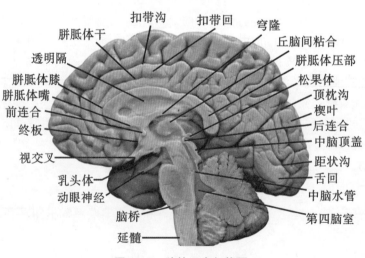

图 10-7　脑的正中矢状面

左侧标注（从上到下）：扣带沟、胼胝体干、透明隔、胼胝体膝、胼胝体嘴、前连合、终板、视交叉、乳头体、动眼神经、脑桥、延髓

中间及右侧标注（从上到下）：扣带回、穹隆、丘脑间粘合、胼胝体压部、松果体、顶枕沟、楔叶、后连合、中脑顶盖、距状沟、舌回、中脑水管、第四脑室

（一）脑干

脑干（brain stem）自下而上由延髓、脑桥和中脑三部分组成。延髓在枕骨大孔处下接脊髓，中脑向上与间脑相接，脑桥和延髓的背面与小脑相连。

1. 脑干的外形

（1）**腹侧面**　延髓腹侧面形似倒置的锥体（图 10-8），下端在枕骨大孔处与脊髓相接。延髓上端与脑桥在腹面以横行的**延髓脑桥沟**（bulbopontine sulcus）分界。脊髓表面的纵行沟裂向上延续到延髓，前正中裂两侧有隆起的**锥体**（pyramid），锥体下方可以看到**锥体交叉**（decussation of pyramid）。锥体的外侧有卵圆形隆起的橄榄（olive），橄榄和锥体之间的前外侧沟中有舌下神经根出脑。在橄榄的后方，自上而下可见舌咽、迷走和副神经的根丝。

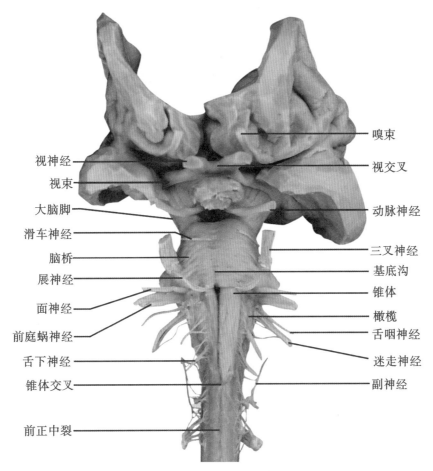

视神经	嗅束
视束	视交叉
大脑脚	动脉神经
滑车神经	三叉神经
脑桥	基底沟
展神经	锥体
面神经	橄榄
前庭蜗神经	舌咽神经
舌下神经	迷走神经
锥体交叉	副神经
前正中裂	

图 10-8　脑干的外形（腹面）

脑桥腹面宽阔膨隆，称脑桥基底部，正中有纵行的**基底沟**（basilar sulcus），容纳基底动脉。基底部向两侧延伸的巨大纤维束称**脑桥臂**（小脑中脚），在移行处有粗大的三叉神经根出入。借延髓脑桥沟中自内侧向外侧分别有展神经、面神经和前庭蜗神经根出入。

中脑腹面有一对粗大的圆柱状隆起,称**大脑脚**(crus cerebri),大脑脚底之间为**脚间窝**(interpeduncular fossa),有动眼神经根出脑。

(2)**背侧面** 延髓下部形似脊髓(图10-9),上部中央管敞开为第四脑室,构成菱形窝的下部。脊髓的薄、楔束向上延伸,分别扩展为膨隆的**薄束结节**(gracile tubercle)和**楔束结节**(cuneate tubercle),其深面有薄束核和楔束核。在楔束结节的外上方有隆起的小脑下脚(inferior cerebellar peduncle),由进入小脑的神经纤维构成,成为第四脑室侧界的一部分。

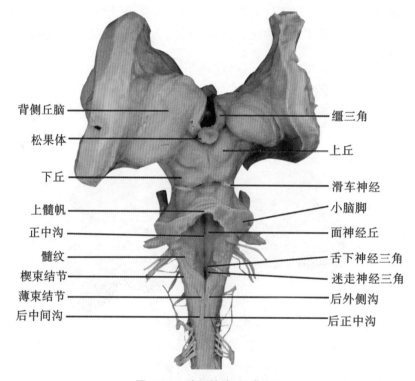

左侧标注(自上而下):背侧丘脑、松果体、下丘、上髓帆、正中沟、髓纹、楔束结节、薄束结节、后中间沟

右侧标注(自上而下):缰三角、上丘、滑车神经、小脑脚、面神经丘、舌下神经三角、迷走神经三角、后外侧沟、后正中沟

图10-9 脑干的外形(背面)

脑桥的背面形成第四脑室底的上半,此处室底的外侧壁为左右小脑上脚(superior cerebellar peduncle)。中脑背面有4个圆形突起,上一对为**上丘**(superior colliculus),是视觉反射中枢;下一对为**下丘**(inferior colliculus),是听觉反射中枢。二者分别连于间脑的外侧膝状体和内侧膝状体。下丘的下部连有滑车神经根,是唯一从脑干背面发出的脑神经。

菱形窝(rhomboid fossa)呈菱形,构成第四脑室的底,下界为两侧的薄束结节、楔束结节和小脑下脚,上界为两侧的小脑上脚。窝的侧角处为第四脑室的外侧隐窝。由此横向中线的数条白色的神经纤维称为**髓纹**(stria medullares),常作为延髓和脑桥在背面的分界线。

2.**脑干的内部结构** 脑干的内部结构主要包括脑神经核、非脑神经核,上、下行纤维束和网状结构。

(1)**脑神经核** 脑神经核是脑干灰质的一部分,与脑神经纤维相关。主要有4种性质的脑神经核,即躯体运动核、内脏运动核、躯体感觉核和内脏感觉核(图10-10)。

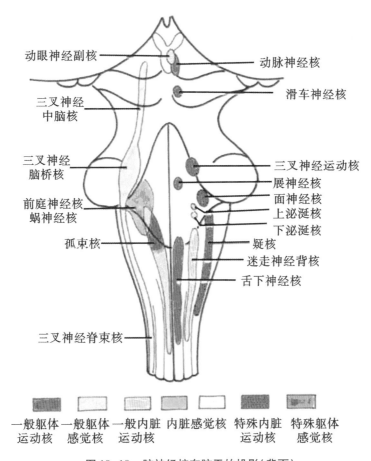

图 10-10　脑神经核在脑干的投影(背面)

躯体运动核由8对核团组成。①**动眼神经核**位于中脑上丘平面,发出的纤维参与组成动眼神经。②**滑车神经核**位于中脑下丘平面,发出纤维组成滑车神经。③**三叉神经运动核**位于脑桥中部,发出的纤维出脑后加入下颌神经。④**展神经核**位于脑桥中下部,发出的纤维组成展神经。⑤**面神经核**位于脑桥中下部,发出的纤维参与组成面神经。⑥**疑核**于延髓上部的网状结构中,核发出的纤维加入舌咽神经、迷走神经、副神经。⑦**副神经核**位于延髓下端,发出的纤维并入迷走神经、副神经。⑧**舌下神经核**位于延髓上部,发出的纤维组成舌下神经。

内脏运动核由4对核团组成。①**动眼神经副核**位于动眼神经核上端的背内侧,发出的纤维行于动眼神经内。②**上泌涎核**位于脑桥下部的网状结构中,发出的纤维进入面神经。③**下泌涎核**位于延髓上部的网状结构,发出的纤维进入舌咽神经。④**迷走神经背核**位于延髓下部,发出的纤维加入迷走神经。

内脏感觉核为孤束核,是一般和特殊(味觉)内脏感觉纤维的终止核,面神经、舌咽神经和迷走神经中的内脏感觉纤维进入延髓后下行,组成孤束(solitary tract),止于**孤束核**。

躯体感觉核位于内脏感觉核的腹外侧,由 5 对核团构成。①**三叉神经中脑核**位于中脑。②**三叉神经脑桥核**在脑桥中部。③**三叉神经脊束核**与三叉神经脑桥核相续。三叉神经脑桥核与头面部的触觉传递有关,而三叉神经脊束核,与头面部痛觉和温度觉的传导有关。④**蜗神经核**接受蜗神经的传入纤维。⑤**前庭神经核**接受前庭神经的传入纤维,传导平衡觉的纤维。

（2）**非脑神经核**　是脑干灰质的另一部分。**薄束核**（gracile nucleus）与**楔束核**（cuneate nucleus）分别位于延髓中下部背侧的薄束结节和楔束结节的深方,接受来自薄束和楔束的神经冲动。发出的纤维左右交叉,称为内侧丘系交叉,交叉后的纤维上行形成内侧丘系。**红核**（red nucleus）位于中脑上丘平面,圆柱状,横切面上呈一对边界明显的圆核团。**黑质**（substantia nigra）位于中脑和大脑脚底间的板状灰质,延伸于中脑全长。

（3）**上行纤维束**　上行纤维束有内侧丘系、外侧丘系、脊髓丘系和三叉丘系。①**内侧丘系**（medial lemniscus）,由薄束核及楔束核发出的纤维在中央管腹侧交叉后上行而构成。内侧丘系继续上行进入间脑后止于背侧丘脑的腹后外侧核。传导对侧躯干及四肢的本体感觉和精细触觉。②**脊髓丘系**（spinal lemniscus）,由脊髓丘脑束进入脑干后,与一些从脊髓投向上行的纤维（功能与脊髓丘脑束相同）合在一起而构成。脊髓丘系行于延髓的外侧区,进入间脑后,止于背侧丘脑腹后外侧核。传导对侧躯干及四肢的痛、温和触觉。③**三叉丘系**（trigeminal lemniscus）,由三叉神经脊束核和三叉神经脑桥核发出上行纤维交叉至对侧组成,行于内侧丘系的外方,止于背侧丘脑腹后内侧核。④**外侧丘系**（lateral lemniscus）,由蜗神经核发出的纤维,在脑桥相互交叉至对侧上行,称外侧丘系,止于间脑的内侧膝状体,传导听觉信息。

（4）**下行纤维束**　下行纤维束主要是**锥体系**（pyramidal tract）,由起自大脑皮质额叶皮质的下行纤维束组成,经端脑内囊到达脑干,行于中脑的大脑脚底,进入脑桥基底部后继续下行入延髓锥体。锥体系包括皮质脊髓束和皮质核束（皮质脑干束）。①**皮质脊髓束**（corticospinal tract）经内囊后肢下行至延髓下端时,绝大部分纤维交叉至对侧,形成锥体交叉,交叉后的纤维组成皮质脊髓侧束,下降于对侧脊髓侧索内。小部分未交叉的纤维形成皮质脊髓前束,行于脊髓前索内。②**皮质核束**（corticonuclear tract）经内囊膝部下行至中脑的大脑脚底,大多数终止于两侧的脑神经运动核,但面神经核的下半（分布到眼裂以下的面肌）和舌下神经核仅接受对侧的皮质核束支配。

（5）**脑干网状结构**　在脑干内,由纵横交错成网状的神经纤维和散在其中的大小不等的神经细胞团块构成网状结构,能使大脑皮质处于清醒状态,还对肌的运动和肌紧张起抑制或易化作用。此外,网状结构内的某些核团构成生命中枢。

（二）小脑

小脑（cerebellum）位于颅后窝,其上面平坦,贴近由硬脑膜形成的小脑幕;下面的中部凹陷,两侧呈半球形隆起。小脑在前方借三对小脑脚与脑干背面相连接。

1. 小脑的外形　小脑两侧膨隆为**小脑半球**（cerebellar hemisphere）（图 10-11,图 10-12）,中间狭窄部为**小脑蚓**（vermis）。小脑表面有许多平行浅沟,将小脑分成若干部分。小脑半球下面靠近枕骨大孔附近的突起部分为**小脑扁桃体**（tonsil of cerebellum）,当颅内压增高时,可能被挤压而嵌入枕骨大孔,成为小脑扁桃体疝,可压迫延髓危及生命。

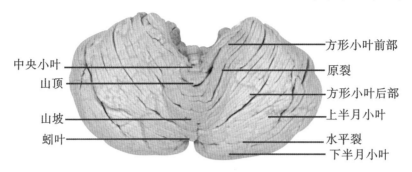

图 10-11　小脑外形上面观

图中标注（左侧自上而下）：中央小叶、山顶、山坡、蚓叶
图中标注（右侧自上而下）：方形小叶前部、原裂、方形小叶后部、上半月小叶、水平裂、下半月小叶

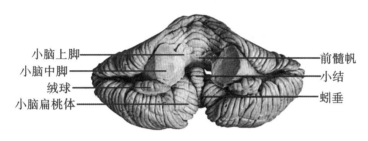

图中标注（左侧自上而下）：小脑上脚、小脑中脚、绒球、小脑扁桃体
图中标注（右侧自上而下）：前髓帆、小结、蚓垂

图 10-12　小脑外形下面观

2. 小脑的分叶　根据小脑的发生、功能和纤维联系,将小脑分为三叶。

(1)**绒球小结叶**(flocculonodular lobe)　包括小脑蚓前端的小结和绒球,是进化上出现最早的部分,又称为**原(古)小脑**(archicerebellum),与维持身体平衡机能有关。

(2)**前叶**(anterior lobe)　在小脑上面前、中 1/3 之间的深裂为原裂,原裂前方的部分称为前叶。前叶在进化上出现晚于原小脑,故又称为**旧小脑**(paleocerebellum)。主要接受脊髓小脑前、后束的纤维,与肌张力的调节机能有关。

(3)**后叶**(posterior lobe)　位于原裂之后的小脑其余部分,称为后叶。此叶在进化上出现最晚,又称为**新小脑** neocerebellum,与肌群的协调功能有关。

3. 小脑的内部结构　小脑的灰质大部分集中在表面称小脑皮质,小脑白质在深面称小脑髓体,髓体中有灰质团块称小脑核。

(1)**小脑皮质**(cerebellar cortex)　主要由神经元胞体构成。

(2)**小脑髓体**　由出入小脑的纤维构成,有三对小脑脚:①小脑下脚,主要是由脊髓和延髓进入小脑的纤维和小脑传出至延髓和脊髓的纤维组成。②小脑中脚,是由脑桥核发出进入小脑的纤维组成。③小脑上脚,主要是由起自小脑齿状核的传出纤维组成,上行至中脑。

(3)**小脑核**(cerebellar nuclei)　深埋于白质内,有四对:①**顶核**(fastigial nucleus),为成对的圆形小核,属原小脑。②**齿状核**(dentate nucleus),为小脑核中最大者,左右各一,属新小脑。③**球状核**(globose nucleus)。④**栓状核**(emboliform nucleus)均细小,属旧小脑。

4. 小脑的功能　小脑是重要的运动调节中枢。古小脑的机能是维持身体的平衡,损伤后病人平衡失调,站立时身体摇摆不稳,步履蹒跚。旧小脑的机能是调节肌的张力,损伤后病人肌张力降低。新小脑的机能主要是协调骨骼肌的随意运动。新小脑损伤主要表现是共济失调,交替运动不能,动作分裂等。

5. 第四脑室 第四脑室(fourth ventricle)位于脑桥、延髓和小脑之间。第四脑室内含脑脊液和脉络丛。脑脊液经**正中孔**(median aperture)和两**外侧孔**(lateral aperture)通蛛网膜下隙(图 10-13)。

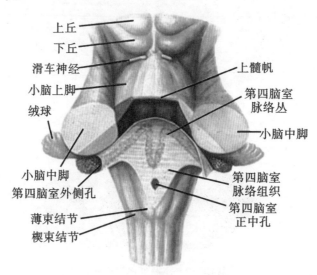

上丘
下丘
滑车神经
小脑上脚
绒球
小脑中脚
第四脑室外侧孔
薄束结节
楔束结节

上髓帆
第四脑室脉络丛
小脑中脚
第四脑室脉络组织
第四脑室正中孔

图 10-13 第四脑室脉络组织

(三)间脑

间脑(diencephalon)位于中脑和大脑半球之间(图 10-14),连接两侧大脑半球和中脑。间脑可分为背侧丘脑(丘脑)、上丘脑、后丘脑、下丘脑和底丘脑。

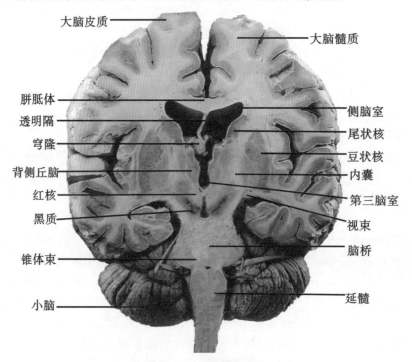

大脑皮质
胼胝体
透明隔
穹隆
背侧丘脑
红核
黑质
锥体束
小脑

大脑髓质
侧脑室
尾状核
豆状核
内囊
第三脑室
视束
脑桥
延髓

图 10-14 脑冠状切面

1.**背侧丘脑**(dorsal thalamus) 又称丘脑。

(1)**外形** 由两个卵圆形的灰质团块借丘脑间黏合(中间块)连接而成,其前端的突出部为丘脑前结节,后端膨大称丘脑枕。

(2)**内部结构** 丘脑被"Y"形的白质纤维板,即**内髓板**(internal medullary lamina)分为前核、内侧核和外侧核3部分。其中外侧核又可分为背、腹两层,腹层由前向后分为**腹前核**(ventral anterior nucleus)、**腹中间核**(ventral intermediate nucleus)(又称腹外侧核)和**腹后核**(ventral posterior nucleus)。腹后核又分为**腹后内侧核**(ventral posteromedial nucleus)和**腹后外侧核**(ventral posterolateral mucleus)。

2.**上丘脑**(epithalamus) 位于第三脑室顶部周围,由松果体等构成。

3.**后丘脑**(metathalamus) 位于丘脑的后下方,包括内侧、外侧膝状体。内侧膝状体(medial geniculate body)接受下丘来的听觉纤维,外侧膝状体(lateral geniculate body)接受视束的传入纤维。

4.**底丘脑**(subthalamus) 位于间脑和中脑被盖的过渡区,内含丘脑底核及部分黑质、红核,与纹状体有密切联系,属锥体外系的重要结构。

5.**下丘脑**(hypothalamus) 位于背侧丘脑的下方(图10-15),构成第三脑室的下壁和侧壁的下部。第三脑室下壁的结构由前向后是**视交叉**(optic chiasma)、**灰结节**(tuber cinereum)和**乳头体**(mammillary body)。

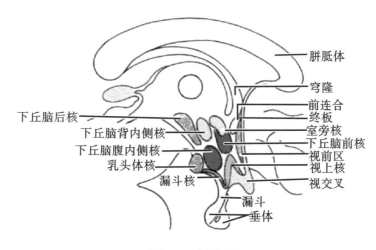

图10-15 下丘脑

(1)**下丘脑的核团** 下丘脑内的主要核团有**室旁核**(paraventricular nucleus)和**视上核**(supraoptic nucleus),能分泌加压素和催产素。从两核发出的纤维终于垂体后叶。

(2)**下丘脑的功能** 下丘脑是调节内脏活动的皮质下中枢;也是调节内分泌的皮质下中枢。在机体内,对体温、摄食、水盐代谢和平衡、内分泌等的调节主要依靠下丘脑,同时下丘脑也参与情绪反应活动。

6.**第三脑室**(third ventricle) 是位于两侧背侧丘脑和下丘脑之间的狭窄腔隙。第三脑室前方借左、右室间孔通向两侧大脑半球内的侧脑室,后下方连通中脑水管。

(四)端脑

端脑(telencephalon)是脑的最高级部位,由左、右大脑半球借胼胝体连接而成,胼胝体的上方为大脑纵裂,分隔左、右大脑半球。

1.端脑的外形和分叶　大脑半球(cerebral hemisphere)(图10-16,图10-17)可分为3面3极,即隆凸的上外侧面、平直的内侧面和凹凸不平的下面;前端突出的部分为额极,后端突出的部分为枕极,在外侧面,向前、下突出的部分为颞极。

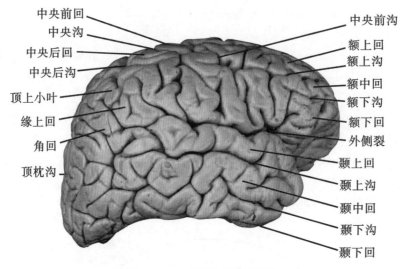

左侧标注（从上到下）：中央前回、中央沟、中央后回、中央后沟、顶上小叶、缘上回、角回、顶枕沟

右侧标注（从上到下）：中央前沟、额上回、额上沟、额中回、额下沟、额下回、外侧裂、颞上回、颞上沟、颞中回、颞下沟、颞下回

图10-16　大脑半球(外侧面)

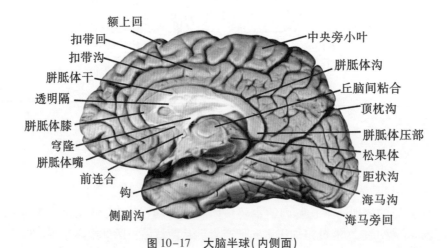

左侧标注（从上到下）：额上回、扣带回、扣带沟、胼胝体干、透明隔、胼胝体膝、穹隆、胼胝体嘴、前连合、钩、侧副沟

右侧标注（从上到下）：中央旁小叶、胼胝体沟、丘脑间粘合、顶枕沟、胼胝体压部、松果体、距状沟、海马沟、海马旁回

图10-17　大脑半球(内侧面)

半球表面有许多深浅不等的沟,沟与沟之间的隆起,称为脑回(gyrus)重要的沟有:①**外侧沟**(lateral sulcus),位于半球上外侧面,是由前下行向后上的深沟。②**中央沟**(central sulcus),位于上外侧面。由半球上缘中点稍后起始,行向下前。③**顶枕沟**(parietooccipital sulcus），位于内侧面，起自中央沟上端与枕极连线的中点，行向下前，与距状沟相连。

大脑半球借上述三沟，分为五叶：**额叶**是中央沟以前、外侧沟以上的部分，位于颅前窝内。**枕叶**是顶枕沟以后的部分，位于小脑上方。**顶叶**是中央沟与顶枕沟之间，外侧沟以上的部分，位于顶骨深面。**颞叶**是外侧沟以下的部分，位于颅中窝内，外侧沟深部。

（1）**大脑半球背外侧面的主要沟回** ①**额叶**（frontal lobe），在额叶的后份，有与中央沟相平行的中央前沟。从中央前沟的上份和下份，各向前伸出一沟，分别称为额上沟和额下沟。上述各沟将额叶分为以下的脑回：中央沟与中央前沟之间的中央前回（precentral gyrus）；额上沟以上的额上回；额上、下沟之间为额中回；额下沟以下为额下回。②**顶叶**（parietal lobe），顶叶前份，与中央沟平行的沟，为中央后沟，此沟中份有伸向后的沟，为顶间沟。中央沟与中央后沟之间为中央后回（postcentral gyrus），顶间沟以上为顶上小叶、以下为顶下小叶。后者又分为围绕外侧沟末端的缘上回和围绕颞上沟末端的角回。③**颞叶**（temporal lobe），有两条与外侧沟相平行的沟，即颞上沟和颞下沟。自外侧沟至颞下沟下方，由上而下依次为颞上回、颞中回、颞下回。自颞上回转入外侧沟的部分有两条横行的大脑回，称为颞横回。④**枕叶**（occipital lobe），最小，在外侧面有一些不规则的沟回。⑤**岛叶**（insular lobe），呈锥体状，位于外侧沟的底，被额、顶、颞三叶覆盖，并借环状沟与额、顶、颞叶分隔。

（2）**大脑半球内侧面主要沟回** 在半球的内侧面，自中央前、后回背外侧面延伸到内侧面的部分为中央旁小叶（paracentral lobule）。中部有前、后方向，略呈弓形的胼胝体。在胼胝体后下方，有呈弓形的**距状沟**（calcarine sulcus）向后至枕叶后端，此沟中部与顶枕沟相连。距状沟与顶枕沟之间称**楔叶**（cuneus），距状沟下方为**舌回**（lingual gyrus）。在胼胝体背面有胼胝体沟，此沟绕过胼胝体后方，向前移行于海马沟。在胼胝体沟上方，有与之平行的扣带沟，此沟末端转向背方，称边缘支。扣带沟与胼胝体沟之间为**扣带回**（cingulate gyrus）。

（3）**大脑半球底面** 在半球底面，额叶内有纵行的嗅束，其前端膨大为嗅球，后者与嗅神经相连。颞叶下方有与半球下缘平行的枕颞沟，在此沟内侧并与之平行的为侧副沟，侧副沟的内侧为**海马旁回**（parahippocampal gyrus）（又称海马回），后者的前端弯曲，称**钩**（uncus）。

2. 大脑皮质的功能定位 **大脑皮质**（cerebral cortex）是中枢神经系发育最复杂和最完善的部位，是运动、感觉的最高中枢和语言、意识思维的物质基础。

随着大脑皮质的发育和分化，不同的皮质区具有不同的功能，这些具有一定功能的脑区称为中枢。不同的功能相对集中在某些特定的皮质区，为皮质功能定位（图10-18）。

（1）**第Ⅰ躯体运动区**（first somatic motor area） 位于中央前回和中央旁小叶前部。身体各部在此区的投影特点为：①上下颠倒，但头部是正的。中央前回最上部和中央旁小叶前部与下肢运动有关，中部与躯干和上肢的运动有关，下部与面、舌、咽、喉的运动有关。②左右交叉，即一侧运动区支配对侧肢体的运动。但一些与联合运动有关的肌则受两侧运动区的支配，故在一侧运动区受损后这些肌不出现瘫痪。③身体各部投影区的大小与各部形体大小无关，而取决于功能的重要性和复杂程度（图10-19）。

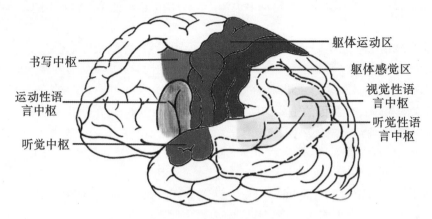

图 10-18 大脑皮质功能定位

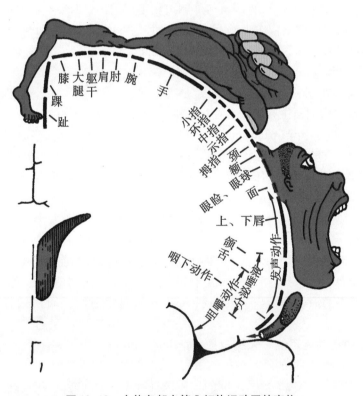

图 10-19 人体各部在第 I 躯体运动区的定位

（2）**第 I 躯体感觉区**（first somatic sensory area） 位于中央后回和中央旁小叶后部，接受背侧丘脑腹后核传来的对侧半身痛、温、触、压以及位置觉和运动觉。身体各部在此区的投射特点是：①上下颠倒，但头部也是正的。中央旁小叶的后部与足、小腿和会阴部的感觉有关，中央后回的最下方与头面部感觉有关。②左右交叉，一侧躯体感觉区管理对侧半身的感觉。③身体各部在该区投射范围的大小也与形体的大小无关，而取决于该部感觉的敏感程度（图 10-20）。

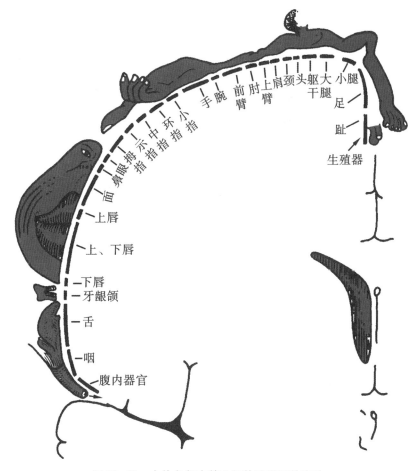

图 10-20 人体各部在第Ⅰ躯体感觉区的定位

（3）**视觉区**（visual area） 位于枕叶内侧面距状沟两侧的皮质。损伤一侧视区，可引起双眼对侧半视野向对侧同向性偏盲。

（4）**听觉区**（auditory area） 位于大脑外侧沟下壁的颞横回上。每侧听区接受自内侧膝状体传来的两耳听觉冲动。因此，一侧听区受损，不致引起全聋。

（5）**语言中枢** 语言区域是人类大脑皮质所特有的，语言区域多在左侧。①**视觉性语言中枢**，位于角回。若此中枢受损伤，病人视觉虽然完好但不能阅读书报，临床上叫作失读症。②**听觉性语言中枢**，位于缘上回。若此中枢受到损伤，病人能听到别人谈话，但不能理解谈话的意思。故称感觉性失语症。③**运动性语言中枢**，在额下回后部。当其损伤后，患者将失去说话能力，但与发音说话有关的肌及结构并不瘫痪和异常。临床上称此为运动性失语症。④**书写中枢**，在额中回的后部。若受损，患者其他的运动功能仍然存在，但写字绘画等精细运动发生障碍，称为失写症。

3.端脑的内部结构 大脑半球表面被灰质覆盖，称大脑皮质。深面有大脑的白质，在端脑底部的白质中有基底核，端脑内的腔为侧脑室。

（1）**侧脑室**（lateral ventricle） 位于半球内，左、右各一，形状不规则，可分为中央部、前角、后角和下角4部（图10-21）。顶为胼胝体；内侧壁为透明隔。

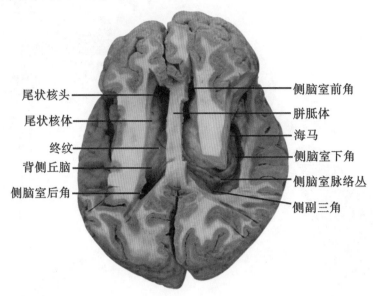

图 10-21　侧脑室

　　侧脑室中央部向前延伸达室间孔平面,并在此续连伸入额叶的前角。中央部向后延伸至胼胝体压部,向后移行为下角和后角。从中央部后端绕背侧丘脑转向下前,成为伸入颞叶的下角,其前端几达颞极;从中央部(后端)向后伸入枕叶的部分为后角。下角底内侧分有隆起的海马,是海马旁回卷入侧脑室的部分。

　　(2)**基底核**(basal nuclei)　位于白质内,靠近大脑半球底部,包括尾状核、豆状核、杏仁体和屏状核(图 10-22),尾状核和豆状核又合称纹状体(corpus striatum)。①**尾状核**(caudate nucleus),呈"C"形弯曲的蝌蚪状,分头、体、尾 3 部,围绕豆状核和丘脑,伸延于侧脑室前角、中央部和下角。②**豆状核**(lentiform nucleus)位于岛叶深部,在水平切面和额状切面上均呈尖向内侧的楔形,外侧部称壳(putamen);内侧称苍白球(globus pallidus)。尾状核头部与豆状核之间借灰质条索相连,外观呈条纹状,故两者合称纹状体,其功能是维持骨骼肌的紧张度,使骨骼肌的运动协调。③**杏仁体**(amygdaloid body)位于海马旁回深面,连于尾状核的尾部。④**屏状核**(claustrum)为岛叶与豆状核之间的一薄层灰质。

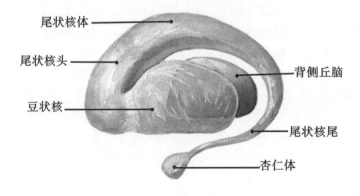

图 10-22　基底核

（3）**髓（白）质**　大脑半球髓（白）质由大量的神经纤维组成，主要包括联络纤维、连合纤维和投射纤维。

联络纤维（association fibers）：是联系同侧半球内各部皮质的纤维，有弓状纤维、钩束、上纵束、下纵束等。

连合纤维（commissural fibers）：是连接左、右大脑半球皮质的纤维，包括胼胝体、前连合和穹隆连合。①**胼胝体**（corpus callosum）为强大的白质纤维板，连接两侧半球广大区域的相应部位，纤维向前、后和两侧放射，联系两半球的额、枕、顶、颞叶。②**前连合**（anterior commissure）位于穹隆的前方，呈"X"形，连接左、右嗅球和两侧颞叶。③**穹隆**（fornix）和**穹隆连合**（fornical commissure），穹隆是由海马至下丘脑乳头体的弓形纤维束，两侧穹隆经胼胝体的下方前行并互相靠近，其中一部分纤维越至对边，连接对侧的海马，称穹隆连合。

投射纤维（projection fiber）：是联系大脑皮质与下位中枢的纤维，包括下行的运动纤维和上行的感觉纤维，这些纤维共同组成一个尖朝下的扇形纤维束板，通过基底核与背侧丘脑之间构成内囊。**内囊**（internal capsule）为一厚的白质板，位于内侧的尾状核、背侧丘脑与外侧的豆状核之间。在半球水平切面上，内囊呈开口向外侧的"＞＜"形折线（图10-23）。

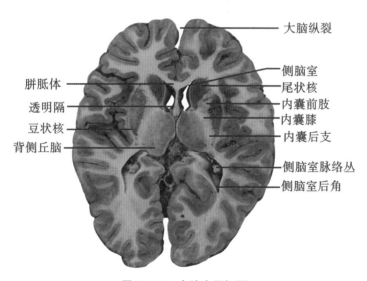

图10-23　大脑水平切面

内囊分为3部：①**内囊前肢**（anterior limb）位于豆状核与尾状核之间；②**内囊后肢**（posterior limb）位于豆状核与背侧丘脑之间；③**内囊膝**（genu）位于前后肢相交处。

通过的主要纤维束有：①通过内囊膝的是皮质核束；②通过后肢的为皮质脊髓束、丘脑中央辐射（来自丘脑腹后核的躯体感觉纤维）、视辐射（来自外侧膝状体的视觉纤维）和听辐射（来自内侧膝状体的听觉纤维）。内囊后肢受到损害时，可出现"三偏体征"，即对侧身体的感觉丧失（偏身感觉丧失）；对侧肢体运动丧失（偏瘫）；双眼出现对半视野偏盲。

4. 边缘系统（limbic system） 在大脑半球内侧面，扣带回、海马旁回、海马等脑回共同组成边缘叶（limbic lobe）。边缘叶与杏仁体、下丘脑等共同组成边缘系统。由于它与内脏联系密切，故又称内脏脑。边缘系统是脑的古老部分，管理内脏活动、情绪反应和性活动等。

三、脑和脊髓的被膜、血管及脑脊液循环

（一）脑和脊髓的被膜

脑和脊髓的表面包有三层被膜，由外向内依次为硬膜、蛛网膜和软膜，有支持、保护脑和脊髓的作用。

1. 硬膜 包括硬脊膜和硬脑膜。

（1）**硬脊膜**（spinal dura mater） 由致密结缔组织构成，厚而坚韧，包裹着脊髓（图10-24）。上端附于枕骨大孔边缘，与硬脑膜相延续；下部在第2骶椎水平逐渐变细，包裹马尾；末端附于尾骨。硬脊膜与椎管内面的骨膜之间的疏松间隙称**硬膜外隙**（epidural space），临床上进行硬膜外麻醉，就是将药物注入此隙，以阻滞脊神经根内的神经传导。

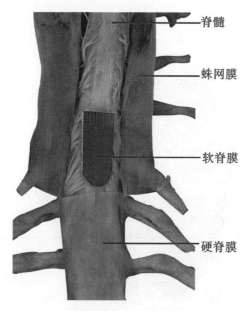

脊髓

蛛网膜

软脊膜

硬脊膜

图10-24 脊髓的被膜

（2）**硬脑膜**（cerebral dura mater） 坚韧而有光泽，由两层合成（图10-25），外层兼具颅骨内骨膜的作用，内层较外层坚厚，两层之间有丰富的血管和神经。硬脑膜与颅盖骨连接疏松，易于分离，当硬脑膜血管损伤时，可在硬脑膜与颅骨之间形成硬膜外血肿。硬脑膜在颅底处则与颅骨结合紧密，故颅底骨折时，易将硬脑膜与脑蛛网膜同时撕裂，使脑脊液外漏。硬脑膜其内层褶叠形成若干板状突起，深入脑各部之间形成的特殊结构有：

大脑镰（cerebral falx）：呈镰刀形，伸入两侧大脑半球之间，后端连于小脑幕的上面，下缘游离于胼胝体上方。

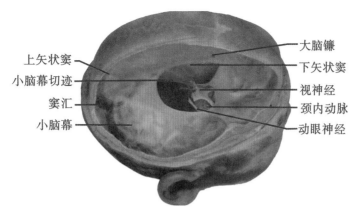

图 10-25　硬脑膜

　　小脑幕(tentorium of cerebellum):形似幕帐,伸入大脑和小脑之间。后外侧缘附于枕骨和颞骨岩部上缘,前内缘游离形成幕切迹。切迹与鞍背形成一环形孔称小脑幕裂孔,内有中脑通过。小脑幕将颅腔不完全地分隔成上下两部。当上部颅脑病变引起颅内压增高时,位于小脑幕切迹上方的海马旁回和钩可能被挤入小脑幕切迹,形成小脑幕切迹疝而压迫大脑脚和动眼神经。

　　硬脑膜窦(dural sinuses):硬脑膜在某些部位两层分开,构成硬脑膜窦,窦内含静脉血,窦壁无平滑肌,不能收缩,故损伤时出血难止,容易形成颅内血肿。主要的硬脑膜窦有:①**上矢状窦**(superior sagital sinus)位于大脑镰的上缘,前方起自盲孔,向后流入窦汇。②**下矢状窦**(inferior sagital sinus)位于大脑镰下缘,其走向与上矢状窦一致,向后汇入直窦。③**直窦**(straight sinus)位于大脑镰与小脑幕连接处,由大脑大静脉和下矢状窦汇合而成,向后通窦汇(confluence of sinuses)。窦汇由左右横窦、上矢状窦及直窦在枕内隆凸处共同汇合而成。④**横窦**(transverse sinus)成对,位于小脑幕后外侧缘附着处的枕骨横沟内,连于窦汇与乙状窦之间。⑤**乙状窦** sigmoid sinus 成对,位于乙状沟内,是横窦的延续,向前内于颈静脉孔处出颅续为颈内静脉。⑥**海绵窦**(cavernous sinus)位于蝶鞍两侧,为硬脑膜两层间的不规则腔隙,形似海绵,两侧海绵窦借横支相连。

　　硬脑膜窦内血液流注关系如下:

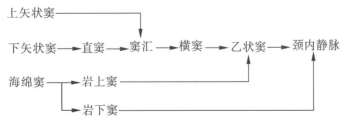

　　2.**蛛网膜**(spinal arachnoid mater)　为半透明的薄膜,位于硬膜与软膜之间,脑蛛网膜与脊髓蛛网膜相延续。蛛网膜与软膜之间有较宽阔的间隙称**蛛网膜下隙**(subarachnoid space),两层间有许多结缔组织小梁相连,隙内充满的脑脊液。蛛网膜下隙在某些部位扩大称**蛛网膜下池**(subarachnoid cisterns)。较重要的蛛网膜下池为**小脑延髓池**

(cerebellomedullary cistern),位于小脑与延髓背面之间,临床上可在此进行穿刺,抽取脑脊液进行检查。蛛网膜下隙的下部,自脊髓下端至第 2 骶椎水平扩大,称为**终池**(terminal cistern),内有马尾。因此临床上常在第 3、4 或第 4、5 腰椎间进行腰椎穿刺,以抽取脑脊液或注入药物而不伤及脊髓。蛛网膜靠近硬脑膜,特别是在上矢状窦处形成许多绒毛状突起,突入上矢状窦内,称**蛛网膜粒**(arachnoid granulations)。脑脊液经这些蛛网膜粒渗入硬脑膜窦内,回流入静脉。

3. **软膜** 薄而富有血管,紧贴脑和脊髓表面,并延伸至脑和脊髓的沟裂中,按位置分为软脑膜和软脊膜。在脑室的一定部位,软脑膜及其血管与该部位的室管膜上皮共同构成脉络组织,某些部位,脉络组织的血管反复分支成丛,连同其表面的软脑膜和室管膜上皮一起突入脑室,形成脉络丛,是产生脑脊液的主要结构。软脊膜在脊髓下端移行为终丝。

(二)脑和脊髓的血管

1. **脑的动脉** 来源于颈内动脉和椎动脉。以顶枕沟为界,大脑半球的前 2/3 和部分间脑由颈内动脉分支供应,大脑半球后 1/3 及部分间脑、脑干和小脑由椎动脉供应(图 10-26)。

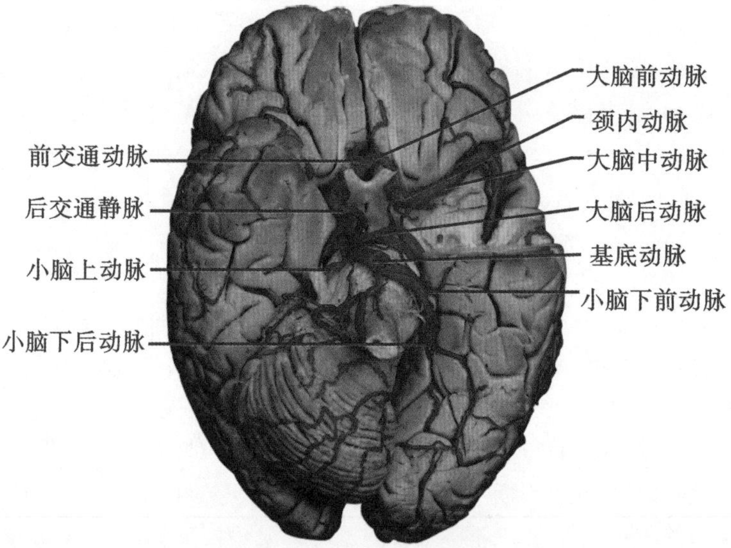
大脑前动脉
颈内动脉
大脑中动脉
大脑后动脉
基底动脉
小脑下前动脉
前交通动脉
后交通静脉
小脑上动脉
小脑下后动脉

图 10-26 脑底面的动脉

(1)**颈内动脉**(internal carotid artery) 起自颈总动脉,自颈部向上至颅底,经颞骨岩部的颈动脉管进入颅内,颈内动脉在穿出海绵窦处发出眼动脉,然后在视交叉的外侧分为大脑前动脉和大脑中动脉等分支(图 10-27,图 10-28)。①**大脑前动脉**(anterior cerebral artery)在视神经上方向前内行,进入大脑纵裂。皮质支分布于顶枕沟以前的半球内侧面、额叶底面的一部分和额、顶两叶上外侧面的上部;中央支自大脑前动脉的近侧段发出,经前穿质入脑实质,供应尾状核、豆状核前部和内囊前肢。②**大脑中动脉**(middle cerebral artery)可视为颈内动脉的直接延续,向外行进入外侧沟内,分为数支皮质支,营养大脑半球上外侧面的大部分和岛叶,大脑中动脉发出一些细小的中央支,垂直向上进入脑实质,营养尾状核、豆状核、内囊膝和后肢的前部。在高血压动脉硬化时容易破裂(故又名出血动脉)而导致脑溢血,出现严重的功能障碍。③**后交通动脉**(posterior communicating artery）在视束下面行向后，与大脑后动脉吻合，是颈内动脉系与椎-基底动脉系的吻合支。

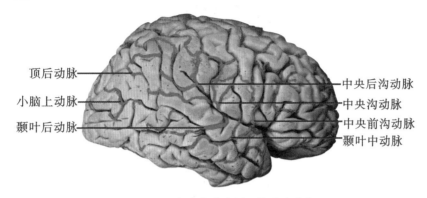

顶后动脉

小脑上动脉

颞叶后动脉

中央后沟动脉

中央沟动脉

中央前沟动脉

颞叶中动脉

图 10-27　大脑半球外侧面的动脉分布

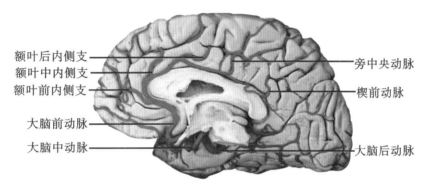

额叶后内侧支

额叶中内侧支

额叶前内侧支

大脑前动脉

大脑中动脉

旁中央动脉

楔前动脉

大脑后动脉

图 10-28　大脑半球内侧面的动脉分布

（2）**椎动脉**（vertebral artery）　起自锁骨下动脉，穿第 6 至第 1 颈椎横突孔，经枕骨大孔进入颅腔，在脑桥与延髓交界处，左、右椎动脉合成一条基底动脉（basilar artery），后者沿脑桥腹侧的基底沟上行，至脑桥上缘分为左、右大脑后动脉两大终支。**大脑后动脉**（posterior cerebral artery），是基底动脉的终末分支。皮质支分布于颞叶的内侧面和底面及枕叶，大脑后动脉起始部发出中央支，供应背侧丘脑、内外侧膝状体、下丘脑和底丘脑等。

大脑动脉环（cerebral arterial circle，Willis 环）由两侧大脑前动脉起始段、两侧颈内动脉末端、两侧大脑后动脉借前、后交通动脉连通而共同组成（图 10-29）。位于脑底下方，蝶鞍上方，环绕视交叉、灰结节及乳头体周围。此环使两侧颈内动脉系与椎一基底动脉系相交通。在正常情况下大脑动脉环两侧的血液不相混合。

2. **脑的静脉**　不与动脉伴行，可分浅、深静脉，都注入硬脑膜窦。浅静脉管壁无瓣膜和平滑肌，较薄。主要有大脑上静脉，大脑中静脉和大脑下静脉。

3. **脊髓的动脉**　有两个来源（图 10-30），即椎动脉和节段性动脉。椎动脉发出脊髓前动脉（anterior spinal artery）和脊髓后动脉（posterior spinal artery）。在下行过程中，不断得到节段性动脉分支的增补，以保障脊髓足够的血液供应。

4. **脊髓的静脉**　较动脉多而粗，收集脊髓内的小静脉，最后汇集成脊髓前、后静脉，通过前、后根静脉注入硬膜外隙的椎内静脉丛。

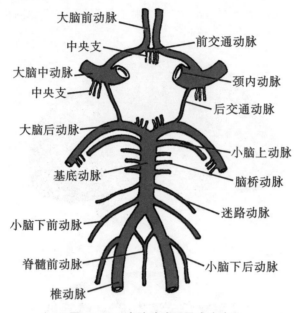

图 10-29　大脑动脉环及中央支

大脑前动脉
中央支
大脑中动脉
中央支
大脑后动脉
基底动脉
小脑下前动脉
脊髓前动脉
椎动脉

前交通动脉
颈内动脉
后交通动脉
小脑上动脉
脑桥动脉
迷路动脉
小脑下后动脉

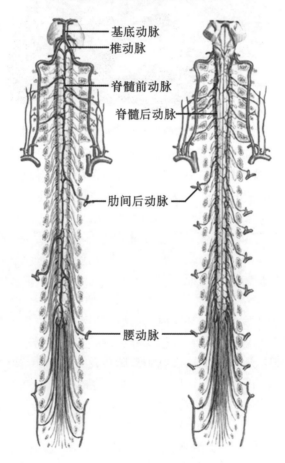

基底动脉
椎动脉
脊髓前动脉
脊髓后动脉
肋间后动脉
腰动脉

图 10-30　脊髓的动脉

（三）脑脊液及其循环

脑脊液（cerebral spinal fluid）是充满脑室系统、蛛网膜下隙和脊髓中央管内的无色透明液体，内含各种浓度不等的无机离子、葡萄糖、微量蛋白和少量淋巴细胞，功能上相当于外周组织中的淋巴，对中枢神经系统起缓冲、保护、运输代谢产物和调节颅内压等作用。脑脊液总量在成人平均约 150 mL，它处于不断产生和回流的动态平衡中（图 10-31）。

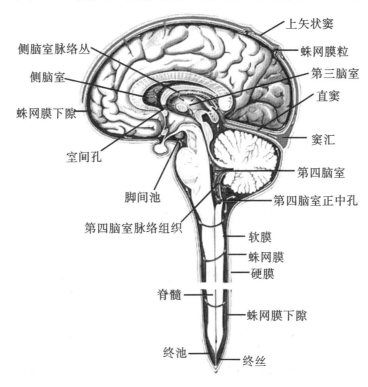

图 10-31 脑脊液循环模式图

脑脊液由脑室脉络丛产生，最后沿蛛网膜下隙流向大脑背面，经蛛网膜粒渗透到硬脑膜窦（主要是上矢状窦）内，回流入血液中（表 10-1）。若在脑脊液循环途径中发生阻塞，可导致脑积水和颅内压升高，使脑组织受压移位，甚至形成脑疝而危及生命。此外，少量脑脊液可经室管膜上皮、蛛网膜下隙的毛细血管、脑膜的淋巴管和脑、脊神经周围的淋巴管回流。

表 10-1 脑脊液循环途径

左、右侧脑室 $\xrightarrow{\text{室间孔}}$ 第三脑室 $\xrightarrow{\text{中脑水管}}$ 第四脑室 $\xrightarrow[\text{第四脑室外侧孔}]{\text{第四脑室正中孔}}$ 蛛网膜下隙 ⟶ 蛛网膜粒 ⟶

上矢状窦 ⟶ 颈内静脉

第三节 神经系统的传导通路

神经传导通路（nervous pathways）是从感受器到大脑皮质，或从大脑皮质至效应器的神经元链。其中，从感受器到大脑皮质的神经元链，称感觉（上行）传导通路；从大脑皮质到效应器的神经元链,称运动(下行)传导通路。

一、感觉传导通路

(一)本体感觉和精细触觉传导通路

本体感觉是指肌、腱、关节等运动器官本身在不同状态时产生的感觉。因位置较深,又称深感觉。此外在本体感觉传导通路中,还传导皮肤的精细触觉(即辨别两点间距离和感受物体的纹理粗细等)。该传导通路由3级神经元组成(图10-32)。①第一级神经元的胞体是脊神经节内的假单极神经元,周围突构成脊神经的感觉纤维,分布于四肢、躯干的肌、腱、关节和骨膜等处的深部感受器(肌梭、腱梭等);中枢突经后根内侧部进入脊髓后索形成薄束,楔束。薄束和楔束的纤维至延髓后分别终止于薄束核与楔束核。②第二级神经元,胞体位于薄束核与楔束核内,其纤维交叉后形成内侧丘系。向上终于丘脑腹后外侧核。③第三级神经元,胞体位于丘脑腹后外侧核,发出的第三级纤维经内囊后肢,投射到中央后回上2/3的皮质。

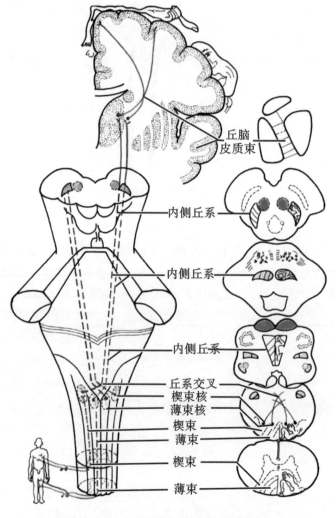

丘脑
皮质束

内侧丘系

内侧丘系

内侧丘系

丘系交叉
楔束核
薄束核
楔束
薄束

楔束

薄束

图10-32 本体感觉和精细触觉传导通路

(二)痛觉、温觉和粗触觉传导通路

该通路又称浅感觉传导通路,分为躯干四肢痛温觉及粗略触觉传导通路和头面部痛温觉及触觉传导通路(图10-33)。

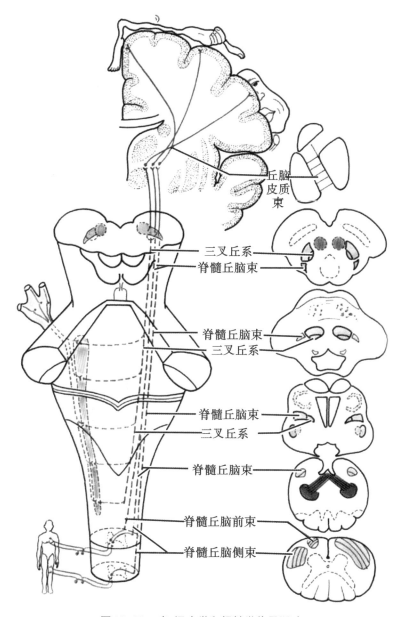

图 10-33　痛、温度觉和粗触觉传导通路

1. 躯干四肢痛、温觉和粗触觉传导通路　由三级神经元组成。①第一级神经元是脊神经节内的小型和中型假单极神经元。周围突构成脊神经内的感觉纤维,分布到躯干和四肢的皮肤。中枢突通过后根的外侧部进入脊髓后外侧束,上升1~2脊髓节,然后进入

灰质。②第二级神经元,胞体主要位于后角。其传出纤维在同节段内交叉至对侧脊髓侧索和前索,再转行向上,形成脊髓丘脑束,最后终于丘脑腹后外侧核。③第三级神经元,胞体位于丘脑腹后外侧核。由该核发出的纤维,经内囊后肢,投射到中央后回的上 2/3 区。

2. 头面部痛、温觉和触觉传导通路　由三级神经元组成。①第一级神经元胞体位于三叉神经节内。三叉神经节内假单极神经元的周围突随三叉神经的分支分布于面部,中枢突构成三叉神经感觉根。进入脑桥后,纤维止于三叉神经脑桥核和脊束核。②第二级神经元胞体在脑桥核和脊束核内。第二级神经元发出的纤维交叉至对侧组成三叉丘系(trigeminal lemniscus),在内侧丘系背侧上升至丘脑,终止于丘脑腹后内侧核。③第三级神经元胞体位于丘脑腹后内侧核,由核发出的第三级纤维经内囊后肢,投射到中央后回的下 1/3 区。

（三）视觉传导通路

由三级神经元组成(图 10-34)。①第一级神经元为双极细胞,其周围突与视网膜内的视锥细胞和视杆细胞形成突触,中枢突与节细胞形成突触。②第二级神经元是节细胞,其轴突在视神经盘(乳头)处集合成视神经。视神经由视神经管入颅腔,形成视交叉后,延为视束。在视交叉中,来自两眼视网膜鼻侧半的纤维交叉,交叉后加入对侧视束;来自视网膜颞侧半的纤维不交叉,走在同侧视束内。经交叉后的视束内含有同侧眼视网膜的颞侧半纤维和对侧眼视网膜的鼻侧半纤维。视束向后绕大脑脚终于外侧膝状体。③第三级神经元的胞体在外侧膝状体内,由外侧膝状体发出的纤维组成视辐射,经内囊后肢投射到大脑皮质距状沟周围的视区。

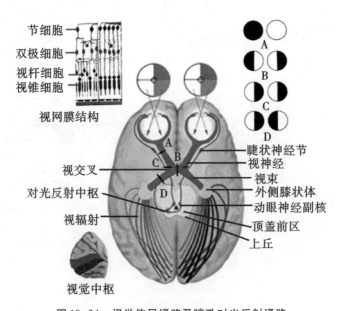

图 10-34　视觉传导通路及瞳孔对光反射通路

二、运动传导通路

(一)锥体系

锥体系(pyramidal system)主要管理骨骼肌的随意运动,由上、下运动神经元组成。上运动神经元位于大脑运动中枢的中央前回和中央旁小叶皮质,下运动神经元位于脑干运动神经核,以及脊髓灰质的前角。

1. **皮质脊髓束**(corticospinal tract) 中央前回中、上部和中央旁小叶前部以及其他一些皮质区域锥体细胞的轴突集合组成皮质脊髓束(图10-35),经内囊后肢下行,至中脑的大脑脚底;然后经脑桥基底部至延髓锥体,在锥体下端,绝大部分纤维左右相互交叉,形成锥体交叉。交叉后的纤维继续于对侧脊髓侧索内下行,形成皮质脊髓侧束。此束纤维在下行过程中,逐节止于同侧前角运动细胞,支配四肢肌。在延髓锥体小部分未交叉的纤维在同侧脊髓前索内下行,形成皮质脊髓前束。该束仅达胸节,并经白质前连合逐节交叉至对侧,止于前角运动细胞,支配躯干和四肢骨骼肌的运动。皮质脊髓前束中有一部分纤维始终不交叉而止于同侧前角运动细胞,支配躯干肌。所以,躯干肌是受两侧大脑皮质支配的。

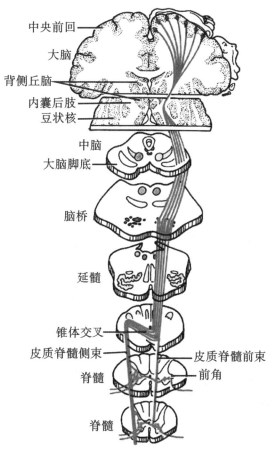

图10-35 皮质脊髓束

2. 皮质核束（corticonuclear tract）　其纤维由中央前回下 1/3 发出，经内囊膝部、下行至中脑的大脑脚底（图 10-36），此后，纤维构成小束，穿内侧丘系下行，大多数下行纤维终止于两侧的脑神经运动核，但面神经核的下半（分布到眼裂以下的面肌）和舌下神经核仅接受对侧的皮质核束支配（图 10-37）。

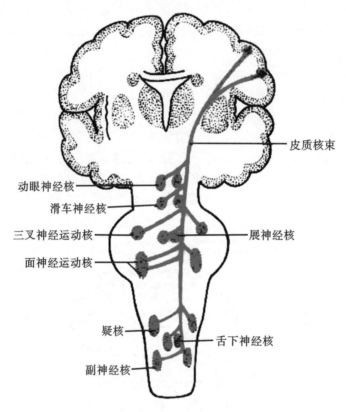

皮质核束

动眼神经核

滑车神经核

三叉神经运动核　　　　　展神经核

面神经运动核

疑核

舌下神经核

副神经核

图 10-36　皮质核束

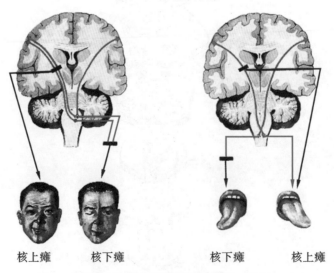

核上瘫　　　核下瘫　　　　　核下瘫　　　核上瘫

图 10-37　面神经、舌下神经核上、下瘫

（二）锥体外系

锥体外系（extrapyramidal system）是锥体系以外的下行传导通路的统称。包括大脑皮质、背侧丘脑、苍白球、壳、尾状核、黑质、红核、小脑、脑干的某些网状核以及它们的联络纤维等，这些结构共同组成复杂的多级神经元链。锥体外系的主要功能是调节肌紧张、协调肌的活动、维持和调整体态姿势、进行习惯性和节律性动作等。

第四节　周围神经系统

周围神经系统（peripheral nervous system）联络于中枢神经和其他各系统器官之间，包括与脑相连的**脑神经**（cranial nerves）、与脊髓相连的**脊神经**（spinal nerves）和分布于内脏、心血管和腺体的内脏神经（visceral nerves）。

一、脊神经

（一）概述

脊神经共 31 对，借**前根**和**后根**与脊髓相连（图 10-38）。前根属运动性，后根属感觉性，二者在椎间孔处汇合而成**脊神经**。脊神经后根在椎间孔附近有一椭圆形膨大，称**脊神经节**，内含感觉神经元的胞体。31 对脊神经包括颈神经 8 对、胸神经 12 对、腰神经 5 对、骶神经 5 对和尾神经 1 对。

脊神经属混合性神经，出椎间孔后，立即分为前后两支。后支细小，主要分布于躯干背侧的深层肌和皮肤。脊神经的前支粗大，除第 2～11 胸神经的前支外，其余脊神经的前支分别交织成神经丛，由神经丛发出分支。脊神经丛包括**颈丛**、**臂丛**、**腰丛**和**骶丛**。

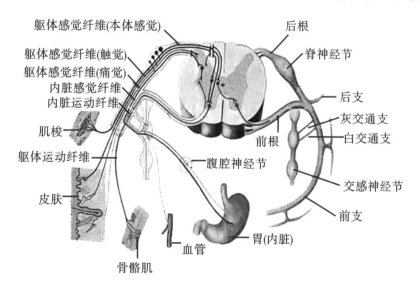

图 10-38　脊神经的组成和分支、分布示意图

(二)颈丛

1. **颈丛的组成和位置** 颈丛(cervical plexus)由第 1～4 颈神经前支交织构成,位于胸锁乳突肌上部深面,中斜角肌和肩胛提肌起端的前方。

2. **颈丛的分支** 包括皮支和肌支。皮支从胸锁乳突肌后缘中点附近浅出后,再散开行向各方(图10-39)。胸锁乳突肌后缘中点,是颈部浅层结构浸润麻醉的注射点。颈丛中最重要的分支是**膈神经**(phrenic nerve),为混合神经,在锁骨下动、静脉之间经胸廓上口进入胸腔,在纵隔胸膜与心包之间下行,于中心腱附近穿入膈肌。膈神经中的运动纤维支配膈肌,感觉纤维分布于胸膜和心包及膈下面的部分腹膜(图10-40)。膈神经损伤的主要表现是同侧半膈肌瘫痪,腹式呼吸减弱或消失,严重者可有窒息感。膈神经受刺激时可产生呃逆。

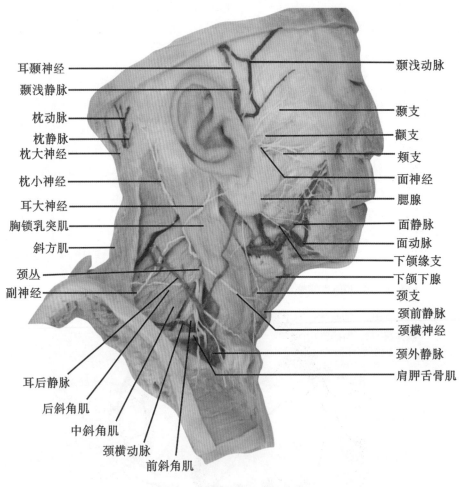

图10-39 颈丛的组成及分支

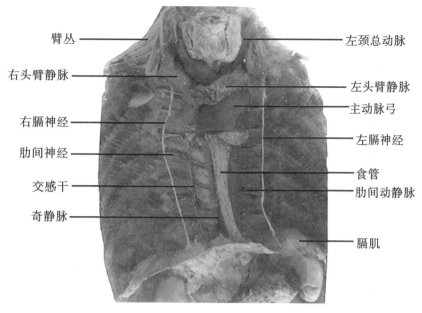

右侧标注（从上到下）：
臂丛
右头臂静脉
右膈神经
肋间神经
交感干
奇静脉

左侧标注（从上到下）：
左颈总动脉
左头臂静脉
主动脉弓
左膈神经
食管
肋间动静脉
膈肌

图 10-40　膈神经

（三）臂丛

1. 臂丛的组成和位置　臂丛（brachial plexus）（图 10-41）由第 5~8 颈神经前支和第 1 胸神经前支大部分纤维组成。臂丛经斜角肌间隙穿出，行于锁骨下动脉的后上方，经锁骨后方进入腋窝，锁骨中点后方是臂丛麻醉的注射点。

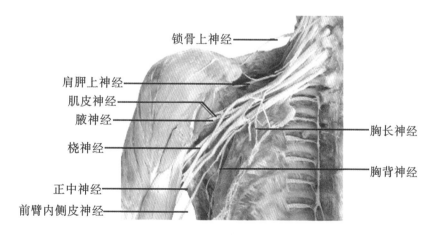

左侧标注（从上到下）：
锁骨上神经
肩胛上神经
肌皮神经
腋神经
桡神经
正中神经
前臂内侧皮神经

右侧标注：
胸长神经
胸背神经

图 10-41　臂丛组成

2.臂丛的主要分支（图10-42）

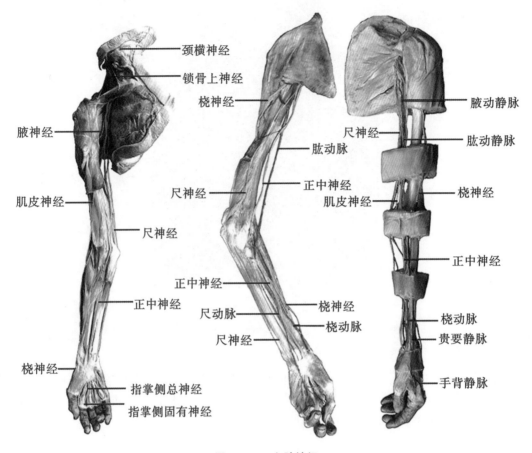

颈横神经

锁骨上神经

桡神经

腋神经

肌皮神经

尺神经

正中神经

正中神经

桡神经

指掌侧总神经

指掌侧固有神经

尺神经

肱动脉

正中神经

桡神经

尺动脉

桡动脉

尺神经

腋动静脉

尺神经

肱动静脉

桡神经

肌皮神经

正中神经

桡动脉

贵要静脉

手背静脉

图10-42　上肢神经

（1）**肌皮神经**（musculocutaneous nerve）　自臂丛外侧束发出后,向外侧斜穿喙肱肌,经肱二头肌与肱肌间下行,发支分布这三块肌。其余纤维在肘关节稍下方,经肱二头肌下端外侧穿出深筋膜,称为前臂外侧皮神经,分布前臂外侧皮肤。

（2）**正中神经**（median nerve）　由发自臂丛内、外侧束的两个根合成,两根夹持腋动脉向下。在臂部,正中神经沿肱二头肌内侧沟,伴肱动脉至肘窝。继在前臂指浅、深屈肌间达腕部,经腕管,在掌腱膜深面到达手掌。

正中神经在臂部无分支,在肘部及前臂发许多肌支,分布于除肱桡肌、尺侧腕屈肌和指深屈肌尺侧半以外的所有前臂屈肌和旋前肌。在手掌分布于拇收肌以外的鱼际肌,及掌心、桡侧三个半手指掌面的皮肤。

正中神经损伤易表现为:屈腕力减弱,鱼际肌萎缩平坦,也称"猿手"。

（3）**尺神经**（ulnar nerve）　发自臂丛内侧束,在腋动、静脉之间出腋窝后,沿肱动脉内侧、肱二头肌内侧沟下行至臂中份,经肱骨内上髁后方的尺神经沟,向下转至前臂前内侧,下行至桡腕关节上方发出手背支,分布到手背尺侧半的皮肤。本干分浅、深两支入手掌,浅支分布于小鱼际皮肤和尺侧一个半指掌面皮肤,深支分布于小鱼际肌等肌。尺神经在前臂上部发肌支,支配尺侧腕屈肌和指深屈肌尺侧半。

尺神受损后可引起屈腕力减弱,无名指和小指远节指关节不能屈曲,拇指不能内收,表现为"爪形手"(图10-43)。

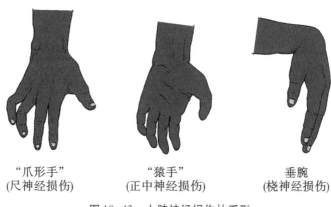

"爪形手"　　　　"猿手"　　　　垂腕
(尺神经损伤)　　(正中神经损伤)　　(桡神经损伤)

图 10-43　上肢神经损伤的手形

(4)**桡神经**(radial nerve)　发自臂丛后束的粗大神经。在腋窝内位于腋动脉后方,伴肱深动脉向下外行。先经肱三头肌长头与内侧头之间,继而沿桡神经沟绕肱骨中段后面,旋向下外,在肱骨外上髁前方分为浅支与深支。浅支伴桡动脉下行,至前臂中、下 1/3 交界处转向手背,分布于手背桡侧半的皮肤。深支于前臂背侧深、浅肌之间下行,分数支,其长支可达腕部。桡神经肌支分布于肱三头肌、肱桡肌、旋后肌和前臂后群所有伸肌。

肱骨中段或中、下 1/3 交界处骨折时容易合并桡神经损伤,主要是前臂伸肌瘫痪,表现为抬前臂时呈"垂腕"状。

(5)**腋神经**(axillary nerve)　自臂丛发出,绕肱骨外科颈的后方至三角肌深面。肌支支配三角肌和小圆肌,皮支分布于肩关节周围的皮肤。腋神经损伤后,由于三角肌萎缩,肩部失去圆隆的外形。

(四)胸神经前支

胸神经前支共 12 对。除第 1 对的大部分参加臂丛、第 12 对的少部分参加腰丛外,其余不形成神经丛。第 1~11 对胸神经位于各自相应的肋间隙称为**肋间神经**,第 12 对胸神经前支位于第 12 肋下方,故名**肋下神经**。肋间神经伴随肋间后血管,在肋间内、外肌之间,沿肋沟行走。下 5 对肋间神经远侧部和肋下神经斜向下内,行于腹内斜肌与腹横肌之间,并进入腹直肌鞘。肋间神经和肋下神经的肌支分布于肋间肌和腹前外侧肌群,皮支分布于胸、腹壁皮肤及相应的壁胸膜和壁腹膜(图10-44)。

胸神经前支在胸、腹壁皮肤呈明显的节段性分布。第 2,4,6,8,10,12 对胸神经前支,分别分布于胸骨角、乳头、剑突、肋弓、脐与耻骨联合连线中点平面,临床常以节段性分布区的感觉障碍平面来推断脊髓损伤的节段。

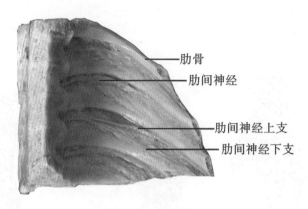

图 10-44　肋间神经

(五)腰丛

1. 腰丛的组成和位置　腰丛(lumbar plexus)由第 12 胸神经前支一部分、第 1~3 腰神经前支及第 4 腰神经前支的一部分组成,位于腰大肌深面,其分支自腰人肌穿出(图 10-45)。

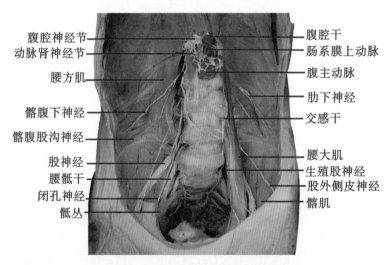

图 10-45　腰、骶丛组成模式图

2. 腰丛的分支　除发肌支就近支配髂腰肌与腰方肌外,还发出:

(1)**髂腹下神经**(iliohypogastric nerve)　自腰大肌外侧缘穿出后,约在腹股沟管浅环上方 3 cm 处穿腹外斜肌腱膜达皮下。沿途发支分布于腹壁诸肌,发皮支分布于臀外侧区、腹股沟区及下腹部的皮肤。

(2)**股外侧皮神经**(lateral femoral cutaneous nerve)　自腰大肌外侧缘穿出后,向前外侧走行,约在髂前上棘下方 5~6 cm 处穿出深筋膜,分布于大腿前外侧部的皮肤。

(3)**股神经**(femoral nerve)　是腰丛最大的分支(图 10-46),自腰大肌外侧缘穿出,于腰大肌与髂肌之间下行,在腹股沟韧带中点稍外侧经韧带深面、股动脉外侧进入股三角区,随即分为数支。肌支分布于髂肌、耻骨肌、股四头肌和缝匠肌。皮支分布于大腿及膝关节前面的皮肤。最长的皮支为隐神经(saphenous nerve),伴随股动脉入内收肌管,下行至膝关节内侧浅出皮下后,与大隐静脉伴行,分布于小腿内侧面及足内侧缘皮肤。

股神经损伤后表现为:行走时抬腿困难,不能伸小腿,膝跳反射消失。

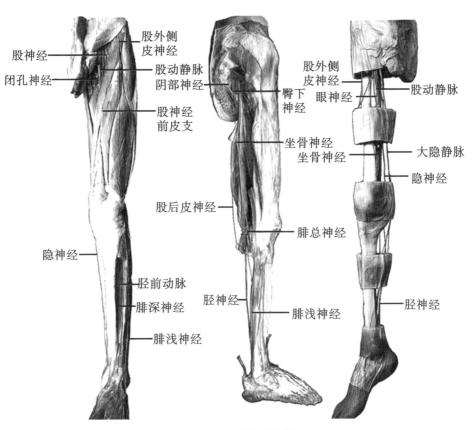

图 10-46　下肢的神经

（4）**闭孔神经**(obturator nerve)　自腰大肌内侧缘穿出,贴小骨盆内侧壁前行至大腿内侧,分布于大腿内收肌群,大腿内侧面皮肤。

（六）骶丛

1. **骶丛的组成和位置**　骶丛(sacral plexus)由腰骶干(第4腰神经前支余部和第5腰神经前支结合而成)、全部骶神经和尾神经前支组成,是全身最大的脊神经丛。骶丛位于盆腔内,骶骨和梨状肌的前面。骶丛呈三角形,尖朝下,移行为坐骨神经。

2. **骶丛的分支**　骶丛直接发出短支分布于梨状肌、闭孔内肌、股方肌等。其他分支有:

（1）**臀上神经**(superior gluteal nerve)　经梨状肌上孔出盆腔,分布于臀中、小肌和阔筋膜张肌。

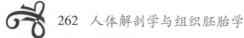

（2）**臀下神经**（inferior gluteal nerve）　伴臀下血管经梨状肌下孔出盆腔,行于臀大肌深面,分布臀大肌。

（3）**坐骨神经**（sciatic nerve）　是全身最粗大、最长的神经。经梨状肌下孔出盆腔,于臀大肌深面,坐骨结节与大转子之间下行至股后区,在股二头肌长头深面下行至腘窝上方,分为胫神经和腓总神经两大终支。坐骨神经干在股后区发肌支分布股二头肌、半腱肌和半膜肌,同时发支分布髋关节。

坐骨神经干的表面投影:是自坐骨结节和大转子之间的中点,向下至股骨内、外侧髁之间中点连线的上 2/3 段,为其投影。坐骨神经痛时,常在此连线上出现压痛。

胫神经（tibial nerve）为坐骨神经本干的直接延续,在小腿后区比目鱼肌深面下行,经内踝后方进入足底区,分为两终支即**足底内侧神经**（medial plantar nerve）和**足底外侧神经**（lateral plantar nerve）。胫神经分布于小腿后肌群和足底肌,小腿后面和足底的皮肤。

胫神经损伤后主要表现为:①运动障碍,小腿后群肌无力,足不能跖屈,足内翻力减弱。②感觉障碍,小腿后面及足底皮肤感觉迟钝或丧失。③足畸形,因小腿前外侧群肌过度牵拉,使足背屈、外翻位,出现"钩状足"或称"仰趾足"。

腓总神经（common peroneal nerve）沿腘窝上外侧行向外下,绕腓骨颈外侧向前,分为腓浅神经和腓深神经。①**腓浅神经**（superficial peroneal nerve）:于腓骨长、短肌之间下行,沿途发支分布于腓骨长、短肌。在小腿中下 1/3 交界处浅出成为皮支,分布于小腿外侧、足背和第 2～5 趾背的皮肤。②**腓深神经**（deep peroneal nerve）:经腓骨与腓骨长肌间斜向前,伴胫前动脉下行达足背。分布于小腿前群肌、足背肌和第 1、2 趾相对缘的皮肤。

腓总神经绕行腓骨颈处位置表浅,易受损伤。受损伤后表现为:①运动障碍,足不能背屈,趾不能伸,足下垂且内翻,行走时呈"跨阈步态"。②感觉障碍,小腿前外侧、足背及趾背感觉迟钝或丧失。③足畸形,久之可呈"马蹄内翻足"。

二、脑神经

脑神经（cranial nerves）（图 10-47）是周围神经的一部分,它将脑与各部感受器和效应器联系起来。脑神经共 12 对,其排列顺序一般用罗马数字表示。

脑神经的纤维成分较脊神经复杂,含有 7 种纤维成分。①一般躯体感觉纤维,分布于皮肤、肌、肌腱和口、鼻大部分黏膜。②特殊躯体感觉纤维,分布于特殊感觉器官视器和前庭蜗器。③一般内脏感觉纤维,分布于头、颈、胸、腹的脏器。④特殊内脏感觉纤维,分布于味蕾和嗅器。⑤一般躯体运动纤维,分布于眼球外肌、舌肌等。⑥一般内脏运动纤维,分布于平滑肌、心肌和腺体。⑦特殊内脏运动纤维,分布于咀嚼肌、面肌和咽喉肌等。

每一对脑神经内所包含的纤维成分种类多少不同,因此,可根据脑神经所含纤维成分性质的不同,将脑神经分为感觉性脑神经（第Ⅰ、Ⅱ、Ⅷ对脑神经）,运动性脑神经（第Ⅲ、Ⅳ、Ⅵ、Ⅺ、Ⅻ对脑神经）和混合性脑神经（Ⅴ、Ⅶ、Ⅸ、Ⅹ 对脑神经）。

（一）嗅神经

嗅神经（olfactory nerve）含特殊内脏感觉纤维,起于鼻腔嗅区的嗅黏膜上皮,穿过筛孔入颅前窝,传导嗅觉。

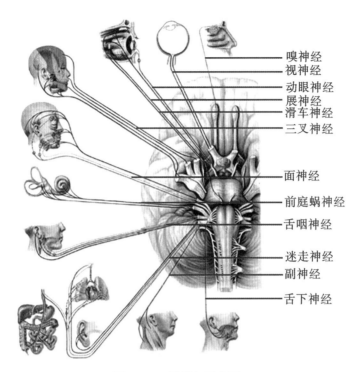

嗅神经
视神经
动眼神经
展神经
滑车神经
三叉神经
面神经
前庭蜗神经
舌咽神经
迷走神经
副神经
舌下神经

图 10-47　脑神经示意图

（二）视神经

视神经（optic nerve）含特殊躯体感觉纤维,由视网膜节细胞的轴突,在视神经盘处聚集成视神经。穿经视神经管入颅中窝,向后内走行于垂体前方形成视交叉,再经视束连于外侧膝状体,传导视觉冲动。

（三）动眼神经

动眼神经（oculomotor nerve）（图 10-48）为运动性神经,起于动眼神经核和动眼神经副核。经眶上裂入眶,分支布于上睑提肌、上直肌、下直肌、内直肌和下斜肌。内脏运动纤维,分布于睫状肌和瞳孔括约肌,兴奋时使瞳孔缩小、晶状体曲度加大。

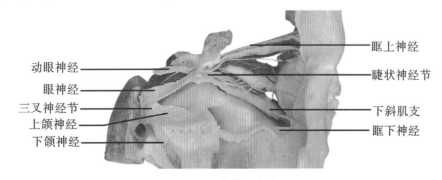

动眼神经
眼神经
三叉神经节
上颌神经
下颌神经

眶上神经
睫状神经节
下斜肌支
眶下神经

图 10-48　眶内神经外侧面观

（四）滑车神经

滑车神经（trochlear nerve）为运动性脑神经，起于滑车神经核，自中脑背侧下丘下方出脑，经眶上裂入眶，支配上斜肌。

（五）三叉神经

三叉神经（trigeminal nerve）（图 10-49）为最粗大的混合性脑神经，含一般躯体感觉和特殊内脏运动两种纤维。躯体感觉纤维来自**三叉神经节**（trigeminal ganglion），三叉神经节的周围突分为三大分支，即第 1 支眼神经、第 2 支上颌神经、第 3 支为下颌神经。特殊内脏运动来自三叉神经运动核，纤维组成三叉神经运动根，加入下颌神经。

1. 眼神经（ophthalmic nerve） 仅含躯体感觉纤维。经眶上裂入眶，分支分布于眶、眼球、泪腺、结膜、硬脑膜、部分鼻黏膜、额顶部及上睑和鼻背部的皮肤。

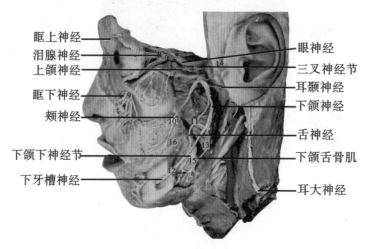

图 10-49 三叉神经外面观

2. 上颌神经（maxillary nerve） 仅含躯体感觉纤维。经圆孔出颅，其主要分支如下：

（1）**眶下神经**（infraorbital nerve） 经眶下管出眶，分布于下睑、鼻翼、上唇的皮肤和黏膜。

（2）**上牙槽神经**（superior alveolar nerves） 分为后、中、前三支，在上颌骨内相互吻合形成上牙槽神经丛后，分支分布于上颌牙齿、牙龈及上颌窦黏膜。

3. 下颌神经（mandibular nerve） 为混合性神经，自卵圆孔出颅后，在翼外肌深面发出肌支分布于咀嚼肌。下颌神经分支如下：

（1）**耳颞神经**（auriculotemporal nerve） 分布于腮腺、耳屏、外耳道及颞区皮肤。

（2）**舌神经**（lingual nerve） 分布于口腔底及舌前 2/3 黏膜，传导一般感觉。有来自面神经的副交感纤维和味觉纤维分布至舌前 2/3 黏膜，接收舌前 2/3 的味觉。

（3）**下牙槽神经**（inferior alveolar nerve） 为混合性神经。穿下颌孔入下颌管，终支自颏孔穿出，称颏神经，分布于颏部及下唇的皮肤和黏膜。

（六）展神经

展神经（abducent nerve）为运动神经，起自展神经核，经眶上裂入眶。分布于外直肌。

（七）面神经

面神经（facial nerve）为混合性脑神经，含有 4 种纤维成分：①躯体运动纤维，起自面神经核，主要支配面肌的运动。②内脏运动纤维，起自上泌涎核，其节后纤维分布于泪腺、下颌下腺、舌下腺及鼻、腭的黏膜腺，支配腺体的分泌。③内脏感觉纤维，分布于舌前 2/3 黏膜的味蕾。④躯体感觉纤维，传导耳部皮肤的躯体感觉和表情肌的本体感觉。面神经进入内耳门，穿内耳道底入面神经管，自茎乳孔出颅，向前穿过腮腺到达面部。

1. **面神经管内的分支** 在面神经出茎乳孔上方发出鼓索，加入三叉神经的舌神经中，味觉纤维随舌神经分布于舌前 2/3 的味蕾，副交感节后纤维分布于下颌下腺和舌下腺，支配其分泌活动。

2. **面神经的颅外分支** 面神经出茎乳孔后，前行在腮腺内分支组成腮腺内丛，由丛发分支至腮腺前缘呈辐射状穿出（图 10-50）：**颞支**支配额肌和眼轮匝肌等。**颧支**支配眼轮匝肌及颧肌。**颊支**至颊肌、口轮匝肌及其他口周围肌。**下颌缘支**分布于下唇诸肌。**颈支**行于颈阔肌深面，支配该肌。

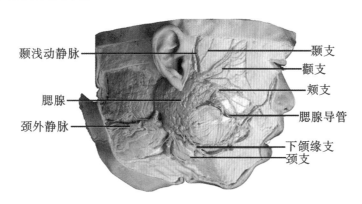

图 10-50 面神经在面部的分支

（八）前庭蜗神经

前庭蜗神经（vestibulocochlear nerve）属特殊感觉性脑神经，含有传导平衡觉和传导听觉的特殊躯体感觉纤维，由前庭神经和蜗神经两部分组成。**前庭神经**（vestibular nerve）传导平衡觉，**蜗神经**（cochlear nerve）传导听觉。

（九）舌咽神经

舌咽神经（glossopharyngeal nerve）为混合性脑神经，经颈静脉孔出颅腔（图 10-51），含有 4 种纤维成分：①躯体运动纤维，起于疑核，支配茎突咽肌。②内脏运动纤维，起于下泌涎核，其节后纤维支配腮腺分泌。③内脏感觉纤维，主要分布于颈动脉窦、颈动脉小球及舌后 1/3 的味蕾。④躯体感觉纤维，分布于耳后皮肤。

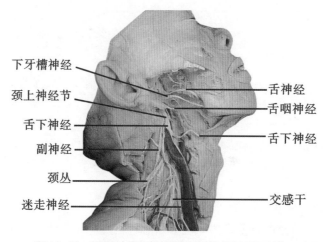

下牙槽神经
颈上神经节
舌下神经
副神经
颈丛
迷走神经

舌神经
舌咽神经
舌下神经
交感干

图 10-51　舌咽神经、迷走神经、副神经及舌下神经

（十）迷走神经

迷走神经（vagus nerve）为混合性神经，是行程最长、分布最广的脑神经。含有 4 种纤维成分：①内脏运动副交感纤维，起于延髓的迷走神经背核，节后纤维分布于颈、胸、腹部多种器官，控制这些器官的平滑肌、心肌和腺体的活动；②躯体运动纤维，起于延髓的疑核，支配咽喉部肌；③内脏感觉纤维，分布于颈、胸、腹部的多种器官；④躯体感觉纤维，分布于硬脑膜、耳郭及外耳道皮肤。

迷走神经经颈静脉孔出颅，出颅后在颈部下行于颈动脉鞘内，位于颈内静脉与颈内动脉或颈总动脉之间的后方，下行至颈根部。左、右迷走神经分别形成迷走神经前干（anterior vagal trunk）和后干（posterior vagal trunk）（图 10-52），伴食管一起穿膈肌食管裂孔进入腹腔，分布于胃前、后壁，其终支为腹腔支，参与内脏运动神经构成的腹腔丛。分支布于肝、脾、胰、肾和结肠左曲以上的消化管。其中较重要的分支如下：

1. **喉上神经**（superior laryngeal nerve）　在颈内动脉内侧下行，在舌骨大角水平分为内、外支。内支分布于声门裂以上的喉黏膜以及会厌、舌根等，外支支配环甲肌。

2. **颈心支**　参与心丛的构成，由此发出分支分布于心肌。

3. **喉返神经**（recurrent laryngeal nerve）　右喉返神经绕右锁骨下动脉上行，左喉返神经绕主动脉弓上行，返回颈部。于气管与食管之间的沟内，至甲状腺侧叶深面进入喉内，支配除环甲肌以外的所有喉肌和于声门裂以下的喉黏膜。

4. **胃支**（anterior gastric branches）　发自迷走神经前、后干，分别沿胃小弯前后向右，沿途发出小支分布于胃前、后壁，终支以"鸦爪"形分支分布于幽门部前、后壁。

喉返神经在入喉以前与甲状腺下动脉及其分支相互交叉，在甲状腺手术时应避免损伤喉返神经。喉返神经一侧受损，可致声音嘶哑或发音困难，若两侧喉返神经同时受损，可引起失音、呼吸困难，甚至窒息。迷走神经主干损伤后，内脏活动障碍，表现为脉速、心悸、恶心、呕吐、呼吸深慢和窒息等症状。

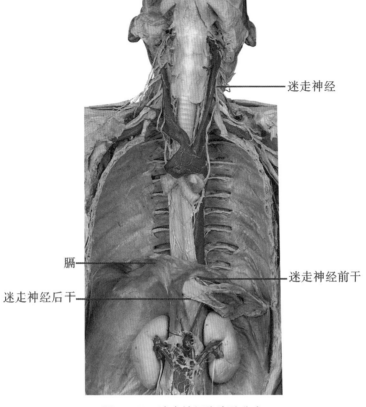

迷走神经

膈

迷走神经前干

迷走神经后干

图 10-52　迷走神经胸腹腔分支

（十一）副神经

副神经(accessory nerve)为运动性脑神经,起于疑核和副神经核(accessory nucleus)。经颈静脉孔出颅后分内、外两支:内支加入迷走神经分布于咽喉部肌;外支较粗,经颈内动、静脉之间,向外下后斜行穿胸锁乳突肌,进入斜方肌深面,分支支配此二肌。

（十二）舌下神经

舌下神经(hypoglossal nerve)为运动性脑神经,由舌下神经核发出,经舌下神经管出颅,在颈内动、静脉之间弓形向前下走行,支配舌肌。

三、内脏神经

内脏神经(visceral nervous)是神经系统中分布于内脏、心血管和腺体的部分,它和躯体神经一样,可分为内脏运动神经和内脏感觉神经。内脏运动神经支配平滑肌、心肌的运动和腺体的分泌,主要影响物质代谢活动,这种调节是人的意志难以控制的,故而又称之为**自主神经**。

（一）内脏运动神经

内脏运动神经(图 10-53)和躯体运动神经一样,都受大脑皮质和皮质下各级中枢的控制、调节,但二者无论在功能上还是形态结构上都有许多不同之处(表10-2)。

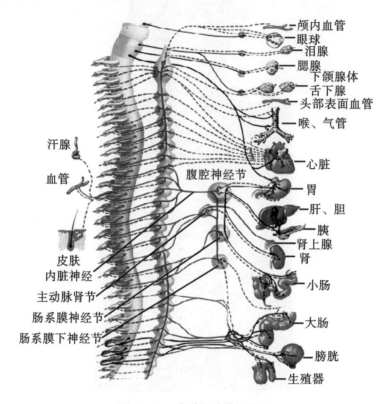

图 10-53　内脏运动神经概况

表 10-2　躯体运动神经与内脏运动神经的比较

	躯体运动神经系统	内脏运动(植物)神经系统
支配部位	骨骼肌	平滑肌,心肌,腺体
成分	一种纤维成分	两种,交感和副交感
神经元	自低级中枢至骨骼肌只有一个神经元	换元节前、节后两个神经元
分布形式	神经干	神经丛
纤维	较粗,有髓神经纤维	较细,无髓神经纤维
意识支配	受意识支配	在一定程度上不受意识支配

　　1. 交感神经(sympathetic nerve)　分为中枢部和周围部(图10-54)。其低级中枢位于脊髓胸$_1$~腰$_3$节段灰质侧角。周围部包括交感神经节、交感神经干、神经和交感神经丛等。

　　(1) 交感神经节　根据交位置不同,可分为椎旁节和椎前节。① **椎旁节** (paravertebral ganglia)位于脊柱两旁,每一侧约为 21 ~ 26 个。② **椎前节** (prevertebral ganglia)位于脊柱前方,包括**腹腔神经节** (celiac ganglia)、**肠系膜上神经节** (superior mesenteric ganglia)、**肠系膜下神经节** (inferior mesenteric ganglia) 和**主动脉肾神经节** (aorticorenal ganglia)等。

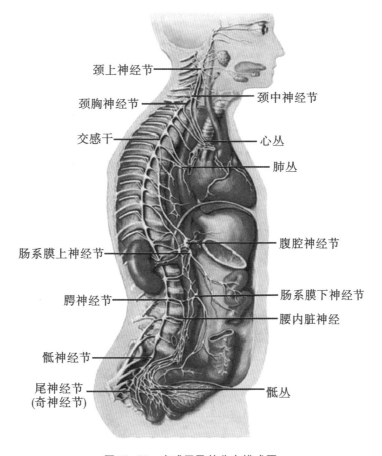

颈上神经节
颈胸神经节
交感干
肠系膜上神经节
腭神经节
骶神经节
尾神经节
(奇神经节)
颈中神经节
心丛
肺丛
腹腔神经节
肠系膜下神经节
腰内脏神经
骶丛

图 10-54　交感干及其分布模式图

（2）**交感干**（sympathetic trunk）　位于脊柱两侧，由交感神经节和节间支（interganglionic branches）连成。上至颅底，下于尾骨的前面两干合并于奇神经节。

（3）**交通支**（communicating branches）　交感干与相应的脊神经之间有交通支相连，（图 10-55）。①**白交通支**（white communicating branches），主要由有髓鞘的节前纤维组成，呈白色，只存在于脊髓胸$_1$～腰$_3$脊神经的前支至相应的交感神经节之间。②**灰交通支**（gray communicating branches），连于交感干与 31 对脊神经前支之间，由交感干神经节细胞发出的节后纤维组成，多无髓鞘，色灰暗。

交感神经节前纤维经脊神经前根、白交通支进入交感干后，有 3 种去向：①终止于相应的椎旁节，并交换神经元；②在交感干内上行或下行后，终于上方或下方的椎旁节。在交感干内上升或下降的纤维在所有椎旁节之间即构成节间支；③穿过椎旁节后，至椎前节换神经元。

交感神经节后纤维也有 3 种去向：①经灰交通支返回脊神经，随脊神经分布至头颈部、躯干和四肢的血管、汗腺和竖毛肌等。②攀附动脉走行，在动脉外膜形成相应的神经丛（如颈内、外动脉丛，腹腔丛，肠系膜上丛等），并随动脉分布到所支配的器官。③离开交感神经节直接分布到所支配的脏器。

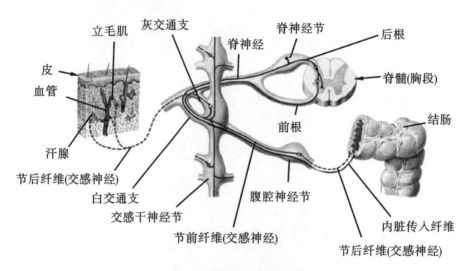

图 10-55　交感神经纤维走向模式图

2. 副交感神经（parasympathetic nerve）　分为中枢部和周围部。低级中枢位于脑干的副交感神经核和脊髓骶部第 2～4 节段灰质的骶副交感核。周围部包括副交感神经节、节前纤维和节后神经元。

副交感神经节，分器官旁节和器官内节，节内的细胞即为节后神经元。位于颅部的副交感神经节较大，肉眼可见，颅部副交感神经节前纤维即在这些神经节内交换神经元，然后发出节后纤维随相应脑神经到达所支配的器官。

3. 交感神经与副交感神经的主要区别　交感神经和副交感神经都是内脏运动神经，常共同支配一个器官，形成对内脏器官的双重神经支配。但在神经来源、形态结构、分布范围和功能上，交感神经与副交感神经又有明显的区别（表 10-3）。

表 10-3　交感神经和副交感神经的比较

	低级中枢的部位	周围神经节的位置	节前纤维和节后纤维的比较	分布范围
交感神经	位于脊髓的胸 1～腰 3 节的侧角内	脊柱的两旁或脊柱的前方	节前纤维短，节后纤维长	分布范围广，一般认为除分布于胸、腹腔、盆腔器官外，尚遍及头、颈器官及全身的血管、皮肤、汗腺和竖毛肌
副交感神经	脑干内的副交感核，脊髓第 2～4 骶节的骶副交感核	位于所支配器官的附近或在其壁内	节前纤维长，节后纤维短	不如交感神经分布广泛，一般认为大部分血管、汗腺、竖毛肌、肾上腺髓质无副交感神经支配

（二）内脏感觉神经

人体各内脏器官除有交感和副交感神经支配外,也有感觉神经分布。内感受器接受来自内脏的刺激,内脏感觉神经(visceral sensory nerve)将其变成神经冲动,并将内脏感觉性冲动传到中枢,中枢可直接通过内脏运动神经或间接通过体液调节各内脏器官的活动。内脏感觉和躯体感觉相比有以下特点:①正常的内脏活动一般不引起感觉,只有在较强的内脏活动的情况下才引起感觉。②内脏对牵拉、膨胀和痉挛等刺激较敏感,而对切、割等刺激不敏感。③内脏感觉的转入途径分散,因此,内脏痛往往是比较弥散的,定位模糊。

（南阳理工学院国医学院　徐国昌）

第十一章

内分泌系统

🌿 **学习要点**

内分泌系统的组成；甲状腺的形态、位置和微细结构；甲状旁腺的位置，甲状旁腺的微细结构；肾上腺的形态、位置和微细结构；垂体的形态、位置和微细结构。

🌿 **护理案例**

患者，女性，20 岁。身高 98 cm，四肢粗短、手呈铲形。皮肤苍白多褶皱鳞屑，口唇厚大且常张开流涎。因颈部增粗、怕冷、脱发、乏力，双下肢水肿、腹胀、大便干燥就诊。体格检查：甲状腺Ⅲ度肿大，针刺活检有大量淋巴细胞浸润。临床诊断：呆小症。

问题：呆小症属于内分泌疾病吗？和侏儒症有什么区别？

内分泌系统（endocrine system）（图 11-1）包括**内分泌器官**和**内分泌组织**两部分，是机体的重要调节系统，它与神经系统相辅相成，共同调节机体的生长发育和各种代谢，维持内环境的稳定。

内分泌腺是指结构上独立存在、肉眼可见的内分泌器官，如甲状腺、甲状旁腺、肾上腺、垂体、松果体和胸腺。**内分泌组织**有两种存在形式：①以细胞团的形式存在于其他器官内，如胰腺中的胰岛、睾丸中的间质细胞、卵巢中的黄体等；②单个分散在其他器官内，如 **APUD 细胞**（amine precursor uptake decarboxylation cell），可分布在胃肠道、呼吸道以及泌尿生殖道等处。

内分泌腺的组织结构有一些共同特点：①腺细胞常排列成索状、团状或囊泡状；②内分泌腺无导管；③腺组织中有丰富的毛细血管和毛细淋巴管；④腺细胞的分泌物称**激素**（hormone）。激素进入血液，周流全身，调节人体的新陈代谢、生长发育和生殖功能等。各种激素均作用于特定器官或特定细胞，称为该激素的**靶器官或靶细胞**。

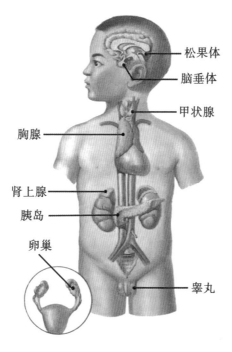

松果体

脑垂体

甲状腺

胸腺

肾上腺

胰岛

卵巢

睾丸

图 11-1　内分泌系统概况

第一节　甲状腺

一、甲状腺的形态和位置

甲状腺(thyroid gland)略呈"H"形,分为左、右两个**侧叶**,及连接左、右侧叶的**甲状腺峡**。峡部常有一长短不一的**锥状叶**向上伸出(图 11-2)。

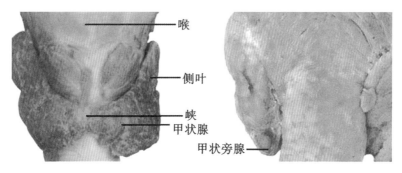

喉

侧叶

峡

甲状腺

甲状旁腺

图 11-2　甲状腺

甲状腺的侧叶贴附于喉下部和气管上部的外侧面,峡部一般位于第 2~4 气管软骨环的前方。甲状腺常借结缔组织连结于喉软骨上,故吞咽时甲状腺可随喉上、下移动,临床上借此判断颈部肿块是否与甲状腺有关。

二、甲状腺的微细结构

甲状腺表面有一薄层结缔组织被膜,结缔组织伸入腺实质内,将甲状腺分成许多界限不明显的小叶,每个小叶内含有 20 ~ 40 个**甲状腺滤泡**。构成甲状腺的实质;滤泡间有少量的结缔组织、丰富的毛细血管,构成甲状腺的间质(图 11-3)。

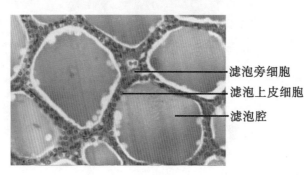

滤泡旁细胞
滤泡上皮细胞
滤泡腔

图 11-3　甲状腺的微细结构

(一)甲状腺滤泡

甲状腺滤泡(thyroid follicle)大小不等,呈圆形、卵圆形。滤泡由单层立方上皮围成,中间为滤泡腔,腔内充满胶质,HE 染色呈红色。甲状腺滤泡上皮细胞能合成和分泌**甲状腺激素**(thyroid hormone)。甲状腺激素作用于机体的多种细胞,主要功能是促进机体的新陈代谢,提高神经兴奋性,促进生长发育。尤其对婴幼儿的骨骼发育和中枢神经系统发育影响很大。小儿甲状腺机能低下,不仅身材矮小,而且脑发育障碍,导致呆小症。在成人则引起新陈代谢率降低、毛发稀少、精神呆滞和黏液性水肿。甲状腺功能亢进时,甲状腺素分泌增多,可出现甲状腺功能亢进症,简称甲亢。

(二)滤泡旁细胞

滤泡旁细胞(parafollicular cell)又称**降钙素细胞**,数量较少,细胞较大,常单个散布在滤泡上皮细胞之间,或成群分布于滤泡间的结缔组织内。

滤泡旁细胞分泌**降钙素**。降钙素是一种多肽,可促进成骨细胞的活动,使骨盐沉积于类骨质,并抑制肾小管和胃肠道对钙的吸收,从而使血钙降低。

┌─ 临床护理应用：甲亢的护理 ─┐

甲状腺功能亢进症简称甲亢，是指甲状腺本身病变引发的甲状腺毒症。甲亢的临床表现包括甲状腺肿大、性情急躁、容易激动、失眠、两手颤动、怕热、多汗、皮肤潮湿、食欲亢进但却消瘦、体重减轻、心悸、脉快有力、脉压增大、内分泌紊乱以及无力、易疲劳、出现肢体端肌萎缩等。甲亢患者往往有情绪波动，医护人员和家属应关心体贴患者，态度和蔼，对患者给予精神安慰，帮助患者解除思想顾虑，坚定战胜疾病的信念，积极配合治疗。在生活上，应保持患者的居室安静、通风，避免噪音、强光等不良环境刺激。定期监测心率、血压、体温、体重，以提供治疗是否有效及观察病情的依据。

第二节　甲状旁腺

一、甲状旁腺的形态和位置

甲状旁腺（parathyroid gland）为两对扁椭圆形小体，大小似黄豆，呈棕黄色。一般有上、下两对，通常贴附于甲状腺侧叶的后面。有的甲状旁腺可埋入甲状腺的实质内，而使手术时寻找困难。

二、甲状旁腺的微细结构

甲状旁腺包有结缔组织被膜，腺细胞排列成团状或索状，其间含有少量的结缔组织和丰富的毛细血管。腺细胞主要有主细胞和嗜酸性细胞（图11-4）。

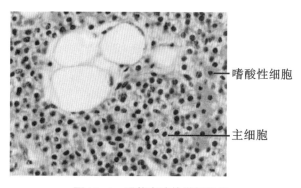

图11-4　甲状旁腺的微细结构

（一）主细胞

主细胞（chief cell）体积较小，数量较多，呈圆形或多边形，边界清楚，核圆形，位于细胞中央,胞质染色淡。

主细胞可合成和分泌**甲状旁腺素**(parathyroid hormone)。甲状旁腺素可增强破骨细胞的活性,使骨盐溶解,并能促进肠及肾小管对钙的吸收,从而使血钙升高。甲状旁腺素与降钙素共同调节和维持机体血钙的稳定。甲状旁腺素如分泌不足,或因手术时甲状旁腺被切除过多时,会产生钙的代谢失常,导致手足搐溺症,甚至死亡。功能亢进时则引起骨质被过度吸收,而易发生骨折。

(二)嗜酸性细胞

嗜酸性细胞(oxyphilic cell)体积较大,数量较少,核小,染色深,胞质内有许多嗜酸性颗粒。单个或成群分布于主细胞之间。该细胞的功能目前尚不清楚。

第三节　肾上腺

一、肾上腺的形态和位置

肾上腺(suprarenal gland)呈黄色,左、右各一,右侧为三角形,左侧近似半月形(图 11-5)。位于腹膜之后,附于肾的内上方。肾上腺与肾共同包于肾筋膜内,但肾有独立的纤维囊和脂肪囊,故肾下垂时,肾上腺并不随之下垂。

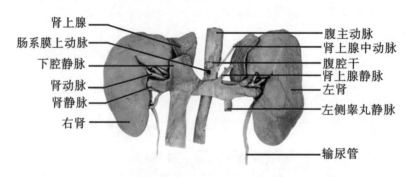

图 11-5　肾上腺的形态和位置

二、肾上腺的微细结构

肾上腺表面包有结缔组织被膜,其实质由周围部的皮质和中央部的髓质两部分构成。

(一)肾上腺皮质

肾上腺皮质位于肾上腺实质的周围部,根据其细胞的形态结构和排列方式,由表向里分为球状带、束状带和网状带三部分(图 11-6)。

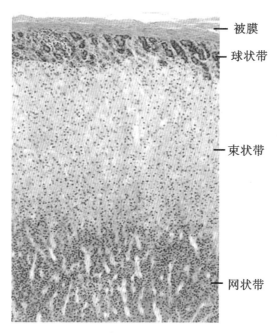

被膜

球状带

束状带

网状带

图 11-6　肾上腺皮质的微细结构

1. **球状带**　球状带(zona glomerulosa)较薄,紧贴被膜之下。细胞较小,核小,染色较深。细胞多呈矮柱状,排列成球状团块,细胞团之间为窦状毛细血管和少量结缔组织。球状带的细胞分泌**盐皮质激素**(mineralocorticoid),如醛固酮等。其主要功能是调节钠、钾和水的代谢。

2. **束状带**　束状带(zona fasiculata)最厚,位于球状带的深部。细胞体积大,呈多边形,核圆形,着色浅。细胞排列呈单行或双行的细胞索,由皮质向髓质呈放射状排列。束状带的细胞分泌**糖皮质激素**(glucocorticoid),主要为皮质醇和皮质酮,可调节糖和蛋白质的代谢,还有抑制免疫应答及抗炎症反应等作用。

3. **网状带**　网状带(zone reticularis)最薄,位于皮质的最内层。细胞较小,形态不规则,核小,染色深。细胞排列成索,细胞索彼此吻合,交织成网状。网状带细胞能分泌性激素,以雄激素为主。另外,网状带和束状带可能还分泌少量雌激素。

（二）肾上腺髓质

肾上腺髓质位于肾上腺的中央部,主要由排列成索状或团状的**髓质细胞**组成,团索间为窦状毛细血管和少量结缔组织。髓质细胞体积较大,呈多边形,胞质内有许多易被铬盐染成棕黄色的嗜铬颗粒,所以髓质细胞又称**嗜铬细胞**(chromaffin cell)(图 11-7)。根据胞质内颗粒的不同,髓质细胞分为两种。

1. **肾上腺素细胞**　数量较多,分泌**肾上腺素**(adrenaline),可使心肌收缩力增强,心率加快,心和骨骼肌的血管扩张,皮肤的血管收缩。

2. **去甲肾上腺素细胞**　数量较少,分泌**去甲肾上腺素**(nor adrenaline),可使血压升高,心、脑和骨骼肌内的血流加速。

另外,髓质中还有少量的交感神经节细胞,胞体较大散在于髓质之中。交感神经节细胞的突起与髓质细胞形成突触。当交感神经兴奋时,神经末梢释放的乙酰胆碱作用于髓质细胞,将肾上腺素和去甲肾上腺素释放入血液。

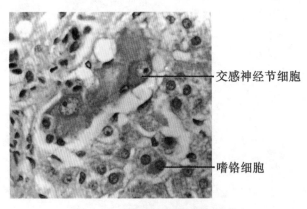

交感神经节细胞

嗜铬细胞

图11-7　肾上腺髓质的微细结构

第四节　垂体

一、垂体的形态和位置

垂体(hypophysis)色灰红,呈椭圆形,重约 0.5 g,位于颅中窝蝶骨体上面的垂体窝内。上端借漏斗连于下丘脑(图 11-8),前上方与视交叉相邻。因为视交叉位于垂体的前上方,故当垂体有肿瘤时,可压迫视交叉的交叉纤维,至双眼颞侧视野偏盲。

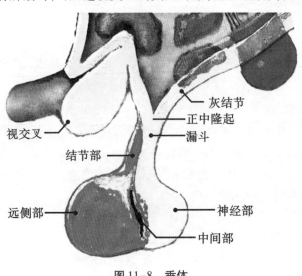

视交叉

灰结节

正中隆起

漏斗

结节部

远侧部

神经部

中间部

图 11-8　垂体

垂体由**腺垂体**（adenohypophysis）和**神经垂体**（neurohypophysis）两部分组成（表 11-1）。

表 11-1　垂体的组成

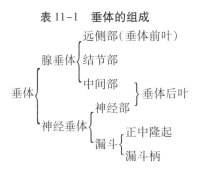

腺垂体位于前部，又分为远侧部、中间部和结节部三部分；神经垂体位于后部，可分为**神经部、漏斗柄**和**正中隆起**三部分，后两者合称**漏斗**。远侧部又称**垂体前叶**，神经部和中间部又称**垂体后叶**。

二、垂体的微细结构

（一）腺垂体

1. 远侧部　远侧部（pars distalis）是构成腺垂体的主要部分，腺细胞排列成团索状。根据腺细胞的嗜色性可将其分为**嗜酸性细胞、嗜碱性细胞**和**嫌色细胞**三种（图 11-9）。

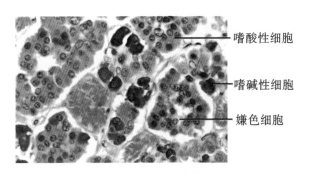

图 11-9　垂体远侧部微细结构

（1）**嗜酸性细胞**　数量较多，呈圆形或卵圆形，胞质内含有许多粗大的嗜酸性颗粒。根据所分泌的激素不同，嗜酸性细胞又分为两种：①**生长激素细胞**（somatotroph），**分泌生长激素**（growth hormone，GH）。生长激素能促进体内多种代谢过程，尤其是能促进骨的增长。幼年时期，该激素分泌不足可导致侏儒症，分泌过多则引起巨人症。成人时期，该激素分泌过多则导致肢端肥大症。②**催乳激素细胞**（mammotroph），在女性垂体内分布较多，尤其在妊娠期和哺乳期，此细胞明显增多、增大。催乳激素细胞分泌**催乳激素**（prolactin），可促进乳腺发育和乳汁分泌。

（2）**嗜碱性细胞**　数量较少，细胞大小不一，呈椭圆形或多边形，胞质中含有嗜碱性颗粒。嗜碱性细胞又分为如下3种。①**促甲状腺激素细胞**(thyrotroph)：**分泌促甲状腺激素**(thyroid stimulating hormone,TSH)，能促进甲状腺滤泡的增生和甲状腺激素的合成与释放。②**促性腺激素细胞**(gonadotroph)：**分泌卵泡刺激素**(follicle stimulating hormone,FSH)**和黄体生成素**(luteinizing homone,LH)。卵泡刺激素可促进卵泡的发育，在男性则刺激生精上皮的支持细胞合成雄激素结合蛋白，并促进精子的发育。黄体生成素可促进排卵和黄体形成，在男性则刺激睾丸间质细胞分泌**雄激素**，所以又称为**间质细胞刺激素**。③**促肾上腺皮质激素细胞**(corticotroph)：**分泌促肾上腺皮质激素**(adrenocorticotrophic hormone,ACTH)，可促进肾上腺皮质束状带分泌糖皮质激素。

（3）**嫌色细胞**　数量最多，细胞体积小，呈圆形或多边形，胞质少，着色较淡，细胞边界不清。多数嫌色细胞有长的突起，对腺细胞起支持作用。

2. **中间部**　人垂体的**中间部**(pars intermedia)不发达，仅为一狭窄区域。

3. **结节部**　结节部(pars tuberalis)主要是较小的嫌色细胞。

（二）神经垂体

神经垂体与下丘脑直接相连，因此两者是结构和功能的统一体。神经垂体主要有大量的无髓神经纤维和神经胶质细胞组成，含有丰富的窦状毛细血管（图11-10）。

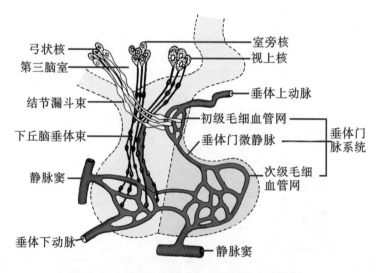

图11-10　垂体的血管分布及其与下丘脑的关系

下丘脑的视上核和室旁核含有神经内分泌细胞，其轴突经漏斗到达神经部。光镜下可见神经部内有大小不等的嗜酸性团块，称**赫令体**(Herring body)。神经部内的胶质细胞又称**垂体细胞**(pituicyte)，具有支持和营养神经纤维的作用（图11-11）。

下丘脑的视上核和室旁核的神经内分泌细胞可合成**加压素**(vassopressin)和**催产素**(oxytocin)。加压素可使小动脉收缩，升高血压，也可增强肾小管对水的重吸收，使尿量减少，所以又称**抗利尿激素**。该激素分泌减少，可引发尿崩症。催产素使子宫壁平滑肌收缩，促进分娩，并促进乳汁分泌。神经垂体无分泌功能，只是贮存和释放下丘脑激素。

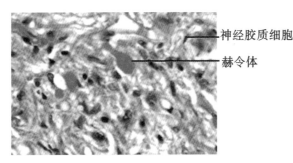

神经胶质细胞

赫令体

图 11-11 垂体神经部微细结构

第五节 松果体

一、松果体的形态和位置

松果体（pineal body）为一椭圆形小体，形似松果呈灰红色，位于丘脑的后上方，在儿童时期较发达，一般在 7 岁以后开始退化。成年后部分钙化形成钙斑，可在 X 射线片上看到，临床可作为颅 X 射线片定位的一个标志。

二、松果体的微细结构

松果体表面包有软脑膜。软脑膜结缔组织随血管深入实质，将实质分成若干小叶。实质主要由松果体细胞、神经胶质细胞和无髓神经纤维组成。

（一）松果体细胞

松果体细胞（pinealocyte）数量多，呈圆形或不规则形，核大，胞质弱嗜碱性。分泌褪黑激素，可通过抑制垂体促性腺激素的分泌而间接抑制性腺的发育。在幼年时期松果体有防止性早熟的作用。儿童时期松果体损伤，可致性早熟、第二性征异常发育及生殖器官巨大症。近年研究发现，褪黑激素分泌不足可能会引起睡眠紊乱、情感障碍及肿瘤发生等。

（二）神经胶质细胞

神经胶质细胞数量较少，胞体较小，核小，染色深，分布于松果体细胞之间。

（南阳医学高等专科学校　齐书妍　陶俊良）

第十二章

人体胚胎学概要

🎵学习要点

　　人生殖细胞的发育及受精；三胚层的形成及分化；胚泡植入及蜕膜形成；
胎膜与胎盘的结构及功能；双胎、多胎与联胎；先天性畸形与优生。

🎵护理案例

　　某夫妇婚后5年未能生育，经查系输卵管严重不通造成不能正常自然怀
孕，在某医院行"体外受精和胚胎移植术"(俗称试管婴儿)后女方妊娠。
　　问题：什么是试管婴儿，精、卵结合过程发生在哪里？从受精卵到发育成
一个成熟的胎儿主要发生了哪些变化？

　　胚胎学(embryology)是研究人体胚胎发生、发育规律的一门科学，是研究出生前从受
精卵开始通过细胞分裂、分化逐步发育成新个体的全过程以及形成畸形的原因。

　　胚胎在母体中的发育是一个连续而复杂的过程，需经历38周(约266 d)。为了便于
研究和学习，常将人体胚胎发育分为如下两个时期。①**胚期**(embryonic period)：指第1～
8周末的胚胎，包括受精、卵裂、胚层形成和器官原基的建立，第8周末胚已初具人形。
②**胎期**(fetal period)：从第9周起至出生，在此期内胎儿(fetus)逐渐长大，各器官、系统结
构逐渐发育完善，多数器官出现一定的功能活动。两个时期相比，胚期质变剧烈，胎期量
变显著。本章主要介绍生殖细胞的成熟和受精、人体胚胎的早期发育、胎儿的附属结
构等。

第一节　生殖细胞的发生与成熟

　　生殖细胞(germ cell)又称**配子**(gamete)，包括精子和卵子，均为单倍体细胞，即细胞
包含有23条染色体，其中一条为性染色体。

一、精子的成熟

精子是在睾丸的生精小管发生的。从青春期开始,睾丸生精小管中的精原细胞在垂体促性腺激素的刺激下不断分裂增殖,并生长成初级精母细胞,其核型为46,XY。初级精母细胞经过两次减数分裂形成四个精子,精子核型为22+X 或22+Y,X 染色体和Y 染色体为性染色体(图12-1)。精子在附睾中进一步成熟,并获得运动能力,但仍无受精能力,这是因为精子头的外表面覆盖着一层来自精液的糖蛋白,能阻止顶体酶的释放。当精子通过子宫和输卵管时,糖蛋白被去除,精子能释放顶体酶,溶解放射冠和透明带,获得受精能力,此过程称**获能**(capacitation)。精子在女性生殖管道内能存活1～3 天,但其受精能力仅可维持24 小时左右。

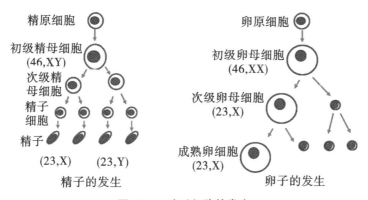

图12-1 生殖细胞的发生

二、卵子的成熟

卵细胞发生于卵巢,通常成熟于输卵管。从青春期开始,卵原细胞增殖分化为初级卵母细胞,其核型为46,XX。初级卵母细胞经过两次减数分裂形成一个卵细胞,其核型为23,X,以及三个极体,极体不久自行退化。从卵巢中排出的卵母细胞处于第二次减数分裂的中期,进入并停留于输卵管的壶腹部,若与精子相遇,受精子穿入其内的刺激,卵母细胞才完成第二次减数分裂,形成成熟的卵细胞,核型为22+X。若未受精,则在排卵后12 小时～24 小时退化。

第二节 受精与卵裂

一、受精

精子与卵细胞结合,形成受精卵的过程称**受精**(fertilization)。受精的部位多发生于输卵管的壶腹部。

（一）受精的条件

1.成熟的生殖细胞　精子在睾丸内既无运动能力,更无受精能力,只有在附睾内逐步达到功能上的成熟。卵巢每月的正常排卵,且卵细胞在排卵前必须处于第二次成熟分裂的中期。

2.精子获能　精子获能是指精子获得穿透卵子透明带的生理过程。精子只有穿过宫颈时,精浆内大量的去能因子和其他一些酶抑制剂才能被阻挡。精子同子宫内膜接触后,子宫内膜产生获能因子。随着精子的获能,氧耗量增加,输卵管液能刺激精子的氧化磷酸化过程,供给精子能量,精子运动加速,并迅速游向卵子,最终使精卵结合。

3.正常精子的数量和质量　一个正常成年男子每次射精时排出的精液为 2 ~ 6 mL,每毫升精液中约含 1 亿个精子,当每毫升精液中的精子少于 400 万个时,常可导致不孕。当畸形的精子数超过精子总数的 30% 时,也可导致不孕。

4.精子和卵在限定的时间内相遇　精子的受精能力只能维持 24 h,卵子在排出后也只能存活 12 ~ 24 h,受精一般都发生在排卵后的 12 h 内,如果精子和卵子不能在限定的时间相遇,就不能受精。

5.男女生殖管道必须保持通畅。

（二）受精的过程

受精时,大量已获能的精子接触卵细胞周围放射冠时,即开始释放顶体酶,溶解放射冠和透明带,打开进入卵细胞的通道,此过程称**顶体反应**（acrosome reaction）。精子头部紧贴卵细胞表面,二者细胞膜融合,随即精子的细胞核和细胞质进入卵细胞内时,透明带、卵细胞膜发生一系列的结构变化,阻止其余精子的进入,这一过程称**透明带反应**（zona reaction）。与此同时,精子激发卵子迅速完成第二次减数分裂,形成成熟的卵细胞,此时精子和卵细胞的细胞核称为**雄性原核**（male pronucleus）和**雌性原核**（female pronucleus）。雄性原核与雌性原核逐渐靠近,并互相融合,形成二倍体的**受精卵**（fertilized ovum）（图 12-2）,此时受精过程完成。

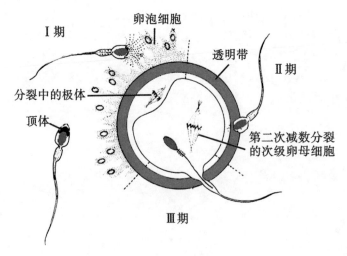

图 12-2　受精

（三）受精的意义

①受精标志着新生命的开始,受精使卵子的代谢由缓慢转入旺盛,从而启动细胞不断分裂。②精子与卵子的结合,恢复了二倍体核型,维持物种的稳定性。③受精卵的染色体来自父母双方,使新个体既维持了双亲的遗传特点。④受精决定新个体的性别,带有 Y 染色体的精子与卵子结合,发育为男性胎儿;带有 X 染色体的精子与卵子结合,发育为女性胎儿。

二、卵裂

受精卵由输卵管向子宫运行中,不断进行细胞分裂,此过程称**卵裂**（cleavage）（图12-3）。卵裂产生的细胞称**卵裂球**（blastomere）。卵裂是在透明带内进行的,卵裂球连续分裂并不间隔,没有生长期,因此每次分裂后的卵裂球只有原来大小的一半。随着卵裂球数目的增加,卵裂球的体积愈变愈小,卵裂的结果受精卵分成大量的小细胞,便于以后进行组织分化和器官发生。到受精后第 3 天时形成一个 12～16 个卵裂球组成的实心胚,称**桑椹胚**（morula）,此时已达输卵管内口,其表面仍有透明带包绕。桑椹胚借助于输卵管上皮纤毛的摆动、管壁平滑肌的收缩以及输卵管液的流动,逐渐移向子宫腔。

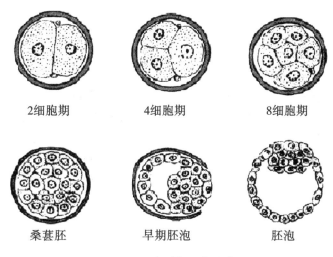

2细胞期　　　4细胞期　　　8细胞期

桑葚胚　　　早期胚泡　　　胚泡

图 12-3　卵裂与胚泡形成

第三节　胚泡、植入与蜕膜

一、胚泡的形成

桑椹胚进入子宫腔后细胞继续分裂,细胞数目不断增加,发育到第 5 天时已有 100 多个细胞,且细胞间逐渐出现小的腔隙,它们最后汇合成一个大腔,桑椹胚转变为囊泡状的**胚泡**（blastocyst）。胚泡内的腔称**胚泡腔**（blastocoele）,胚泡的细胞分两部分,围成胚泡腔的一层细胞称**滋养层**（trophoblast）;腔内一侧的一群细胞,称内**细胞群**（inner cell mass）;

覆盖在内细胞群外面的滋养层称极端滋养层。随着胚泡逐渐长大,胚泡外面透明带变薄消失,胚泡得以与子宫内膜接触,开始植入。

二、植入与子宫内膜的变化

胚泡逐渐埋入子宫内膜的过程称**植入**(implantation)(图 12-4),又称**着床**(imbed)。植入开始于受精后的第 6~7 天,此时子宫内膜正处于分泌期。胚泡植入时,透明带已完全溶解消失,极端滋养层首先与子宫内膜接触并分泌蛋白水解酶,分解子宫内膜,形成一个缺口,胚泡由缺口逐渐埋入子宫内膜功能层,至第 11~12 天时,胚泡全部埋入子宫内膜中,随着胚泡的陷入,子宫内膜缺口周围的内膜上皮增生,将缺口修复,植入完成(图 12-5)。

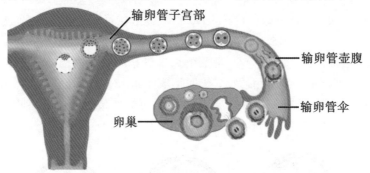

图 12-4 排卵、受精、卵裂和植入部位

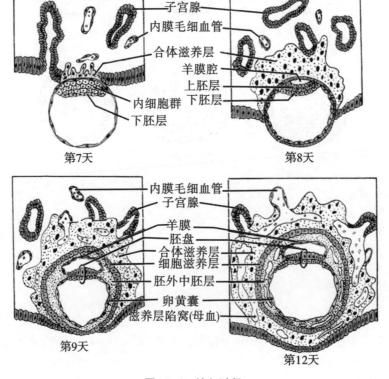

图 12-5 植入过程

胚泡植入的部位,即将来形成胎盘的部位,所以植入部位正常与否,将可影响胚胎的发育。胚泡的正常植入部位通常在子宫底或子宫体上部。若植入部位靠近子宫颈处,在此形成胎盘,称**前置胎盘**(placenta previa),妊娠晚期易发生胎盘早期剥离,引起孕妇子宫出血,分娩时堵塞产道,导致胎儿娩出困难。若胚泡植入在子宫以外的任何其他部位,称**宫外孕**(ectopic pregnancy),宫外孕多发生在输卵管,偶见于子宫阔韧带、肠系膜、卵巢等部位。宫外孕胚胎多因营养供应不足,早期死亡;少数植入输卵管的胚胎发育到较大后,引起输卵管破裂和大出血,甚至危及孕妇生命。

　　胚泡植入过程受母体雌激素和孕激素的精细调节,这些激素的正常分泌使子宫内膜保持在分泌期。若母体内分泌紊乱或受药物干扰,子宫内膜的周期性变化与胚泡发育不同步,植入不能完成。胚泡的植入还需要有正常的子宫腔内环境。子宫有炎症或避孕环等异物,均可阻碍胚泡植入,造成女性不孕或达到避孕的目的。

　　胚泡植入时的子宫内膜正处于分泌期,胚泡植入后子宫内膜进一步增厚,血液供应更丰富,腺体分泌更旺盛,基质细胞变肥大且富含糖原和脂滴,子宫内膜的这种变化称蜕膜反应。此时的子宫内膜称**蜕膜**(decidua),胎儿分娩时将脱落。根据蜕膜与胚的位置关系,将蜕膜分为如下三部分(图12-6)。①**基蜕膜**(decidua basalis):胚胎与子宫肌层之间的部分。②**包蜕膜**(decidua capsularis):覆盖在胚胎宫腔侧的蜕膜。③**壁蜕膜**(decidua parietalis):胚植入部位以外的蜕膜。随着胚胎的生长发育,包蜕膜逐渐向子宫腔凸起,子宫腔逐渐变窄。最后,包蜕膜与壁蜕膜相贴,并互相融合,子宫腔消失。

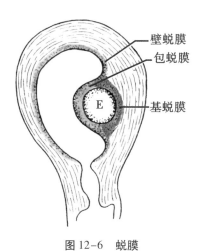

图 12-6　蜕膜

第四节　三胚层的形成与早期分化

　　此期的主要变化是内细胞群分化出三胚层并形成胚盘,这是人胚各器官系统形成的原基,同时也形成胎膜和胎盘。

一、三胚层的形成

人体的各种组织和器官都是由内、中、外三个胚层演变来的(图 12-7)。三个胚层的形成是胚胎发育的关键一步,时间是在受精后的第三周。

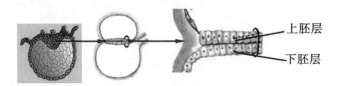

上胚层

下胚层

图 12-7　内外胚层的形成

第 2 周,在胚泡植入的过程中,内细胞群的细胞分裂增生构内细胞群面向胚泡腔一侧的细胞分裂生殖,形成一层立方细胞,称**内胚层**(endoderm)。内胚层上方其余的内细胞群细胞形成一层柱状细胞,称**外胚层**(ectoderm)。外胚层和内胚层的细胞紧密相贴形成一个椭圆形的盘状结构,为两胚层胚盘,它是胚体的原基。

外胚层形成后,其背侧的滋养层分裂增生,形成一层新的细胞,称**羊膜上皮**,其周缘与外胚层的周缘相接,在羊膜上皮与外胚层之间形成一腔,称**羊膜腔**,内含液体称**羊水**。外胚层即为羊膜腔的底。内胚层周缘的细胞增生向下迁移围成一个囊,称**卵黄囊**,其顶为内胚层。

在上述变化的同时,细胞滋养层向内增殖形成一些星状多凸的细胞,填充于胚泡腔内,称胚外中胚层。胚泡腔因之消失。以后在胚外中胚层中逐渐出现一些小腔,小腔合并成大腔,称胚外体腔。由于胚外体腔的出现,胚外中胚层衬在滋养层内表面和羊膜腔外表面,称胚外中胚层的壁层。把衬在卵黄囊外表面的胚外中胚层,称胚外中胚层的脏层。胚盘尾端与滋养层之间的胚外中胚层,称**体蒂**。

至第三周初,胚盘外胚层的细胞迅速增殖,并由胚盘的两侧向尾端中线转移,形成一条增厚的细胞索,称**原条**(primitive steak)。原条的出现决定了胚盘的头尾端和中轴,即原条出现侧为尾端,其前方为头端。原条头端的细胞增殖较快,形成结节状称**原结**,原结中央的深窝称**原凹**。

原条的细胞继续增生,两侧细胞隆起,中央凹陷称原沟,沟底的细胞在内、外胚层间向胚盘左右两侧及头、尾侧扩展,于是在内、外胚层间形成一层新细胞层,即为胚内中胚层,简称**中胚层**(mesoderm)。在胚盘头端和尾端各有一小区域没有中胚层,致使内、外胚层直接相贴,分别构成口咽膜和泄殖腔膜。口咽膜头端的中胚层,称生心区,是心脏发生的部位。与此同时,原结的细胞增殖,经原窝向深部迁移,在内外胚层之间沿胚盘中线向头端迁移,形成一条细胞索,称**脊索**。原条和脊索构成了胎盘的中轴,并成为该发育阶段的支持组织,脊索两侧为胚内中胚层。脊索生长快,向头端生长,而原条向尾侧逐渐退化消失。

二、三胚层的早期分化

人体从第 4 周初至第 8 周末的发育过程中,胚胎不仅初具人形,而且胚盘的三胚层分化也形成各器官系统的雏形(图 12-8)。

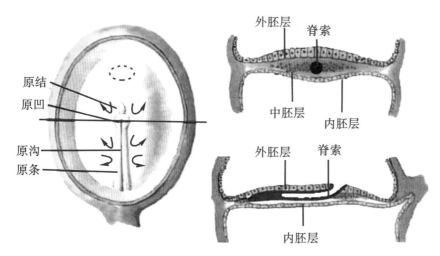

图 12-8　三胚层及脊索的形成

(一)外胚层的分化

脊索形成后,诱导其背侧的外胚层细胞增厚呈板状,称**神经板**。它随脊索的生长而增长,头侧宽,尾部窄,形成倒置的梨形。继而神经板中央沿长轴下陷形成**神经沟**,沟两边隆起称**神经褶**。两侧神经褶在神经沟中段靠拢愈合,并向头尾两端延伸,使神经沟封闭成管状,称**神经管**。神经褶边缘的一些细胞迁移到神经管的背侧形成两条纵行的细胞索,称**神经嵴**(图 12-9)。以后神经嵴分节并向腹侧迁移,将形成脑、脊神经节、交感神经节以及肾上腺髓质等。

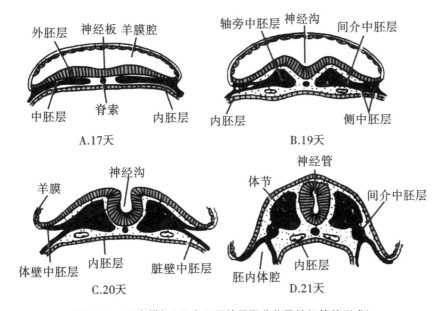

图 12-9　胚盘横切(示中胚层的早期分化及神经管的形成)

（二）中胚层的分化

中胚层在脊索两旁从内侧向外侧依次分化为轴旁中胚层、间介中胚层和侧中胚层。分散存在中胚层细胞,称间充质,将分化为身体各部的结缔组织、血管、肌组织等。

1.轴旁中胚层 脊索两侧的中胚层,细胞迅速增殖形成两排纵行的细胞索,称轴旁中胚层,然后断裂为块状细胞团,称体节。大约发生42~44对。体节将分化尾皮肤的真皮、中轴骨骼和骨骼肌。

2.间介中胚层 位于轴旁中胚层和侧中胚层之间,分化为泌尿生殖系统的主要器官。

3.侧中胚层 是中胚层最外侧的部分,两侧的侧中胚层在口咽膜的头侧汇合为生心区,是心脏发生的原基。侧中胚层中央出现裂隙,形成胚内体腔。由于胚内体腔形成,侧中胚层分为两层,与外胚层相贴的一层,称体壁中胚层,将分化为体壁和肢体的骨骼、肌肉、血管和结缔组织。与内胚层相贴的一层,称脏壁中胚层,覆盖于原始消化管的外面,将分化为消化、呼吸系统的肌组织、结缔组织和血管。胚外体腔分化为心包腔、胸膜腔和腹腔。

（三）内胚层的分化

在胚体形成圆柱体形时,被卷成管状,形成原始消化管。它将分化为消化管、消化腺、呼吸道和肺的上皮组织以及中耳鼓膜、甲状腺、甲状旁腺、胸腺、膀胱和阴道的上皮组织。

三、胚体外形的演变

随着三胚层的分化,胚盘边缘向腹侧卷折形成头褶、尾褶和左右侧褶,扁平形胚盘逐渐变为圆柱形的胚体。胚盘卷折主要是由于各部分生长速度的差异所引起的,胚盘中部的生长速度快于边缘部。外胚层的生长速度又快于内胚层,致使外胚层包于胚体外表,内胚层卷到胚体内,胚体凸到羊膜腔内。胚盘头尾方向的生长速度快于左右方向的生长,头侧的生长速度又快于尾侧因而胚盘卷折为头大尾小的圆柱状胚体。随着胚的进一步发育,胚体腹侧的边缘逐渐靠近,最终在胚体腹侧形成圆索状的原始脐带,与绒毛膜相连。

四、胎儿期外形特征及胎龄的推算

（一）胎儿期外形特征（第9~38周,表12-1）

表 12-1　胎儿外形特征及体重

胎龄（月）	胎儿外形特征	体重（g）（均值）
第3	眼睑已闭合,颈已形成,性别可辨认	45
第4	颜面已具人形,母体已感胎动	150
第5	出现胎毛,有胎心音,胎儿有吞咽活动	375
第6	出现指甲、眉毛、睫毛明显,皮下脂肪少,胎体消瘦,呼吸系统发育不完善,	625
第7	眼睑张开,头发明显,体瘦有皱折,早产易存活	1210
第8	皮下脂肪增多,皮肤淡红而丰满,睾丸开始下降,指甲达指尖	1780
第9	胎毛开始脱落,趾甲达趾尖,四肢屈曲紧紧向抱	2400
第10	胎体圆润,乳房略隆起,指甲过指尖,睾丸入阴囊	2750

（二）推算胎龄的方法

1. 月经龄　从孕妇末次月经的第一天起至胎儿分娩为止，共计 280 d。把 28 d 作为一个妊娠月，共计 10 个月。

2. 受精龄　从孕妇末次月经的第一天起至排卵需 14 d，用月经龄（280 d）减去 14 天为 266 天，共计 9.5 个月为实际胎龄，这是胚胎学常用的方法。

（三）预产期的推算

预产期是指孕妇分娩的预计日期。该时间是从孕妇末次月经第 1 天算起至成熟胎儿娩出。推算方法是：年加 1，月减 3，日加 7。例如，末次月经的第 1 天是 2014 年 6 月 11 日，则预产期为 2015 年 3 月 18 日。

第五节　胎膜与胎盘

胎膜和胎盘是胚胎发育过程中形成的附属结构，不参与胚体的形成，对胚胎起保护、营养、呼吸、排泄及内分泌等作用。胎儿娩出后，胎膜和胎盘即与子宫分离并被排出体外，总称衣胞。

一、胎膜

胎膜（fetal membrane）包括绒毛膜、羊膜、卵黄囊、尿囊和脐带（图 12-10）。胎膜对胚胎起保护和与母体进行物质交换的作用。当胎儿娩出时，胎儿即与胎膜脱离，而相继由母体排出。

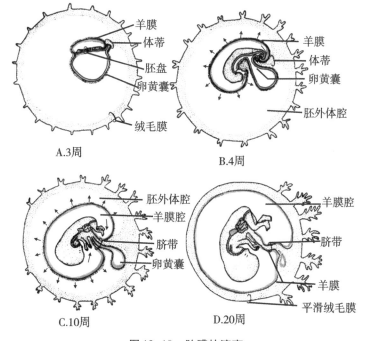

图 12-10　胎膜的演变

（一）绒毛膜

1. 绒毛膜的形成　绒毛膜（chorion）由滋养层和胚外中胚层发育形成。胚胎第 2 周，滋养层细胞向周围生长，外层形成细胞界限不清的合体滋养层，内层为细胞界限明显的细胞滋养层。同时，细胞滋养层向胚泡腔内分化出一些疏松排列的星形细胞，称**胚外中胚层**（extraembryonic mesoderm）。第 2 周末，胚外中胚层内出现许多小腔隙，并逐渐融合后形成一个大腔隙，称胚外体腔。第 2 周末，部分胚外中胚层、细胞滋养层及合体滋养层共同向蜕膜内长出许多指状突起，称绒毛。绒毛膜内的胚外中胚层将形成血管网，并与胚体内的血管相通。随着胚外体腔的不断扩大，连接胚体和细胞滋养层的这部分胚外中胚层也随之变窄变细，称为体蒂，是构成脐带的主要成分。

2. 绒毛膜的演化　胚胎发育早期，绒毛膜的表面都有绒毛，其中面向子宫包蜕膜面的绒毛，因受压营养不良而逐渐消失，故此处的绒毛膜称**平滑绒毛膜**（smooth chorion）；面向子宫基蜕膜面的绒毛，因营养丰富而枝干繁茂，这部分绒毛称**丛密绒毛膜**（villous chorion），将来与基蜕膜一起组成胎盘。丛密绒毛膜内的血管通过脐带与胚体内的血管通连。此后，随着胚胎的发育增长及羊膜腔的不断扩大，羊膜、平滑绒毛膜和包蜕膜进一步凸向子宫腔，最终与壁蜕膜融合，子宫腔消失。

绒毛膜为早期胚胎发育提供营养物质和氧气，丛密绒毛膜参与胎盘组成。在绒毛膜发育过程中，若血管未通连，可导致胚胎缺乏营养而发育迟缓或死亡。若绒毛膜发生病变，如滋养层细胞过度增生，绒毛内结缔组织变性水肿，血管消失，形成葡萄状或水泡状，称葡萄胎或水泡状胎块；如滋养层细胞癌变则为绒毛膜上皮癌。这些不仅严重影响胚胎的发育，还会危及母体健康。

（二）羊膜

羊膜（amnion）为包围胚体的一层半透明薄膜，由羊膜上皮和胚外中胚层组成，羊膜所围成的腔称羊膜腔。羊膜最初附着于胚盘的边缘，随着胚体的形成、羊膜腔迅速扩大，胚盘向腹侧卷曲，羊膜和羊膜腔将整个胚体包围，胚体即位于羊膜腔中。羊膜腔的扩大逐渐使羊膜与绒毛膜融合，胚外体腔消失。

羊膜腔内充满羊水（amniotic fluid），胚胎在羊水中生长发育。羊水呈弱碱性，主要由羊膜上皮细胞的分泌物和胚胎的排泄物组成，羊水不断分泌，又不断地被羊膜吸收和胎儿吸收。羊膜和羊水在胚胎发育中起重要的保护作用，如胚胎在羊水中可较自由地活动，有利于骨骼和肌肉的发育，并防止胚胎局部粘连或受外力的压迫、震荡。临产时，羊水还具有扩张宫颈和冲洗产道的作用。随着胚胎的长大，羊水也相应增多，足月胎儿的羊水约有 1000 ~ 1500 mL。羊水少于 500 mL 为羊水过少，易发生羊膜与胎儿粘连，影响正常发育；多于 2000 mL 为羊水过多，也可影响胎儿正常发育。羊水含量不正常，还可能与某些先天性畸形有关，如胎儿无肾或尿道闭锁可致羊水过少；胎儿消化道闭锁或无脑儿可致羊水过多。穿刺抽取羊水，进行细胞染色体检查、DNA 分析或测定、测定羊水中某些物质的含量，可以早期诊断某些先天性异常。

（三）卵黄囊

人胚胎的卵黄囊（yolk sac）内没有卵黄，卵黄囊不发达，它的出现只是种系发生和进化的反映。随着胚体的形成,卵黄囊被包入脐带后,与原始消化管相连的卵黄蒂于第 6 周闭锁,卵黄囊也逐渐退化。但人类的造血干细胞和原始生殖细胞却分别来自卵黄囊的胚外中胚层和内胚层。

（四）尿囊

尿囊（allantois）是从卵黄囊尾侧向体蒂内伸出的一个盲管,开口于原始消化管尾段的腹侧。随着胚体的形成,尿囊的近端演化为膀胱的一部分,远端包在脐带内,逐渐闭锁,并形成膀胱至脐的脐正中韧带。尿囊壁外表面的胚外中胚层,形成一对尿囊动脉和一对尿囊静脉,尿囊退化后,尿囊动脉和尿囊静脉却保留下来,包在脐带内演变为脐动脉和脐静脉。

（五）脐带

当羊膜腔逐渐扩大,羊膜向腹侧包绕时,羊膜将体蒂、卵黄囊、尿囊以及尿囊动、静脉等包绕形成一条圆索状的结构,称**脐带**（umbilical cord）。它一端连于胎儿脐部,另一端连于胎盘。随着胚胎的发育,脐带内卵黄囊、尿囊都退化消失,只有两条脐动脉和一条脐静脉,脐动脉将胚胎血液运送至胎盘绒毛血管,与绒毛间隙内的母体血进行物质交换。脐静脉仅有一条,将吸纳了丰富营养和氧的血液送回胚胎,所以脐带是胎儿与胎盘物质运输的通道。

胎儿出生时,脐带长 40～60 cm,粗 1.5～2 cm。脐带过短（20 cm 以下）,胎儿娩出时易引起胎盘过早剥离,引起产妇大出血;脐带过长（120 cm 以上）,易缠绕胎儿肢体、颈部,可致局部发育不良,甚至会引起胎儿窒息死亡。

二、胎盘

（一）胎盘的结构

胎盘（placenta）是由胎儿的丛密绒毛膜与母体子宫的基蜕膜共同组成的圆盘形结构。足月胎儿的胎盘重约 500 g,直径 15～20 cm,中央厚,周边薄,平均厚约 2.5 cm。胎盘的胎儿面光滑,覆有羊膜,脐带附于中央或稍偏,透过羊膜可见呈放射状走行的脐血管分支。胎盘的母体面粗糙,可见 15～30 个由浅沟分隔的胎盘小叶。

胎盘由胎儿部分和母体部分两部分组成。①胎儿部分:由丛密绒毛膜构成,绒毛膜发出 40～60 根绒毛干,绒毛干呈树枝状分支,形成许多细小的绒毛,并深入绒毛间隙内,脐血管的分支沿绒毛干进入绒毛内,形成毛细血管。②母体部分:由母体的基蜕膜构成,母体的基蜕膜深入绒毛间隙内形成**胎盘隔**（placental septum）,胎盘隔将胎盘分隔为 15～30 个胎盘小叶,每个小叶含 1～4 根绒毛干及其分支。子宫螺旋动脉和子宫静脉的分支开口于绒毛间隙,故绒毛间隙内充满母体血液,绒毛浸泡其中（图 12-11）。

（二）胎盘的血液循环

胎盘内有母体和胎儿两套血液循环系统。母体动脉血从子宫螺旋动脉流入绒毛间隙,在此与绒毛内毛细血管的胎儿血进行物质交换后,再经子宫静脉,流回母体。胎儿静脉性质的血,经脐动脉及其分支流入绒毛毛细血管,与绒毛间隙内的母体血进行物质交换,从而成为动脉性质的血,后经脐静脉回流到胎儿。所以,母体和胎儿的血液在各自的封闭管道内循环,是不相互混合的,其间隔着数层结构,即:①绒毛膜表面的滋养层细胞及其基膜;②绒毛内的毛细血管内皮及其基膜;③两层基膜间的结缔组织。这三层结构构成**胎盘屏障**(placental barrier)。胎盘屏障能阻止母体血液中的大分子物质进入胎儿体内,但对抗体、大多数药物和某些病毒,如风疹、麻疹和脑炎病毒等,并无屏障作用。

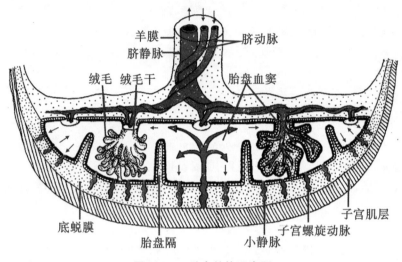

图 12-11　胎盘结构示意图

(三)胎盘的功能

1. **物质交换**　胎儿通过胎盘从母体血中获得营养物质和氧气,排出代谢产物和二氧化碳。胎盘具有相当于出生后小肠、肺和肾的功能。

2. **保护屏障功能**　在正常情况下,胎盘屏障是分隔母体血和胎儿血的结构,有选择性通透作用。可以阻挡母体血液中的大分子物质、多数细菌和某些致病微生物进入胎儿血中,保护胎儿免受其害;母体血中的免疫球蛋白(IgG)可以通过胎盘屏障进入胎儿血中,使胎儿获得免疫能力。

3. **内分泌功能**　胎盘可分泌多种激素,这对妊娠的正常进行和胎儿的生长发育有着不可替代的作用。①**人绒毛膜促性腺激素**(human chorionic gonadotropin, HCG):在受精后第 1~2 周即可从孕妇尿中测出,第 8 周达到高峰,以后逐渐减少,HCG 可使月经黄体转换为妊娠黄体,从而维持妊娠。临床上常用作早孕诊断的指标之一。②**人胎盘催乳素**(human placental lactogen,HPL):能促进母体乳腺及胎儿的生长发育,HPL 在妊娠第 2 个月出现,第 8 个月达到高峰。③**雌激素和孕激素**:在妊娠第 4 个月开始分泌,以后分泌量逐渐增多,当妊娠黄体退化后,这两种激素继续维持妊娠。

第六节 双胎、多胎与畸形

一、双胎

双胎（twins）又称孪生,发生率约占新生儿的1%。双胎有即单卵双胎和双卵双胎两类。

单卵双胎是由一个受精卵发育成为两个胚胎（图12-12）,单卵双胎的两个个体遗传基因完全一样,胎儿性别一致,相貌、血型和生理特点也很相似。如果他们之间做器官移植不发生排斥反应。单卵孪生的成因是有以下几种可能:①受精卵发育形成两个胚泡,分别植入子宫后,两个胎儿有各自的羊膜腔和胎盘。②一个胚泡内出现两个内细胞群,各发育为一个胚胎,他们位于各自的羊膜腔内,但共享一个胎盘。③一个胚盘上出现两个原条与脊索,并诱导形成两个神经管,发育为两个胚胎,孪生儿同位于一个羊膜腔内,共享一个胎盘。

双卵双胎是由一次排出的两个卵子分别受精后发育而成。其遗传基因不完全一样,每个胚胎有各自的胎膜和胎盘,胎儿性别可相同或不相同,相貌、体态和生理特点的差别如同一般兄弟姐妹。

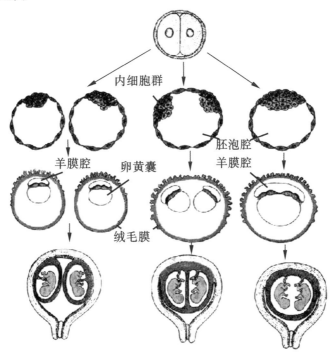

图12-12 单卵双胎形成示意图

二、多胎

一次分娩出两个以上新生儿为多胎。多胎形成的原因有多卵多胎、单卵多胎和混合性多胎几种类型,且多胎的发生率低,三胎约万分之一,四胎约百万分之一,五胎以上更为罕见,多不易存活。

三、联体

联胎(conjoined twins)即联体双胎,是指两个未完全分离的单卵双胎(图 12-13),当一个胚盘出现两个原条并分别发育成两个胚胎时,若两原条靠得较近,胚体形成时发生局部连接形成的。常见的联体双胎有头联体双胎、臀联体双胎、胸腹联体双胎等。若联体中两个一大一小,小者称寄生胎,若一个胎儿在另一个胎儿的体内,则称胎内胎。

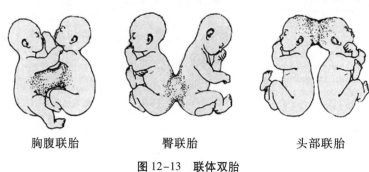

胸腹联胎　　　　　　　臀联胎　　　　　　　头部联胎

图 12-13　联体双胎

四、先天性畸形

先天性畸形(congenital malformation)是指胚胎在发育过程中,由于某些因素影响导致胎儿器官形态结构异常或功能异常等。常见原因有:

（一）遗传因素

引起先天性畸形的遗传因素常见染色体畸变和基因突变两种类型。基因突变指DNA 分子碱基的改变。遗传因素引起的畸形约占先天性畸形的 25%,例如睾丸女性化综合征。染色体畸变包括染色体数目异常和染色体结构的改变,例如先天愚型、先天性卵巢发育不全症。

（二）环境因素

引起先天性畸形的环境因素统称**致畸因子**(teratogen)。致畸因子主要有生物性致畸因子、物理性致畸因子、致畸性化学物质、致畸性药物和其他致畸因子等。

1. **生物性致畸因子**　主要指某些致病微生物作用于母体,引起母体发热、酸中毒等,从而间接影响胚胎的发育,或它们通过胎盘屏障直接作用于胚胎的发育,如风疹病毒、巨细胞病毒、单纯疱疹病毒、梅毒螺旋体等。

2. **物理性致畸因子**　主要指各种射线、机械性压迫和损伤等。

3.**致畸性化学物质**　在工业"三废"、防腐剂、食品添加剂中,均含有一些致畸物质。

4.**致畸性药物**　主要包括抗肿瘤、抗惊厥、抗凝血、抗生素、激素等药物,均有不同程度的致畸作用。

5.**其他致畸因子**　酗酒、大量吸烟、缺氧、严重营养不良等均有致畸作用。

五、致畸敏感期

胚胎发育是一个连续的过程,在胚胎的不同发育时期,胚胎对致畸因子作用的敏感程度不同。胚胎受到致畸因子的作用后,最易发生畸形的时期称**致畸敏感期**(susceptible period)。通常在胚期的第3~8周,胚胎内细胞增殖分化活跃,受到致畸因子的作用最易发生畸形,故此期处于致畸敏感期。

六、先天性畸形的预防

所有的夫妇都希望有健康的后代,优生是提高人口素质的重要环节,所以对先天性畸形的预防非常重要,主要的预防措施有:①进行遗传咨询是预防遗传性畸形的重要措施;②做好孕期保健避免感染是预防环境致畸的主要措施;③孕期谨慎用药是预防药物致畸的重要措施;④在孕期尽量避免或减少射线照射;⑤戒烟戒酒是预防胎儿致畸的一个重要环节。

七、先天性畸形的宫内诊断和治疗

(一)先天性畸形的宫内诊断

目前常用的宫内诊断方法有五种:

1.**B型超声波检查**　是一种简便易行且安全的宫内诊断方法,在荧屏上可直接看到胎儿的影像,不仅能诊断胎儿的外部畸形,也可诊断胎儿的某些内脏畸形。

2.**羊膜囊穿刺**(amniocentesis)　在妊娠第15~17周较适宜,用羊膜穿刺法取羊水,可以对羊膜细胞进行染色体分析和生化分析检测,能准确反映胎儿的遗传状况。

3.**绒毛膜检测**　进行绒毛膜活检,可诊断胎儿的染色体异常,此种检查可在第8周进行,达到早期诊断的目的。

4.**胎儿镜检查**　在妊娠第15~20周使用最好,通过胎儿镜可直接观察胎儿外部结构有无异常,并可采取胎儿血液、皮肤等样本作进一步检查,还可给胎儿注射药物或输血。

5.**羊水和胎儿造影及X射线检查**　将造影剂注入羊膜腔,可在X射线荧屏上观察胎儿的大小和外部畸形。

(二)先天性畸形的宫内治疗

先天性畸形的宫内治疗主要有:①非手术治疗用药物治疗胎儿畸形,如小剂量可的松治疗肾上腺综合征,甲状腺素治疗因甲状腺功能低下引起的发育紊乱等。②手术治疗如给胎儿输血治疗胎儿水肿,颅脑穿刺手术治疗脑积水等。

> **临床护理应用：妊娠期间远离病毒**
>
> 　　病毒感染可致胎儿畸形。已知可导致胎儿畸形的病毒有风疹、流感、水痘、麻疹、天花、脊髓灰质炎、腮腺炎、肝炎、单纯疱疹等病毒。在这些病毒感染中，以风疹病毒对胎儿影响最大，常引起多种畸形，如造成胎儿的心血管、眼、神经、听觉、骨骼等发生异常。感染越早，发生畸形的机会越大。严重时还可使胎儿在宫内死亡、流产或早产。在妊娠早期避免风疹病毒感染，预防胎儿畸形很重要。病毒可通过 3 种方式使胎儿受到损害：①直接感染精子或卵子，可引起早期流产；②通过胎盘或脐带血侵入胎儿体内；③分娩时通过产道感染胎儿。

第七节　胎儿血液循环和出生后的变化

一、胎儿血液循环的途径

　　来自胎盘富含氧和营养的血液，经脐静脉流经胎儿肝时。大部分血液经静脉导管直接注入下腔静脉，小部分经肝血窦入下腔静脉。下腔静脉还收集由下肢和盆、腹腔器官来的静脉血，下腔静脉将混合血(主要是含氧高和营养丰富的血)注入右心房。从下腔静脉导入右心房的血液，少量与上腔静脉来的血液混合，大部分血液通过卵圆孔进入左心房，与由肺静脉来的少量血液混合进入左心室。左心室的血液大部分经主动脉弓及其三大分支分布到头、颈和上肢，以充分供应胎儿头部发育所需的营养和氧；小部分血液流入降主动脉。从头、颈部及上肢回流的静脉血经上腔静脉进入右心房，与下腔静脉来的小部分血液混合后经右心室进入肺动脉。胎儿肺无呼吸功能，故肺动脉血仅小部分(5% ~ 10%)入肺，再由肺静脉回流到左心房。而肺动脉的大部分血液(90%以上)经动脉导管注入降主动脉。降主动脉血液除经分支分布到腹、盆腔器官和下肢外，大部分血经脐动脉运送至胎盘，在胎盘内与母体血液进行气体和物质交换后，再由脐静脉送往胎儿体内。

二、胎儿出生后血液循环的变化

　　胎儿出生后，胎盘血循环中断。新生儿肺开始呼吸活动，动脉导管、静脉导管和脐血管均废用，血液循环遂发生一系列改变，其主要变化如下：①脐静脉(腹腔内的部分)闭锁，成为由脐部至肝的肝圆韧带；②脐动脉大部分闭锁成为脐外侧韧带，仅近侧段保留成为膀胱上动脉；③肝的静脉导管闭锁成为静脉韧带；④出生后脐静脉闭锁，从下腔静脉注入右心房的血液减少，右心房压力降低，同时肺开始呼吸，大量血液由肺静脉回流进入左心房,左心房压力增高,于是卵圆孔瓣紧贴于继发隔,使卵圆孔关闭,出生后1年左右,卵圆孔瓣方与继发隔完全融合,达到解剖关闭;⑤动脉导管闭锁成为动脉韧带,出生后3个月左右成为解剖关闭。

（南阳医学高等专科学校　陶俊良）